Kors/Seunke

Gerontopsychiatrische Pflege

Bert Kors
Wim Seunke

Gerontopsychiatrische Pflege

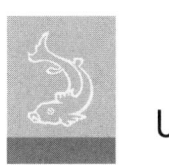

URBAN & FISCHER   München · Jena

Bert Kors
Wim Seunke

Übersetzung: Martin Rometsch, Mengen, Deutschland

Bearbeitung: Michael Herrmann, Berlin, Deutschland

Die Deutsche Bibliothek - CIP Einheitsaufnahme
Ein Titeldatensatz für diese Publikation
ist bei der Deutschen Bibliothek erhältlich.

Das vorliegende Buch ist eine Übersetzung aus dem Niederländischen von: „Psychogeriatrische Verpleegkunde" (4.Aufl.) von Bert Kors/Wim Seunke.

© Uitgeverij Lemma BV, Utrecht, NL 1994
© Urban & Fischer, München / Jena 2001

Lektorat: Jürgen Georg, Michael Frowein
Herstellung: Gudrun Kumbartzki, Hildegard Graf
Satz: SATZFABRIK 1035
Druck und Verarbeitung: betz-druck, Darmstadt

ISBN 3-437-47240-2

Vorwort

Dieses Buch wurde aus der Überzeugung heraus geschrieben, daß eine verantwortliche Betreuung in gerontopsychiatrischen Pflegeheimen nur möglich ist, wenn der Bewohner als vollwertiger, einzigartiger Mensch im Mittelpunkt steht. Bewohner und Betreuende betrachten wir als Schicksalsgefährten: vom Schicksal unter einem Dach zusammengebracht und vor die Aufgabe gestellt, im Pflegeheim eine wohnliche Atmosphäre zu schaffen. Dabei steht nicht die Institution mit ihren Ge- und Verboten und Regeln im Vordergrund, sondern das Individuum.

Ein weiterer Aspekt, um den wir uns bemühen, ist Praxisnähe. Wann immer es möglich ist, ziehen wir praktische Beispiele heran und geben neben der notwendigen Theorie auch Tips, die Sie in Ihrem Arbeitsfeld verwirklichen können. Dabei stützen wir uns vor allem auf eigene Erfahrungen. Unsere wichtigste Zielgruppe sind Pflegende in der Kranken- und Altenpflege sowie Pflegeschüler.

Der Stoff des Buches ist dem Unterricht entnommen, den Bert Kors an der Pflegeschule des Allgemeinen Ausbildungsinstituts für Pflegeberufe in Enschede (NL) erteilt. Er ist für die Einteilung und den Inhalt verantwortlich. Wim Seunke hat den Entwurf des Buches umgeschrieben und zu einigen Punkten inhaltlich beigetragen. Bert Kors ist Krankenpfleger und hat einige Jahre als Lehrer für gerontopsychiatrische Pflege gearbeitet. Derzeit ist er Ausbildungs- und Pflegeleiter im kombinierten Pflegeheim Wiedenbroek in Haaksbergen (NL). Wim Seunke ist Fachpfleger für Psychiatrie und hat einige Jahre in einer gerontopsychiatrischen Klinik gearbeitet. Er übersetzt Pflegefachliteratur und ist Endredakteur der Fachzeitschrift *Verpleegkundig Perspectief.*

Zum Zustandekommen dieses Buches haben auch andere Personen beigetragen. An erster Stelle möchten wir Rob van der Peet nennen, der das Projekt vom Anfang bis zum Ende betreute und den eigentlichen Anstoß dazu gab, an zweiter Stelle die Mitglieder des Redaktionsrates, die den Text mit vielen brauchbaren Anmerkungen versehen haben: G. Boltjes, J. van der Hammen, L. de Leeuw und J. Rijnbeek. Zum Schluß danken wir allen, die uns mit Rat und Tat geholfen haben: Rob Keukens, Ineke Kors-Uiterwijk, Jan Meinsma, Hans van Pernis, Wieny Tietema, die Kollegen vom Allgemeinen Ausbildungsinstitut für Pflegeberufe und die Mitarbeiter mehrerer Pflegeheime in Twente.

Enschede/Zutphen, Januar 1986
Bert Kors
Wim Seunke

Vorwort
zur vierten Auflage

Die Welt der Pflege steht nicht still. Allerlei neue Entwicklungen machten eine Neuauflage dieses Lehrbuches notwendig. Die wichtigsten Veränderungen:

- Kapitel 8 über methodisches Arbeiten (jetzt „Der Pflegeplan"), wurde anhand des *Modellbetreuungsgsplans für Pflegeheime* der Niederländischen Vereinigung für die Pflege in Pflegeheimen vollständig überarbeitet.
- Kapitel 10 („Störungen") wurde beträchtlich erweitert.
- Kapitel 12 („Demenzsyndrome") erhielt neue Abschnitte über die Alzheimer-Krankheit und die Mulitiinfarktdemenz.
- Kapitel 18 ist ein neues Kapitel über den Umgang mit Bewohnern, die am Korsakow-Syndrom leiden.

Ferner erfolgte wegen der besseren Übersicht eine Neueinteilung der Kapitel in drei Abschnitte. Kleinere Veränderungen betreffen:

- Kapitel 1 (ein Abschnitt über die zu erwartende demographische Entwicklung ist neu),
- Kapitel 2 (eine Ergänzung über Körperkontakt) und
- Kapitel 16 (eine Ergänzung über den Umgang mit Depressiven).

Außerdem haben wir mehrere Kapitel umgestellt und einige Abschnitte in anderen Kapiteln untergebracht.

Den gesamten Text haben wir, wann immer es möglich war, gekürzt, verständlicher gemacht und aktualisiert; letzteres gilt auch für die Literaturhinweise.

Auf Verantwortung und Ziele gehen wir in den einzelnen Kapiteln so ein, daß der Auszubildende unmittelbar angesprochen wird. Stellenweise haben wir den Stoff stärker gestrafft, vor allem in Kapitel 2, in dem wir den Abschnitt über die Aktivierung der Intensivpflege und der Leitung gestrichen haben, und im Kapitel 5, wo der Abschnitt über Beurteilungsskala für ältere Patienten (BOP) weggefallen ist.

Auch dieses Mal haben wir von vielen Seiten Hilfe, Rat und Informationen erhalten. Dafür danken wir unter anderem der Alzheimer-Stiftung, E. Gallé, P. G. J. Ganzevles, Rob Keukens, Vicki de Klerk, der Korsakow-Stiftung, Ineke Kors-Uiterwijk, Bère Miesen, Willem Nijboer, Barry Nugteren, Hans van Pernis, der Projektgruppe für Betreuungsplanentwicklung des Pflegeheims Wiedenbroek, der Niederländischen Aphasie-Stiftung, Wieny Tietema und dem Verleger Bram van de Wees, dem keine Mühe zu groß war.

Haaksbergen/Zutphen, Februar 1994
Bert Kors
Wim Seunke

Inhaltsverzeichnis

Teil II   Gesundheit und Krankheit

Teil III   Der Umgang mit Bewohnern

Teil I

Allgemeines

1 Gerontopsychiatrie und Pflege

Verantwortung und Ziele

Sie stehen am Beginn Ihrer Ausbildung. Wahrscheinlich fragen Sie sich, was in der Praxis auf Sie zukommt und haben Ihre eigenen Vorstellungen und Erwartungen. In diesem einführenden Kapitel wollen wir Grundbegriffe erläutern und versuchen, Ihnen bewußt zu machen, was Sie von der Pflegearbeit erwarten. Wer einen Pflegeberuf erlernen will, muß darüber nachdenken, warum er gerade diese Laufbahn gewählt hat. Auch dazu möchte dieses Kapitel einen ersten Anstoß geben.

Wenn Sie dieses Kapitel durchgearbeitet haben, können Sie

1. *erklären, was Gerontopsychiatrie ist;*
2. *einige verbreitete Mißverständnisse in Bezug auf das Älterwerden und das abweichende Verhalten in Worte fassen;*
3. *den Unterschied zwischen Betreuung und Dienstleistung beschreiben;*
4. *drei Arten von Betreuung nennen und beschreiben;*
5. *in etwa erläutern, was Sie von diesem Beruf erwarten und warum Sie ihn gewählt haben.*

1.1 Einleitung

Wer den Ausdruck gerontopsychiatrische Pflege hört, verbindet wahrscheinlich unangenehme Vorstellungen damit: Alter, Gebrechlichkeit, kindisches Verhalten, Verwirrtheit. Manchem fallen vielleicht Begriffe wie „Senilität" oder „Demenz" ein, die ebenfalls nicht erfreulich sind. Viele Leute glauben, das Alter gehe immer mit Gebrechlichkeit einher. Dies ist jedoch ein Irrtum. Die meisten alten Menschen genießen einen ziemlich beschwerdefreien Lebensabend. Nicht weniger als 85 % von ihnen wohnen zu Hause, und von den restlichen 15 % finden wir 9 % in Altersheimen und 3 % in Pflegeheimen. Wir haben es also mit einem Vorurteil zu tun, das in Bemerkungen wie „Alter bedeutet Siechtum" oder „je älter desto verrückter" zum Ausdruck kommt. Ehrfurcht vor alten Menschen und ihrer Erfahrung, Weisheit und Urteilskraft ist selten geworden. Wenn ein älterer Mensch sich ein wenig „seltsam" benimmt, gibt der Stempel „Demenz" uns den Freibrief, ihn nicht mehr für voll zu nehmen, ihn zu verstoßen und ihn in ein Heim mit geschlossener Abteilung zu stecken, damit wir ihn nicht mehr sehen.

„Senilität" und „Demenz" sind heute negative Begriffe, und viele haben eine falsche Vorstellung davon. Beide Krankheiten haben nicht nur körperliche Ursachen. Das Beharren auf dem physischen Aspekt erweckt den Eindruck, als liege ein nicht zu beeinflussender Prozeß vor. Unwiderruflich und unaufhaltsam schreitet der Verfall fort – so denkt man.

Die Wirklichkeit ist anders. Auf den Begriff „Demenz" werden wir an anderer Stelle noch genauer eingehen; hier sei nur angemerkt, daß er ziemlich unscharf ist. Neben körperlichen Ursachen gibt es auch seelische und soziale Einflüsse, die manchmal ebenso schwerwiegend sein können. Es ist wichtig, daß Sie sich diese Tatsache gut merken, denn sie bedeutet unter anderem, daß die Betreuenden mehr Ansatzpunkte haben und mehr tun können, als sie auf Anhieb denken mögen.

1.2   Gerontopsychiatrie

Was ist Gerontopsychiatrie? Betrachten wir zunächst einmal das Wort selbst. „Geron" bedeutet im Griechischen „Greis" oder „alter Mann". Gerontologie ist also das medizinische Fachgebiet, das sich mit dem Altern und der Behandlung alter Menschen befaßt. Wenn es nun um die Behandlung eines abweichenden Verhaltens oder Gefühlslebens geht, sprechen wir von Gerontopsychiatrie. „Psycho" kommt ebenfalls aus dem Griechischen und bedeutet „Geist". Daraus ergibt sich folgende Definition:

Gerontopsychiatrie ist die Lehre vom abweichenden Verhalten, Fühlen und Erleben beim alternden Menschen.

Damit sind wir jedoch noch nicht am Ende – denn was ist eine Abweichung, und wann nennen wir einen Menschen betagt oder alt?

1.2.1   Abweichendes Verhalten

Wenn Sie darüber nachdenken, kommen Sie schnell zu der Einsicht, daß es ganz unterschiedliche Ansichten darüber gibt, welches Verhalten „seltsam" ist. Was ein anderer tut, sagt oder unterläßt, vergleichen wir mit dem, was wir gewohnt sind. Wenn der andere Mensch anders fühlt, denkt oder handelt als wir, fällen wir unser Urteil: „eigenartig", „verrückt", „seltsam", „bescheuert" usw.

Die Wirklichkeit ist natürlich komplizierter. Unterschiede zwischen Menschen können zunächst einmal auf kulturellen oder sozialen Einflüssen oder auf dem Charakter beruhen. Ein Inder schüttelt beispielsweise den Kopf, wenn er „ja" meint; die Nachbarn legen die Füße auf den Tisch; und Ihre Bekannten finden Sie hitzköpfig oder introvertiert.

Auch an älteren Menschen können wir also Verhaltensweisen beobachten, die typisch für ihre Heimat, ihre Erziehung oder ihre Persönlichkeit sind. Außerdem verstärken sich individuelle Eigenschaften im Laufe des Lebens, so daß wir uns von anderen immer mehr unterscheiden. Diesen Prozeß nennt man *Individualisation*. Wer jung ist, noch nicht so viel erlebt hat und eine wenig geformte Persönlichkeit besitzt, neigt leicht dazu, schon einen sehr ausgeprägten Charakterzug eines älteren Menschen bereits „seltsam" zu finden.

Hinzu kommt, daß wir „abweichend" oft mit „krank" gleichsetzen und daß es ziemlich schwierig ist, zwischen psychischer Gesundheit und Krankheit eine Grenze zu ziehen – außerdem bedeuten „abweichend" und „krank" nicht dasselbe. Es ist einfacher, die Wortbedeutung nicht auszudehnen und ganz praktisch vorzugehen. Dann lautet die Frage: Wann geht das abweichende Verhalten so weit, daß jemand nicht mehr gut für sich sorgen kann oder sich oder andere gefährdet?

Wenn jemand zum Beispiel so depressiv und gleichgültig ist, daß er das Haus nicht mehr verläßt, immer weniger ißt und ständig schwächer wird, dann ist irgendwann ein Punkt erreicht, an dem ein Sozialarbeiter sagt: „Jetzt muß etwas geschehen." Ein anderes Beispiel wäre eine ältere Frau, die so vergeßlich ist, daß sie nicht mehr mit Feuer und Gas umgehen kann, ohne sich zu gefährden. Bevor man jedoch einen Menschen in einem Alten- oder Pflegeheim unterbringt, sind viele Zwischenlösungen denkbar, z.B. Hilfe im Haushalt, ein Mahlzeiten-Service wie „Essen auf Rädern", ein Zentrum für Tagesverpflegung, regelmäßiger Besuch durch die Gemeindeschwester oder einen Sozialarbeiter.

1.2.2 Der alternde Mensch

Schon wieder ein Ausdruck, der zu Mißverständnissen führen kann. Wenn wir das Wort „alt" hören, denken wir schnell an Leute, die über 65 Jahre alt sind. Das ist jedoch eine willkürliche Grenze, die sicherlich mit dem Rentenalter zusammenhängt. Vor dieser Grenze arbeiten wir und werden höchstens „ein bißchen älter"; danach sind wir inaktiv und werden zu Alten oder Senioren.

Mit demselben Recht könnten wir uns die Frage stellen, wer eigentlich kein „alternder Mensch" ist. Schließlich werden wir alle von Geburt an älter. Das Körperwachstum ist um das 20. Lebensjahr beendet, beim einen früher, beim anderen später. Danach beginnen wir durch Flüssigkeitsverlust in den Bandscheiben und Veränderungen in der Knochenstruktur zu schrumpfen. Das Haar fängt an auszufallen, die Haut wird trockener und faltiger, die Muskeln werden schwächer, und der Stoffwechsel verlangsamt sich – dies ebenfalls von Geburt an.

Diese Veränderungen spielen sich bei jedem Menschen in einer anderen Geschwindigkeit ab. Eine Frau kann 35 Jahre, d. h. Kalenderjahre alt sein und dennoch die Kondition und das Aussehen einer 28jährigen oder einer 42jährigen haben – das wäre dann ihr biologisches Alter. Der eine geht am besten mit 55 Jahren in Pension, der andere arbeitet mühelos und mit Freuden bis zu seinem 80. Lebensjahr.

Trotz all dieser individuellen Unterschiede gibt es (ziemlich willkürliche) Absprachen darüber, was „alt" bedeutet. Unter „älteren Menschen" verstehen wir derzeit meist jene, die über 55 Jahre alt oder älter sind. Als Betagte oder Senioren bezeichnen wir

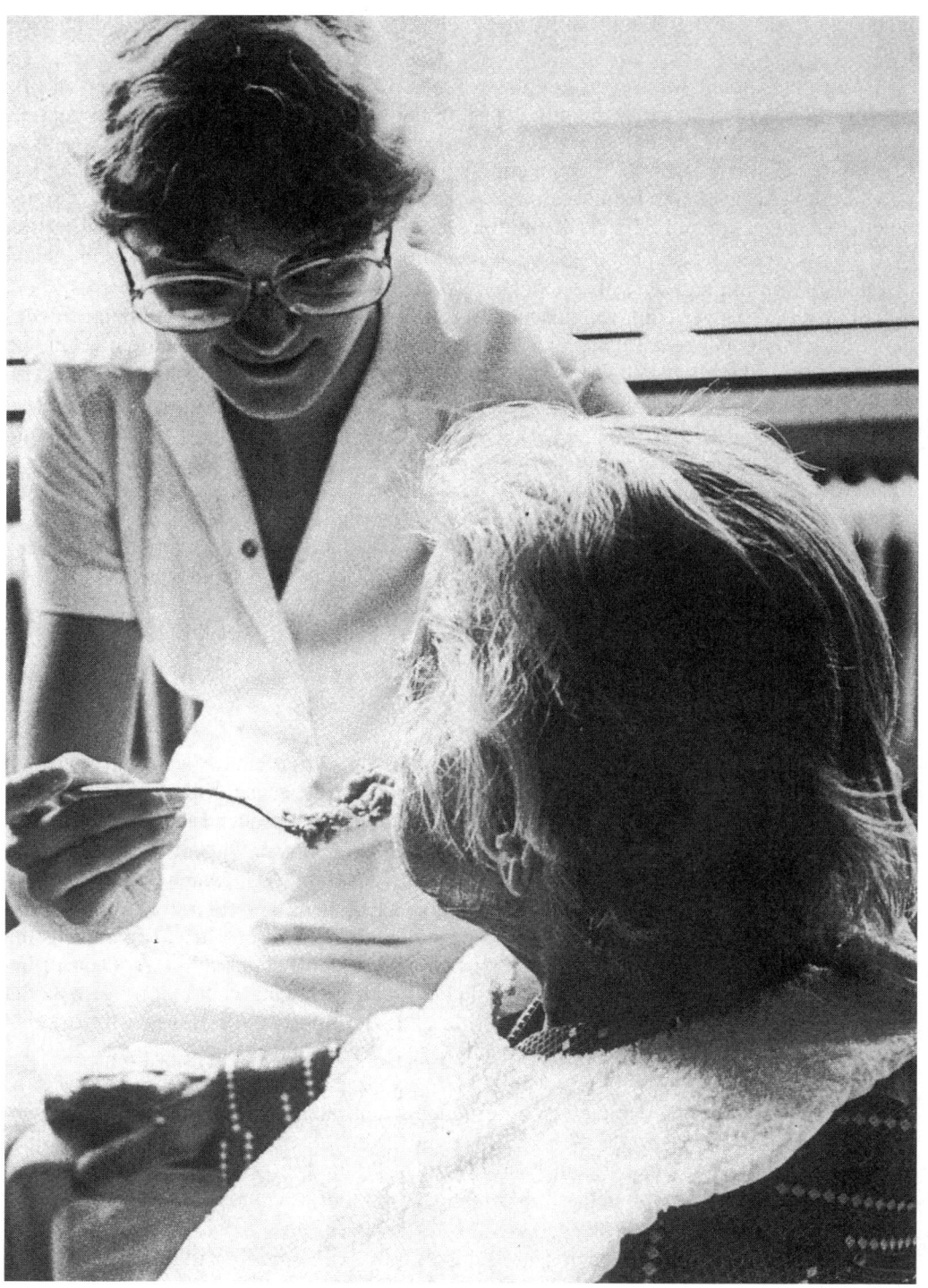

Abb. 1.1   Hilfe leisten

Menschen ab 65 Jahren, und Hochbetagte nennen wir jene, die 85 Jahre alt oder älter sind.

Wenn wir das alles berücksichtigen, lautet die Schlußfolgerung: Menschen mit gerontopsychiatrischen Problemen sind ältere und betagte Menschen, die sich nicht mehr selbst versorgen können.

1.2.3 Entwicklungen

Im Jahre 1830 hatten die Niederlande nicht mehr als 2,6 Millionen Einwohner; 1900 hatte diese Zahl sich auf fast 5,1 Millionen verdoppelt; 1949 hatten wir 10 Millionen Einwohner, und heute leben hier 15 Millionen Menschen. Man erwartet, daß die rasche Bevölkerungszunahme nun vorbei ist. Nach neuesten Schätzungen werden im Jahr 2020 etwa 17 Millionen Menschen in den Niederlanden leben.

Verglichen mit früheren Jahren wird die Zahl der Einwohner also kaum noch zunehmen. Aber wir müssen uns auf etwas anderes einstellen: Das Verhältnis zwischen der Zahl der jungen und der Zahl der alten Menschen wird sich in den nächsten 20 Jahren erheblich verändern. Wir werden verhältnismäßig immer weniger junge und immer mehr alte Einwohner haben, eine Entwicklung, die man *Vergreisung* nennt, und die schon seit einiger Zeit im Gange ist (Tab. 1.1).

Die Erklärung dafür ist, daß verhältnismäßig immer weniger Menschen geboren werden. Früher waren Familien mit 5–6 Kindern die Regel; heute finden wir 2–3 Kinder ideal. Außerdem leben wir immer länger, weil unsere Wohn-, Arbeits- und Lebensverhältnisse sich verbessert haben. Zu Hause und bei der Arbeit ist es sicherer und hygienischer als früher, und die medizinische Versorgung ist viel besser.

Wegen der Vergreisung wächst auch der Bedarf an gerontopsychiatrischer Pflege. Je mehr ältere Menschen – Betagte und Hochbetagte – es gibt, desto mehr Plätze in Alters- und Pflegeheimen brauchen wir. Im Jahr 2000 werden etwa 125 000 Menschen gerontopsychiatrische Probleme haben. Tabelle 1.2 zeigt, daß die Zahl der Plätze für solche Menschen in den letzten Jahren zugenommen hat. Im Jahre 1992 gab es fast 26 000 Plätze, und im Jahr 2 000 dürften es beinahe 31 000 Plätze sein. Das sind viel zu wenige, selbst wenn man bedenkt, daß viele Menschen mit gerontopsychiatrischen Problemen in anderen Institutionen oder zu Hause betreut werden.

Tab. 1.1 Gesamtbevölkerung der Niederlande und Anteil der Personen über 65 Jahre und älter in absoluten Zahlen und in Prozent. Zum Vergleich: Der Anteil der mindestens 65jährigen betrug 1930 6,2 % und 1970 10,1 %. Im Jahr 2020 dürfte er 21 % betragen (Quelle: Statistisches Zentralamt).

	1983	1986	1989	1992
Gesamt	14 339 551	14 529 430	14 805 240	15 129 150
65 +	1 688 144	1 769 188	1 877 007	1 1985 527
Prozent	11,8	12,2	12,7	13,0

Tab. 1.2   Zahl der Pflegeheime und Betten in vier verschiedenen Jahren (Quelle: Jahresspiegel 1992 der Niederländischen Vereinigung für Betreuung in Heimen).

	1983	1986	1989	1992
Zahl der Pflegeheime				
insgesamt	327	325	325	324
somatisch	148	134	110	84
geronto-psychiatrisch	83	81	75	67
kombiniert	96	110	140	173
Zahl der Betten				
insgesamt	48 138	49 721	51 255	52 879
somatisch	27 736	27 402	27 167	26 911
geronto-psychiatrisch	19 732	22 319	24 088	25 968

1.3   Betreuung

Der Begriff „Betreuung"* hat zwei Aspekte:

* Hilfeleistung und
* Begleitung.

Unter Hilfeleistung verstehen wir konkrete, praktische Tätigkeiten wie Waschen, das Aufhalten der Tür, das Verbinden einer Wunde, einen Gehbehinderten zu stützen, einem Bewohner beim Essen zu helfen usw. Das sind sehr wichtige Dinge, aber ebenso wichtig ist die Begleitung.

Begleitung bedeutet Unterstützung im übertragenen Sinne: beistehen und Gesellschaft leisten. Wer Schwierigkeiten hat, möchte sich darüber ab und zu mit jemandem unterhalten, der zuhören kann. Außerdem müssen Betreuerinnen und Betreuer beurteilen können, wann bestimmte Tätigkeiten (z.B. das Waschen) zu übernehmen sind und wann sie den Bewohner freundlich dazu ermuntern sollten, selbst tätig zu werden.

Beide Aspekte der Betreuung sind fest miteinander verbunden. Wenn Sie eine Wunde versorgen, müssen Sie als Betreuerin bzw. Betreuer nicht nur wissen, wie man die Wunde reinigt, welche Salbe man aufträgt und wie man den Verband befestigt, auch Ihr Umgang mit dem Patienten spielt eine große Rolle. Vielleicht möchte der Patient erst wissen, was Sie vorhaben, oder er muß beruhigt werden. Er will als Mensch behandelt werden, nicht als Sache, an der man herumhantiert.

---

* Betreuung und Betreuer sind in diesem Buch nicht im Sinne des Betreuungsgesetzes, sondern im Sinne der Pflege eines Menschen verwendet.

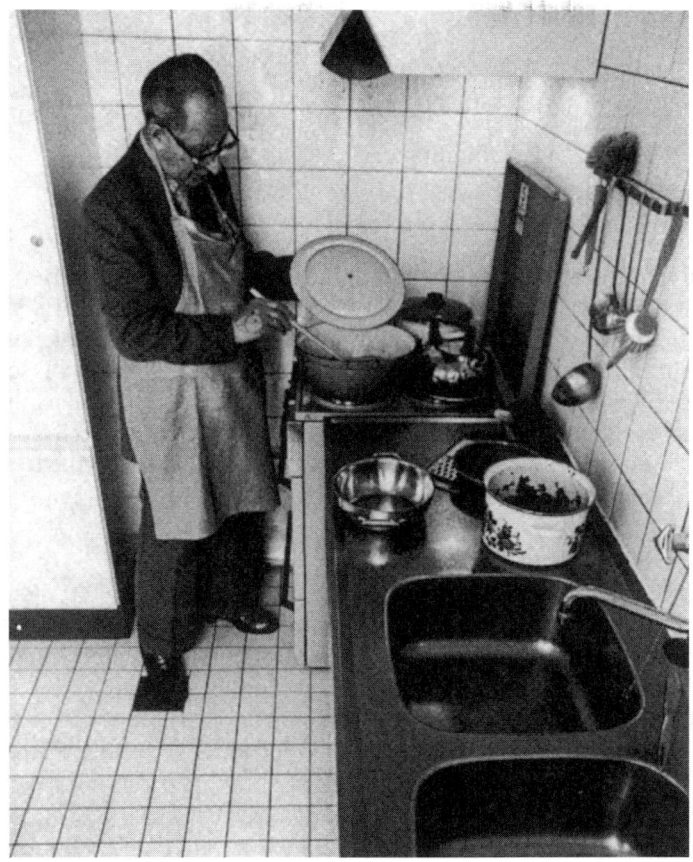

Abb. 1.2 Selbstversorgung

Hilfeleistung und Begleitung sind also nicht zu trennen. Im Pflegeheim kommt beides zum Tragen, in diesem Buch liegt der Schwerpunkt jedoch auf der Begleitung. In anderen Fächern, etwa in der allgemeinen Krankenpflege, steht die Hilfeleistung im Vordergrund.

Im allgemeinen sind die meisten Betreuerinnen und Betreuer echte Tatmenschen. Sie sitzen nicht gerne mit verschränkten Armen herum, und wenn sie mit einem Bewohner plaudern, haben sie das Gefühl zu trödeln. Die Zweiteilung zwischen Hilfeleistung und Begleitung macht deutlich, daß dies keinesfalls zutrifft. Der Umgang mit gerontopsychiatrischen Patienten stellt an die Betreuenden harte Anforderungen hinsichtlich Takt, Verständnis, Einfühlungsvermögen und Geduld. Diese Bürden wiegen um so schwerer, wenn die bzw. der Betreffende rein praktisch eingestellt ist. Jemanden anzukleiden ist beispielsweise viel einfacher, als ihn oder sie jeden Tag mit den gleichen Worten davon zu überzeugen, daß es besser wäre, es selbst zu tun. Dennoch wird das bloße Tun oft höher bewertet als die Überzeugungsarbeit, und das ist nicht gerecht.

1.3.1   Arten der Betreuung

Wir unterscheiden drei Arten der Betreuung:

- Selbstversorgung,
- familiäre oder karitative Betreuung und
- professionelle Betreuung.

Selbstversorgung

Selbstversorgung umfaßt alles, was wir an und für uns selbst tun. Die Betreuerin bzw. der Betreuer und der/die Betreute sind jeweils ein und dieselbe Person. Es geht dabei nicht nur um konkrete Dinge wie gute Ernährung und Hygiene, sondern auch um Sport, Hobbys, Ausgehen mit Freunden und Besuchemachen. Der Mensch lebt schließlich nicht vom Brot allein. Wer keine Kontakte knüpfen oder sich nicht entspannen kann, sorgt ebenso schlecht für sich wie Leute, die zuviel essen. Sogar die Hilfe, die Sie anderen zuteil werden lassen, ist in gewissem Sinne Selbsthilfe – denn wenn Sie anderen helfen, wird man auch Ihnen helfen, falls Sie es einmal nötig haben.

Familiäre oder karitative Betreuung

Hierbei geht es um die gegenseitige Betreuung unter Menschen, die nicht nur beruflich miteinander verbunden sind, also unter Angehörigen, Freunden, Bekannten und Nachbarn. Diese Betreuung beruht auf Freiwilligkeit und gilt als selbstverständlich. Man wird nicht dafür bezahlt, und der Lohn ist das schöne Gefühl, geholfen zu haben. Eine feste Rollenverteilung gibt es nicht: Wer heute Betreuerin oder Betreuer ist, kann morgen Betreute/r sein und umgekehrt. Der betagte Mann, der jeden Tag eine warme Mahlzeit bei seiner Tochter einnimmt, die zwei Straßen weiter wohnt, ist Betreuter. Wenn er aber dem Nachbarsjungen hilft, einen Kaninchenstall zu bauen, ist er Betreuer.

Früher war die familiäre oder karitative Betreuung allgemein üblich. Die Menschen lebten in kleineren Gruppen zusammen und waren stärker aufeinander angewiesen. Inzwischen werden viele Arten der Betreuung von Menschen übernommen, die daraus einen Beruf gemacht haben. Ein gutes Beispiel ist das Versicherungswesen. Einst bestand auf dem Land die stillschweigende Übereinkunft, daß Nachbarn, Angehörige und Freunde einen abgebrannten Bauernhof gemeinsam aufbauten und auch die Kosten dafür gemeinsam trugen. Man tat für den anderen, was dieser ebenfalls zu tun bereit war. Heute bezahlen wir Prämien für eine Brandversicherung. Kinder waren früher ebenfalls eine „Versicherung" für das Alter, denn meist lebten 3–4 Generationen unter einem Dach: Großeltern, Eltern sowie deren Kinder und ggf. Enkel.

Professionelle Betreuung

Die Betreuung, die jemand berufsmäßig, gegen Entgelt und meist nach einer besonderen Ausbildung übernimmt, nennen wir professionell. Betreuerinnen bzw. Betreuer und Betreute haben keine persönliche Beziehung, obwohl diese sich mit der Zeit durchaus entwickeln kann.

Berufliche Betreuung erfordert Sachkunde, Regeln und Vorschriften. Sie hat häufig sachlichen und schematischen Charakter, sofern man nicht ständig etwas dagegen unternimmt. Manchmal ist das weniger bedenklich, z.B. in einem allgemeinen Krankenhaus. Wer sich lediglich untersuchen läßt, möchte sachkundig und schnell bedient werden. In einem Pflegeheim, das Menschen längere Zeit aufnimmt, wäre es dagegen unmenschlich, den Schwerpunkt derart auf die Effizienz zu legen.

Auf den ersten Blick sieht es so aus, als habe die berufliche Betreuung nichts mit Selbstversorgung zu tun. Unsere Aufgabe besteht jedoch zum großen Teil darin, die Voraussetzungen für eine Selbstversorgung zu schaffen oder eine noch vorhandene Selbstversorgung so lange wie möglich aufrechtzuerhalten. Natürlich darf die Ermunterung zur Selbstversorgung nicht bedeuten, daß die Betreuerinnen und Betreuer ihre Arbeit auf die Bewohner abwälzen. Als Betreuerin oder Betreuer müssen Sie sich immer wieder fragen, was der Bewohner noch selbst für sich tun kann und was nicht. Auch darf das Anhalten zur Selbstversorgung nicht dazu führen, daß der Bewohner an sich herumpfuscht. Übrigens kostet es viel mehr Zeit, Geduld und Energie, wenn Sie jemanden bei seinen Bemühungen unterstützen, ohne Hilfe zu essen, als wenn Sie ihn mit dem Löffel füttern.

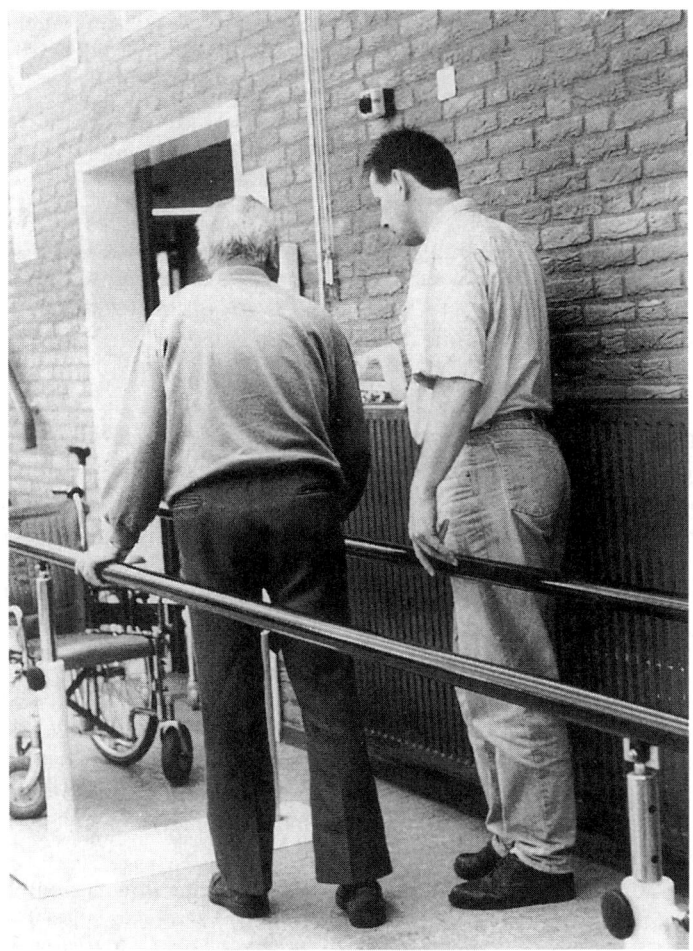

Abb. 1.3   Professionelle Hilfe

Die Betreuung im Pflegeheim ist eine spezifische Form der professionellen Betreuung. Wir verstehen darunter die ständige, langfristige, systematische und multidisziplinäre Betreuung:

- *ständig,* weil Pflegeheimbewohner 24 Stunden am Tag versorgt werden;
- *langfristig,* weil die meisten Bewohner längere Zeit zur Behandlung oder Rehabilitation untergebracht sind oder im Heim ihren Lebensabend verbringen;
- *systematisch,* weil die Betreuung durchdacht, sachkundig und methodisch erfolgt;
- *multidisziplinär,* weil viele Menschen mit verschiedenen Berufen zum Einsatz kommen (lat. multi = viel, Disziplin = Fachgebiet).

1.3.2   Betreuerinnen, Betreuer und Betreute

Diese Worte sprechen für sich selbst. Beide Gruppen haben in der Pflege ständig miteinander zu tun. Sie ergänzen einander, und im Idealfall sind sie gleichwertig; das heißt, sie stehen sich nicht gegenüber, und keiner ist dem anderen über- oder untergeordnet. Die Betreuten können wir auch als Hilfsbedürftige bezeichnen, die Betreuenden als Pflegende.

Die Betreuten

Wer betreut wird, benötigt professionelle Hilfe, weil er mit seinem Alltag nicht mehr allein zurechtkommt, auch nicht, wenn Angehörige oder Nachbarn ihn unterstützen. Welche Hilfe er braucht, ist nicht immer klar, und mitunter sind Betreuerinnen bzw. Betreuer und Betreute unterschiedlicher Meinung darüber, was zu tun ist. Denken Sie an die Wahl zwischen Hilfe beim Anziehen und der Ermunterung, es selbst zu tun. Schlimmstenfalls glaubt der Betreute, daß man ihn zu Unrecht in ein Heim gesteckt hat und daß er gar keine Hilfe benötigt. Das kommt immer wieder vor, besonders in der psychiatrischen Altenpflege.

Die Betreuenden

Die große Frage des/der Betreuenden ist, warum er oder sie diesen Beruf gewählt hat. Jeder hat darauf seine eigene Antwort, und eine der meistgenannten lautet: „Ich will Menschen helfen." Manche Ausbilder entgegnen darauf: „Dann müssen Sie Verkäuferin oder Verkäufer werden." Das klingt unfreundlich, aber sie möchten damit sagen, daß „helfen wollen" keine echte Antwort ist. Warum haben Sie sich unter allen helfenden Berufen gerade einen Pflegeberuf ausgesucht?

Ist diese Frage so wichtig? Ja. Jeder verbindet mit diesem Beruf bestimmte Erwartungen, und viele sind sich dieser Erwartungen kaum bewußt. Übrigens können Sie sicher sein, daß einige Ihrer Erwartungen schwer enttäuscht werden. Vielleicht gefallen Ihnen einige Aufgaben überhaupt nicht, und vielleicht schimpft ein Bewohner Sie aus. Es kann sein, daß eine depressive Frau noch depressiver wird, oder daß Sie den Mut verlieren, weil Sie nicht alles, was Sie aus Büchern und im Unterricht gelernt haben, in der Praxis verwerten können.

Es lohnt sich, auf all das vorbereitet zu sein. Dies gelingt Ihnen, wenn Sie über Ihren Beruf, Ihre Erwartungen und Ihre Motive nachdenken. Wenn Sie dann Enttäuschungen erleben, verlieren Sie die Freude an Ihrer Arbeit nicht so leicht. Diese Freude muß Ihre wichtigste Motivation sein, denn ohne Freude schaffen Sie es nicht.

Es gibt noch einen guten Grund, über Ihre Arbeit nachzudenken: Sie können sich dabei in die Lage des Betreuten versetzen. Stellen Sie sich einmal vor, wie abhängig die Heimbewohner sind und wie leicht Sie in Versuchung geraten, Macht auszuüben. Bevor Sie es merken, denken Sie: „Wir sind der Chef, und sie müssen uns dankbar sein für das, was wir tun." Das ist menschlich und läßt sich nicht immer vermeiden, aber es bringt die Bewohner in eine wenig beneidenswerte Lage. Wenn Sie darüber nachdenken, ertappen Sie sich sofort bei diesem Gedanken und können verhindern, daß Ihr Verhalten dadurch beeinflußt wird.

1.3.3 Ein Fall aus der Praxis

Frau Klaassen ist eine 80jährige Dame, die seit 3 Jahren in der gerontopsychiatrischen Abteilung eines Pflegeheims lebt. Sie wurde damals aufgenommen, weil sie nach dem Tod ihres Mannes sehr vergeßlich geworden war. Sie ging kaum noch aus dem Haus und wurde immer einsamer. Meist kauften die Nachbarn für sie ein, hatten jedoch den Eindruck, daß die Frau wochenlang immer das Gleiche aß. Ihre Kinder erkannte sie nicht mehr, was große emotionale Probleme hervorrief. Nach einiger Zeit versorgte sie sich nicht mehr selbst, weil ihr die alltäglichen Verrichtungen schwerfielen. Daher beschlossen die Kinder nach Rücksprache mit dem Hausarzt, Frau Klaassen in einem Heim unterzubringen.

Sie ist eine freundliche Dame. Oft sitzt sie still im Wohnzimmer und starrt mit verständnislosem Blick vor sich hin. Den normalen Tageslauf hält sie nicht mehr ein, und die Betreuerinnen und Betreuer müssen ihr alles zeigen. Manchmal geht sie durch die Flure und spricht jedermann an. Dann fragt sie nach dem Weg nach Hause. Das tut sie vor allem zwischen 13 und 17 Uhr.

Kaffee trinkt sie meist im Hobbyraum. Die Betreuerin dort bemüht sich nach Kräften, Frau Klaassen zu einer konstruktiven Tätigkeit zu bewegen. Stricken kann sie mitunter noch gut; aber häufig läßt sie eine Masche fallen, während sie früher die schönsten Socken und Pullover strickte. Neulich hat eine Pflegerin ihre Hochzeitsfotos mitgebracht und sie zusammen mit Frau Klaassen angeschaut. Diese lebte sichtlich auf, konnte sich aber ein paar Stunden später an nichts mehr erinnern.

Das Essen mit Messer und Gabel fällt Frau Klaassen schwer. Es ist für sie zu einer komplizierten Tätigkeit geworden, mit der sie nicht mehr zurechtkommt. Das Abteilungspersonal ist dennoch der Meinung, daß sie möglichst viele Aufgaben selbst lösen sollte, und hat ihr eine Gabel, aber kein Messer mehr gegeben.

Nachts ist die Frau oft wach und klettert aus dem Bett. Wenn sie dann aus dem Fenster schaut, bekommt sie mitunter Angst, weil, wie sie es ausdrückt, alles schwarz ist. Die Nachtschwester muß ihr dann erklären, daß es draußen Nacht und darum auch dunkel ist. Kürzlich hat sie mit Frau Klaassen den Sonnenaufgang beobachtet.

Weiterführende Literatur

Bücher

Adriaansen, M., R. Keukens und H. van Pernis: *Selfzorg, mantelzorg en professionele zorg.* KAVA-NAH, Dwingelo 1993

Beesems, M. F. (Hrsg.): *Jaarspiegel 1992.* Nederlandse Vereniging voor Verpleeghuiszorg, Utrecht 1993

Gijn, M. van (Hrsg.): *Het gezicht van het verpleeghuis.* De Tijdstroom, Lochem 1982

Hattinga Verschure, J. C. M.: *Algemene zorgkunde voor zorgverlenende beroepen.* De Tijdstroom, Lochem 1985

Hattinga Verschure, J. C. M.: *Zelfredzame ouderen.* De Tijdstroom, Lochem 1987

Heijl, W., und J. A. M. Kerstens: *Zorgverlening aan psychogeriatrische bewoners.* Bohn, Scheltema & Holkema, Utrecht 1988

Keukens, R., und H. van Pernis (Hrsg.): *Werkvelden in de verpleegkunde.* Bohn Stafleu Van Loghum, Houten 1993

Kooij, C. van der, und I. Warners (Hrsg.): *Waar het om gaat in een psychogeriatrisch verpleeghuis.* Nationaal Ziekenhuisinstituut, Utrecht 1987

Munnichs, J., *Voorzieningen voor ouderen: visie op ouderdom.* Bohn Stafleu Van Loghum, Houten 1984

Naafs, J.: *Leven in tehuizen: een leven waard?* Bohn Stafleu Van Loghum, Houten 1987

NVVz: *Verpleeghuizen op de zorgmarkt.* Nederlandse Vereniging voor Verpleeghuiszorg, Utrecht 1992

Reedijk, J. S.: *Psychogeriatrie.* Lemna, Utrecht 1991

Valkenburg, T.: *Mensen in de ouderdom: helpen en hulpverlening.* Bohn Stafleu Van Loghum, Houten 1985

Zeitschriften

Abraham, I. L.: Verouderen en verplegen. *Verpleegkunde* 6/4/181184, 1992

Bennik, H.: Ervaringsbericht van een werkende in de psychogeriatrie. *TvZ* I:33/550–554; II:33/593600; III:33/663–669, 1980

Berg, C. J. van den: Gestoort gedrag? (Heft 2, 7. Jahrgang), Stiftung Biowissenschaften und Gesellschaft, Leiden 1985

Bouwmans, N. P. G., und A. Harmsen: Taken van verzorgenden in een verpleeghuis. *Verpleegkunde* 8/2/92–104, 1993

Bruining, A.: Lientje leerde Lotje lopen. Zorg voor de verzorgenden. *BKZ* 15/391–397, 1982

De psychogeriatrische patiënt: ons een zorg. Vortrag auf einem Symposium am 11. Okt. 1993 in Amsterdam.

Forrest, D.: De zorgervaring. *Verpleegkundig Perspectief* 6/4/26–38, 1990

Heyl, W.: Wat ist psychogeriatrie? *De Bejaarde* 14/273–276, 1979

Jacobs, D.: Psychiatrie voor de ouderen en de verpleging. *TvZ* 43/478–40, 1989

Jongh, A. C. J. M. de: Volwassen worden in het verpleeghuis. *TvZ* 103/17/567–570, 1993

Keirse, M.: Begeleiding van bejaarden. *BKZ* 16/144–149, 1983

Kraan, E. van der: De leefwereld van bejaarde mensen. *TvV* 25/6/186–190, 1992

McKenna, G.: Zorgzaamheid is de kern van verplegen. *Verpleegkundig Perspectief,* 10/1/3–10, 1994

Schaik, A. G. M. van: Mein moeder zwerft 's nachts; ze herkent me niet meer. *BKZ* 13/449–452, 1980

Schöttelndreier, M.: Wat doen we met onze ouders? *Intermediair* 24/Nr. 7/2937, 1988

Smeets, H.: Zorgverlening ... altijd al onze zorg? *BKZ* 15/375/381, 1982

Themennummer der TvZ über die pflegerische Unterstützung der Selbstversorgung. *TvZ* 38/Nr. 1, 1985

Tulder, J. van: De oudere bestaat niet. Beeld en zelfbeeld van ouderen in Nederland. *TvV* 25/12/400–403,1992

Verdult, R., und J. Pelgrims: Bijzondere ouderenzorg in De Bijster. *TvZ* 39/417–422, 1986

Verhoeven, A. H. M., und J. A. M. Lambregts: Telkens weer een stapje verder; over patiëntgericht werken in het verpleeghuis. *TvV* 26/1/2–7, 1994

Winters, W.: Tijd van leven. Ouder worden in Nederland, vroeger en nu. *TvV* 26/4/121–123, 1993

2 Aspekte der Betreuung

Verantwortung und Ziele

Als Betreuende müssen Sie ständig darauf achten, aufrichtiges Interesse für die Bewohner zu empfinden. Sie sollten bereit sein, Ihre Einstellung immer wieder zu überprüfen. Ihre Arbeit darf nie zur Routine werden. Wenn Sie dieses Kapitel durchgearbeitet haben, können Sie

1. *einige Bedeutungen des Begriffs „Betreuung" nennen;*
2. *erläutern, über welche Eigenschaften eine gute Betreuerin bzw. ein guter Betreuer verfügt;*
3. *erklären, welche Erwartungen Sie an Ihre Arbeit als Betreuerin bzw. Betreuer haben;*
4. *erläutern, was Erwartungen und Akzeptanz miteinander zu tun haben.*

Betreuen bedeutet unter anderem, jemanden beschützen, ihm Sicherheit und das Gefühl der Sicherheit zu geben. In der Pflege treffen die Bedeutungen „nahe sein" und „führen" eher zu. Es ist jedoch schwierig, das Wort genau zu definieren. In diesem Kapitel wollen wir aber auf einige Punkte eingehen, die Sie überdenken sollten.

2.1   Der Bewohner als gleichwertiger Partner

Viele Alters- und Pflegeheime sind hierarchisch organisiert. Die „Höhergestellten" unterscheiden sich durch ihre Berufskleidung und ihr Auftreten von den untergeordneten Bewohnern, die nicht mitreden dürfen, wenn über sie beschlossen wird. In einer solchen Atmosphäre ist es schwierig, die Bewohner als gleichwertige Partner anzuerkennen. Dennoch geht es um Menschen mit eigenem Leben, einer eigenen Persönlichkeit, eigenen

Interessen und eigener Meinung. Diese Eigenheiten dürfen nicht verlorengehen, wenn das Wohlbefinden der Bewohner gefördert werden soll.

Wir haben es hier mit dem Konflikt zwischen der allgemeinen Hausordnung und der Einzigartigkeit der Bewohner zu tun. Die tägliche Arbeit in einem Alters- oder Pflegeheim macht allgemeine Regeln notwendig. Es muß feste Zeiten für Besuche, für das Aufstehen, für das Baden, für die Mahlzeiten, für die Therapie, für die Entspannung und für das Zubettgehen geben. Der Bewohner muß essen, was auf dem Tisch steht, manchmal darf er tagsüber nicht ins Schlafzimmer gehen, und wenn er sehr pflegebedürftig ist, suchen andere sogar die Kleider für ihn aus. Das bringt eine Uniformität mit sich, die mit dem Argument verteidigt wird, sie sei für einen reibungslosen Ablauf erforderlich. Unter diesen Umständen verliert man als Betreuerin bzw. Betreuer leicht das höchste Ziel der Arbeit aus dem Auge: das Wohlbefinden der Bewohner.

Was also ist zu tun? Sind Regeln etwa unnötig? Wer es ausprobiert, stellt oft fest, daß man viele Regeln tatsächlich über Bord werfen kann, ohne daß die Organisation darunter leidet. Im Gegenteil: Die größere Flexibilität kommt den Bewohnern zugute. Als Betreuerin oder Betreuer befinden Sie sich auf dem richtigen Weg, wenn Sie sich in jeder Situation die Frage stellen, ob das Befolgen einer Regel dem Wohl des Bewohners oder dem Interesse des Heims dient. Muß Herr De Jong unbedingt heute baden, oder geht es auch morgen? Bekommt Frau Bogte eine Tasse Tee statt Kaffee, wenn sie Tee lieber mag? Müssen Frauen, die nie Strumpfhosen getragen haben, es dennoch tun, nur weil es für die Pflegenden bequemer ist?

Echte Gleichwertigkeit ist nur gegeben, wenn man als Betreuerin bzw. Betreuer die Eigenheiten des Bewohners ernst nimmt und auf seine Wünsche eingeht. Das kann beispielsweise bedeuten, daß beide zusammen über ihr Vorgehen nachdenken, oder daß die Betreuerin bzw. der Betreuer dem Bewohner den Sinn einer Regel erklärt, um ihn zur Mitarbeit zu bewegen.

2.2   Der Anteil der Betreuerin bzw. des Betreuers

2.2.1   Erwartungen

Eine Auszubildende, die frisch und unerfahren zum ersten Mal eine Abteilung betritt, um praktische Erfahrungen zu sammeln, hat sich bewußt oder unbewußt bereits Gedanken darüber gemacht, wie es sein wird. Sie hegt bestimmte Erwartungen, und oft genug sind diese ziemlich hochgesteckt. Nicht selten erwartet sie von den Bewohnern wenigstens Dankbarkeit für all die Mühe, die sie sich gibt. Vor ihrem geistigen Auge sieht sie, wie einige Bewohner dank ihrer liebevollen Fürsorge große Fortschritte machen. Und wenn ein Bewohner sich einmal nicht so benimmt, wie er sollte, weist sie ihn darauf hin, und er sieht seinen Fehler ein. Während der Ruhezeit kann sie mit den Bewohnern gemütlich Karten spielen (was ihr großen Spaß macht). So etwa dürften ihre Erwartungen aussehen.

Wie bereits erwähnt, werden Sie als Betreuerin oder Betreuer ebenso gewiß Enttäuschungen erleben, wie Sie hohe Erwartungen haben. Die Folgen gehen über Sie selbst hinaus. Wenn Sie von anderen, z. B. von den Bewohnern, ein bestimmtes Verhalten erwarten, akzeptieren Sie sie nicht so, wie sie sind. Sie konfrontieren sie mit Vorurteilen, denn genau darum handelt es sich bei Ihren Erwartungen. Warum sollte Ihnen jemand dankbar sein, der gar nicht aus freiem Willen im Pflegeheim ist? Was Sie als Fehlverhalten betrachten, findet ein anderer vielleicht ganz normal, oder es ist ein Krankheitssymptom. Und wenn Sie gerne Karten spielen und einen Bewohner fragen, ob er mitmachen möchte, bekommen Sie möglicherweise zu hören: „Karten spielen? Das ist doch ordinär. Spielen Sie Schach?"

Außer Bewohnern, die in Ihren Augen nett sind, werden Sie auch Menschen versorgen müssen, die Sie lästig oder garstig finden, oder Menschen, die wegen ihrer Krankheit übertrieben mißtrauisch oder leicht reizbar sind. Alle Zuwendung, die Sie ihnen geben, wird an ihrem Zustand und an ihrer Persönlichkeit nicht viel ändern. Tag für Tag müssen Sie sich mit depressiven Bewohnern abgeben, ohne daß Ihre Mühe durch ein Lächeln oder eine andere Reaktion belohnt wird. Es gibt nur eine Möglichkeit, damit fertig zu werden: Sie müssen diese Menschen so nehmen, wie sie sind. Versuchen Sie, sich Ihrer Erwartungen bewußt zu werden, und begreifen Sie, daß das, was für Sie gilt, für andere nicht unbedingt auch gelten muß. Wenn Sie so wenig Erwartungen wie möglich hegen, fällt es Ihnen leichter, andere mit all ihren Eigenarten, guten und schlechten Angewohnheiten zu akzeptieren.

2.2.2   Einfühlungsvermögen

In vielen Pflegeheimen üben die Auszubildenden miteinander. Dagegen haben die meisten nichts einzuwenden, solange die Übung sich auf das Verbinden oder die Fußpflege beschränkt. Aber man stelle sich die Proteste vor, wenn es um vollständige Körperwäsche („von oben bis unten") im Bett geht! Dennoch gibt es Lehrer, die trotz des Widerstandes der Auszubildenden darauf bestehen. Mit gutem Grund, denn auf diese Weise lernt man am besten, was ein Pflegebedürftiger empfindet, wenn er eine solche Prozedur über sich ergehen lassen muß. Darum ist es wichtiger, wenn Sie sich einmal „von oben bis unten" waschen lassen, als daß Sie eine andere Person waschen. Allerdings brauchen Sie Einfühlungsvermögen, um sich vorstellen zu können, was es bedeutet, pflegebedürftig zu sein. In der Fachliteratur finden Sie auch das Wort „Empathie", das dieselbe Bedeutung hat.

Sie werden regelmäßig jemanden füttern müssen. Löffel für Löffel führen Sie das Essen an den Mund des Bewohners und warten, bis er den Inhalt aufnimmt. Sie werden ungeduldig und schieben ihm den Löffel zwischen die Lippen – vielleicht ein wenig zu grob. Der Bewohner schluckt aber nicht, sondern spuckt das Essen aus, kaum daß Sie es ihm in den Mund gestopft haben. Sie versuchen es erneut, aber der Bewohner macht eine unerwartete Bewegung und schlägt Ihnen den Löffel aus der Hand. Jetzt fangen Sie an, sich zu ärgern.

Nun vertauschen wir die Rollen: Sie sitzen angeschnallt auf einem Stuhl, damit sie nicht herunterfallen. Auf dem Schoß haben Sie eine Serviette, oder Sie tragen eine um den Hals. Jemand, der 40 oder 50 Jahre jünger ist als Sie, füttert Sie mit einer Speise, die Sie überhaupt nicht mögen. Und weil Sie zu langsam kauen, stößt er Ihnen einen Löffel mit Gewalt zwischen die Kiefer ... und so weiter.

Solche Situationen eignen sich gut für Rollenspiele, wenn sie nicht in den Unterricht über allgemeine oder gerontopsychiatrische Pflege passen. Wie dem auch sei – Ihr Einfühlungsvermögen können und müssen Sie praktisch üben. Es genügt nicht, sich lediglich vorzustellen, warum ein Bewohner sich beschämt, machtlos, erniedrigt, empört oder gekränkt fühlt.

Auch durch Zuhören können Sie das Einfühlungsvermögen üben. Wenn Sie gut zuhören, nutzen Sie nicht nur die Ohren, sondern auch die anderen Sinne, denn es gibt ja auch eine Körpersprache. Haltung, Gesichtsausdruck und Gebärden übermitteln ebenfalls Botschaften, manchmal sogar das Gegenteil dessen, was der Mund sagt. „Geht es Ihnen gut?" fragen Sie eine Frau. „O ja, prima", lautet die Antwort. Aber ihr Gesicht ist blaß, und sie sieht bedrückt aus. Im Grunde gibt sie zwei verschiedene Antworten.

Hätte diese Frau gesagt, sie fühle sich schlecht, und Ihnen ihr Problem geschildert, hätten Sie eine weitere Regel beachten müssen, die Teil des guten Zuhörens ist: Den Mund halten! Es ist gar nicht so schwierig, sich zusammenzunehmen und nicht mit einer Antwort, Meinung oder Lösung herauszuplatzen – darum geht es dem anderen nämlich meist nicht; er möchte nur sein Herz ausschütten und verstanden werden. Eine kurze Bemerkung, die seine Ausführungen nicht unterbricht, ist dann eher am Platze. Sie wären überrascht, wenn Sie wüßten, wie aufmunternd ein paar Worte sein können wie: „Ich glaube, das ist sehr schwierig für Sie." Mitunter genügt schon ein „ja, ja" oder „so so", um deutlich zu machen, daß Sie aufmerksam zuhören.

2.2.3   Wärme und Körperkontakt

Stellen Sie sich vor, die Bewohner seien Familienangehörige, z. B. Ihre Großeltern. Das hätte einen enormen Einfluß auf Ihre emotionale Reaktion. Zu Ihren eigenen Großeltern wären Sie weder zu kühl noch übertrieben herzlich, weil Sie echte, warme Zuneigung für sie empfinden.

Wir raten Ihnen bewußt, sich das lediglich vorzustellen, denn überall und jederzeit danach zu handeln wäre nicht angebracht. Während der Arbeitszeit sind Sie in gewisser Hinsicht Hausgenosse der Bewohner, und darum haben diese das Recht, von Ihnen nicht als Objekte behandelt zu werden. Die meisten Menschen leben lange im Pflegeheim, und das Heim wird in vielen Fällen ihr Zuhause. Darum sind hier wie in jeder anderen Familie Freundlichkeit und menschliche Wärme am Platze.

Körperkontakt

Körperkontakt eignet sich gut dafür, Wärme auszudrücken. Der Tastsinn ist der ursprünglichste aller Sinne. Babys, deren Gesichts- und Gehörsinn noch nicht voll entwickelt sind, nehmen über den Tastsinn ihre allerersten Sinneseindrücke auf. Wenn wir altern, werden Augen und Ohren schwächer, und die Bedeutung des Tastsinns nimmt erneut zu. Das Bedürfnis nach Berührung ist daher bei vielen Älteren größer, besonders wenn sie an Demenz leiden (s. Kap. 15.3).

Wir unterscheiden zwei Formen des Körperkontaktes. Die *zweckgerichtete Berührung* ist Teil der Betreuung und Pflege, z. B. beim Waschen, Verbinden und Stützen. Sie besteht in Handlungen, bei denen eine Betreuerin bzw. ein Betreuer sich grob, ungeschickt oder gleichgültig verhalten kann, aber auch behutsam und liebevoll. Mit anderen Worten: In der Art und Weise, wie wir berühren, ist eine Mitteilung enthalten – Berühren ist also eine Form der Kommunikation.

Dies gilt erst recht für die zweite Form, die *affektive Berührung*, bei der es vor allem um das Ausdrücken von Gefühlen (Affekten) geht. Ein Händedruck, ein Schulterklopfen oder eine Hand auf dem Arm können Mitgefühl, Freude, Verständnis und Fürsorglichkeit ausdrücken.

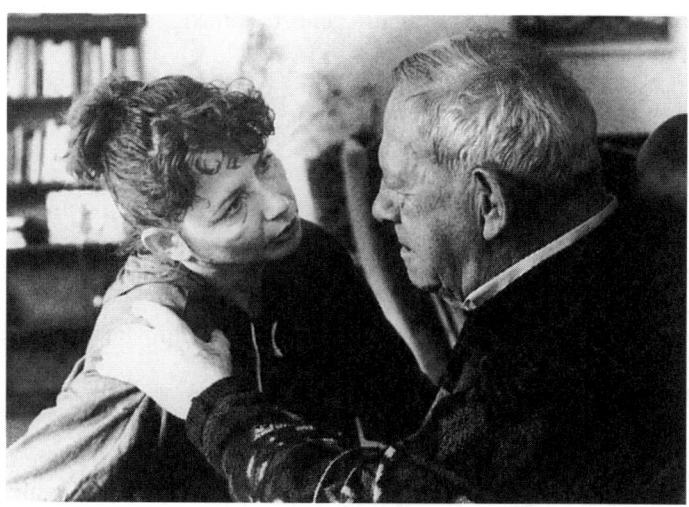

Abb. 2.1   Wärme

Mit der affektiven Berührung müssen Sie ein wenig vorsichtig sein. Anfassen ist etwas Intimes, und nicht jeder ist darüber erfreut. Es hängt auch vom kulturellen Hintergrund und von der Erziehung eines Menschen ab, wie er auf Körperkontakt reagiert. Aus Untersuchungen wissen wir, daß ältere Menschen am liebsten an der Hand, am Arm und oben am Rücken berührt werden. Ein Arm um die Schultern ist etwas Besonderes. Ältere, die nicht oder nur leicht an Demenz leiden, empfinden einen Arm um die Schultern oft als unangenehm, während Demente sich darüber freuen. Und falls Sie sich selbst unwohl fühlen, wenn Sie jemanden berühren oder selbst berührt werden, sollten Sie sich nicht dazu zwingen.

2.3   Ein praktisches Beispiel

Der folgende Dialog greift einige Themen dieses Kapitels noch einmal auf. Eine Betreuerin und ein Betreuer gehen morgens ins Zimmer einer Bewohnerin, um sie zu waschen. Die Frau hat schlecht geschlafen und keine Lust, sich waschen zu lassen. Die beiden Betreuer stellen Fragen und geben Ratschläge, so daß der Bewohnerin klar wird, wo sie der Schuh drückt.

Yvonne: (mit Henk ins Zimmer kommend): „Guten Morgen, Frau Bogte. Haben Sie gut geschlafen?"

Bewohnerin: (liegt noch schläfrig im Bett)

Yvonne: „Das ist Pfleger Henk. Er ist heute zum ersten Mal hier. Ich glaube, Sie sind noch nicht ganz wach, stimmt's? Eigentlich wollten wir Sie jetzt waschen."

Bewohnerin: „Lassen Sie mich bitte schlafen. Immer dieses Getue am frühen Morgen! Ich habe heute Nacht kein Auge zugetan."

Henk: „Das ist allerdings unangenehm für Sie."

Yvonne: „Ich habe schon vom Nachtdienst gehört, daß Sie heute Nacht ein bißchen unruhig waren, Frau Bogte."

Bewohnerin: „Lassen Sie mich doch schlafen."

Yvonne: „Warum können Sie denn nicht schlafen?"

Bewohnerin: „Weil es hier schrecklich heiß war."

Henk: „Wie kommt das?"

Yvonne: „War Ihnen vielleicht deshalb warm, weil Sie so unruhig waren?"

Bewohnerin: „Unruhig? Ich mußte immer nachdenken!"

Henk: „Denken Sie an zu Hause?"

Bewohnerin: „Mein Mann ist allein mit den Kindern."

Henk (das Bild auf dem Nachttisch betrachtend): „Ist das Ihr Mann mit den Kindern?"

Bewohnerin: „Ja."

Yvonne: „Ich kann Sie schon verstehen."

Bewohnerin: „Könnte ich nicht kurz daheim anrufen?"

In diesem Beispiel wird deutlich, daß Yvonne und Henk das Problem der Bewohnerin ernst nehmen. Sie sind zwar gekommen, um sie zu waschen, versuchen aber nicht, ihre Absicht mit allen Mitteln durchzusetzen. Statt dessen zeigen sie Verständnis und fühlen und denken mit der Bewohnerin. Das Problem selbst ist damit nicht gelöst: Die Frau bleibt von ihrer Familie getrennt. Da Yvonne und Henk sich jedoch nicht als allmächtig aufspielen, geben sie der Frau immerhin Gelegenheit, ihre Gefühle zu äußern.

2.4 Zum Schluß

Kaum eine Betreuerin bzw. ein Betreuer verfügt zu Beginn der beruflichen Laufbahn über alle positiven Eigenschaften, die wir genannt haben. Bei den meisten von uns sind sie jedoch ansatzweise vorhanden und wollen entwickelt werden. Sie werden sehen, daß jede/r dabei seine eigene Methode hat, das Ziel sollte jedoch das gleiche sein: den Bewohnern „nahe zu sein", damit sie sich wohl fühlen. Daß dieses Kapitel so allgemein gehalten wurde, kann zu Mißverständnissen führen. Es geht um persönliche Beziehungen – aber jede Betreuerin und jeder Betreuer ist anders, jeder Bewohner ist anders, und jede Situation ist anders. Sie werden oft fallen und wieder aufstehen. Sie müssen von anderen lernen und viel nachdenken, kurz: Sie brauchen Erfahrung. Eine kritische Haltung und Mitdenken gehören ebenfalls zu Ihrem Beruf.

Weiterführende Literatur

Bücher

Beerthuizen, J.: *Aan leven helpen.* Dekker en Van de Vegt, Nijmegen 1978

Bernlef, J.: *Hersenschimmeren.* Querido, Amsterdam 1984

Donner, J. H.: *Als schrijver moet je veel leiden.* Bert Bakker, Amsterdam 1988

Gilse, A. G.: *Een beetje in de war. Over het omgaan met geestelijk hulpbehoevende ouderen.* De Horstink, Amersfoort 1987

Heijl, W., und J. A. M. Kerstens: *Zorgverlening aan psychogeriatrische bewoners.* Bohn, Scheltema & Holkema, Utrecht 1988

Holst, H. C. et al.: *Handleiding voor reactiveering.* Lemma, Utrecht 1989

Iersel, J. van, J. Westerink und C. Seur: *Omgangskunde. Theorie, vaardigheden en beroepshouding.* Lemma, Utrecht 1992

Keukens, R., und H. van Pernis: *Communicatie.* In: R. van der Peet: *Verpleegkunde I. De lichamelijkheid van de mens.* Lemma, Utrecht 1990

Keukens, R., und H. van Pernis: *Agogiek voor gezondheidszorg en verpleegkunde.* Bohn Stafleu Van Loghum, Houten 1992

Laan, B. van der: *Relaties, verpleegkundige begeleiding van de psychiatrische cliënt.* De Tijdstroom, Lochem 1980

Laan, B. van der: *Relationele begeleidingsaspecten.* De Tijdstroom, Lochem 1981

Miesen, B., (Hrsg.): *Als ik dat geweten had. Thema's in de omgang met dementerende ouderen.* Bohn Stafleu Van Loghum, Houten 1985

Pernis, H. van, und R. Keukens: *Relaties.* In: R. van der Peet: *Verpleegkunde I. De lichamelijkheid van de mens.* Lemma, Utrecht 1990

Valkenburg, T.: *Omgaan met ouderen die hulp nodig hebben.* Bohn Stafleu Van Loghum, Houten 1987

Verhey, R. W. H.: *Psychogeriatrische verpleegkunde in de praktijk.* Nijgh & Van Ditmar, Rijswijk 1994

Zeitschriften

Abraham, I. L.: Verouderen en verplegen. *Verpleegkunde* 6/4/181–184, 1992

Astil-McNish, S.: Empathie-oefeningen voor geriatrisch verpleegkundigen. Spelenderwijs leren zorgen. *Verpleegkundig Perspectief* 1/373–381, 1985

Berg, M. van den: Het ligt wel mooi ... maar het went zo moeilijk. *BKZ* 13/381–385, 1980Berg, M. van den: Boos zijn ... mag dat? *BKZ* 15/386–391, 1982

Bosch, C. F. M.: Ervaringen en gedrag in de psychogeriatrie. *TvZ* 104/4/117–120, 1994

Boumans, N. P. G., und A. Harmsen: Taken van verzorgenden in een verpleeghuis. *Verpleegkunde* 8/2/92–104, 1993

Brady, B. A., und S. N. Nesbitt: Aanraken met gevoel. *Verpleegkundig Perspectief* 8/1/56–59, 1992

Buijssen, M., und Buijssen, H.: Omgaan met dementerenden. *TvZ* 41/246–250, 1987

Cobbenhagen, J. M.: Aandacht voor aandacht. *TvZ* 38/548–551, 1985

Farran, C. J., und E. Keane-Haggerty: Effectief communiceren met dementerende patiënten. *Verpleegkundig Perspectief* 6/115–21, 1990

Geelen, G.: Inkleden van aankleden. I: *TvV* 26/1/23–26, 1994; II: *TvV* 26/2/60–65, 1994

Have, H. ten: Zomaar een gesprekje? *BKZ* 14/29–32, 1981

Hollander, D. den: Behandelen door onderhandelen. *TvZ* 41/216–220, 1987

Jongh, A. C. J. M. de: Volwassen worden in het verpleeghuis. *TvZ* 103/17/567–570, 1993

Keirse, M.: Begeleiding van bejaarden. *BKZ* 16/149, 1983

Kooij, C. van der: Snoezelen als revaliderende bezigheid. *TvV* 25/12/380–384, 1992

McKenna, G.: Zorgzaamheid ist de kern van verplegen. *Verpleegkundig Perspectief* 10/1/3–10, 1994

Smith, G.: Weerstanden tegen veranderingen in de geriatrische zorgverlening. *Verpleegkundig Perspectief* 3/337–350, 1987

Turton, P.: Touch Me, Feel Me, Heal Me. *Nursing Times* 85/19/42–44, 1989

Verdult, R.: De oudere patient in het ziekenhuis. *TvZ* 100/17/538–542, 1990

Verdult, R.: Empathische communicatie met dementerende ouderen. *TvZ* 101/8/266–269, 1991

Verhoeven, A. H. M., und J. A. M. Lambregts: Telkens weer een stapje verder; over patientgericht werken in het verpleeghuis. *TvV* 26/1/2–7, 1994

Vortherms, R. C.: Clinically Improving Communication Through Touch. *Journal of Gerontological Nursing* 17/6/6–10, 1991

Warners, I.: Zin in verplegen. *BKZ* 17/122–130, 1984

Winger, J. M., und K. Smyth-Staruch: De weg naar arbeitdsvreugde bij de verzorging van de oudere patient. *Verpleegkundig Perspectief* 3/300–307, 1987Wippo, E., und A. Schaake: Hoor eens
zuster? *Senior* 34/98–100, 1988

3 Beobachten und deuten

Verantwortung und Ziele

Das Sammeln von Informationen durch Beobachten und das Berichterstatten sind wesentliche Bestandteile der täglichen Arbeit. In diesem Kapitel möchten wir Sie vor einigen Fallstricken warnen, die mit dem Beobachten und Deuten verbunden sind.
Wenn Sie dieses Kapitel durchgearbeitet haben, können Sie

1. *den Unterschied zwischen Beobachten und bloßem Zuschauen erklären;*
2. *anhand von Beispielen den Unterschied zwischen Beobachten und Deuten erläutern;*
3. *den Zweck des Beobachtens beschreiben;*
4. *erläutern, worauf es beim Beobachten ankommt.*

3.1 Zielgerichtet wahrnehmen

Es ist 17:30 Uhr. Im Speisesaal einer gerontopsychiatrischen Abteilung haben die Bewohner eben zum Abendessen Platz genommen. Am Fenster sitzt Frau Johansen mit einem Glas Milch in der Hand. Plötzlich rutscht ihr das Glas aus der Hand und fällt zu Boden. Neben ihr sitzt Frau Krijgsman, der das Kauen schwerfällt und die möglichst viele weiche oder flüssige Speisen bekommt. Vor ihr steht eine Tasse Pudding. Sie kippt die Tasse um und leert sie auf den Tisch. Herr Paardekoper, der ihr gegenüber sitzt, reagiert nicht auf die Vorfälle. Er ißt und spricht während der ganzen Mahlzeit kein Wort.

Sie können die Schilderung dieser Szene nach Belieben weiterführen und beispielsweise die Einrichtung des Speisesaals, das Essen, die Musik aus dem Radio oder sonstige Ereignisse näher beschreiben. Der anwesende Betreuer beobachtet das Ganze.

Beobachten heißt wahrnehmen. Für Betreuerinnen und Betreuer ist es damit jedoch nicht getan – denn dann wäre Beobachten kaum mehr als passives Herumsitzen und Zuschauen. Beobachten ist notwendig im Umgang mit Bewohnern. Es ist keine Aufgabe, die man nur zu bestimmten Zeiten erledigt, wie etwa das Baden oder Hilfe bei Gehübungen, sondern ein Teil der täglichen Arbeit. Beim Baden kann Ihnen beispielsweise auffallen, daß ein Bewohner bestimmte Verrichtungen selbst übernehmen kann, und während eines Gesprächs merken Sie vielleicht, daß ein anderer Bewohner Worte benutzt, die er sich selbst ausdenkt.

Beobachten ist also *zielgerichtet*. Als Betreuende begnügen wir uns nicht mit zufälligen Wahrnehmungen, sondern wir wissen, worauf wir achten müssen, weil wir unser Fachgebiet und die uns anvertrauten Menschen kennen. Wenn wir beispielsweise gelernt haben, daß bestimmte Medikamente Nebenwirkungen wie Muskelversteifung hervorrufen können, sind wir in der Lage, solche Symptome zu erkennen und darüber zu berichten. Ohne unsere Kenntnisse würden wir vermutlich glauben, es handle sich um eine Nebensächlichkeit.

Auch die Situation, in der wir einen Bewohner beobachten, ist wichtig. Wenn man als Betreuerin oder Betreuer zum Beispiel abends um 22:30 Uhr in einem Schlafzimmer einen Bewohner antrifft, der gerade den Schlafanzug anzieht, so ist dies nichts Ungewöhnliches. Geschieht das gleiche jedoch um 11:00 Uhr, kann es sein, daß der Bewohner sein Zeitgefühl verloren hat. Zusammenfassend können wir sagen: *Beobachten bedeutet zielgerichtetes Wahrnehmen im Umgang mit Bewohnern.*

3.2   Schlußfolgerungen aus dem Wahrgenommenen

Was immer wir bewußt wahrnehmen, müssen wir deuten. Wir sehen, hören, riechen und fühlen und ziehen daraus Schlußfolgerungen. Wir denken über unsere Wahrnehmungen nach und überlegen, was sie bedeuten. Wenn wir Beobachten und Deuten vergleichen, fällt uns auf, daß letzteres viel subjektiver ist. Auch beim Beobachten können die Meinungen über das Wahrgenommene auseinandergehen, dies kommt jedoch seltener vor als beim Deuten. Eine Deutung hängt viel stärker von der Persönlichkeit des Wahrnehmenden ab und ist im Grunde ein persönliches Urteil. Betrachten Sie dazu das folgende Schema in Tabelle 3.1.

Tab. 3.1   Beobachten und Deuten

Beobachtung	Deutung
– Frau Johansen läßt ein Glas Milch fallen.	– Frau Johansen döst.
– Herr Paardekoper sagt beim Essen kein Wort.	– Herr Paardekoper ist ein Einzelgänger.
– Frau Krijgsman leert ihren Pudding auf den Tisch.	– Frau Krijgsman ist wütend.

Über den Inhalt der linken Spalte dürfte es kaum Meinungsunterschiede geben. Es mag sein, daß eine Betreuerin andere Einzelheiten gesehen hat als ein Kollege, das ändert jedoch wenig an der Schilderung als Ganzes.

Über die rechte Spalte können die Meinungen dagegen stark auseinandergehen. „Wieso soll die Frau dösen?" könnte jemand fragen. „Vielleicht war das Glas naß und rutschig – oder sie mag keine Milch und hat es absichtlich fallen lassen." Ein anderer kommt auf den Gedanken, Herr Paardekoper sei eben ein Grübler, oder er finde das Getue der Damen peinlich. Frau Krijgsman befand sich im Geiste vielleicht in ihrer Kindheit und glaubte, die Tasse mit Pudding sei etwas zum Spielen.

Es gibt viele Möglichkeiten der Interpretation. Darum ist es wichtig, Beobachten und Deuten nicht miteinander zu verwechseln. Natürlich hat jedes Verhalten einen Grund und eine Erklärung; aber danach sollten wir besser nicht allein, sondern zusammen mit den Kolleginnen und Kollegen suchen. Außerdem wird jede Beobachtung von den Schlußfolgerungen gefärbt und beeinflußt, die wir mit vorangegangenen Wahrnehmungen verbinden.

Eine Deutung läßt sich jedoch nicht immer vermeiden. In der Praxis müssen wir oft schnell reagieren und können nicht lange mit Kolleginnen und/oder Kollegen diskutieren. Allerdings muß man sich als Betreuerin oder Betreuer darüber im klaren sein, daß die eigenen Beobachtungen sorgfältig zu deuten sind. Die individuelle Einstellung zu einem Bewohner darf nicht durch voreilige und falsche Deutungen beeinflußt werden.

3.3 Warum und wie beobachten?

Welches Ziel verfolgen wir beim Beobachten? Zunächst einmal ist die Kommunikation zwischen Betreuerinnen, Betreuern und Betreuten in der Gerontopsychiatrie oft gestört. Der Bewohner ist häufig nicht mehr imstande, deutlich zu machen, worum es ihm geht, und es kann sein, daß er nicht versteht, was wir ihm sagen wollen. Wenn wir uns dennoch einen Eindruck von seinen Gefühlen, Wünschen und Gedanken verschaffen wollen, müssen wir sorgfältig beobachten und genau überlegen, was unsere Wahrnehmungen bedeuten.

Zum zweiten verschafft uns die Beobachtung einen Teil der Informationen, die wir brauchen, um einen Betreuungsplan für einen Bewohner aufzustellen (s. Kap. 8). Diesen Plan erstellen wir zusammen mit Kolleginnen und Kollegen, und zwar in einer Besprechung, die man multidisziplinär nennt. Die versammelten Betreuerinnen und Betreuer legen gemeinsam das Tatsachenmaterial vor, das als Grundlage dient, und sie versuchen, die wahrscheinlichsten Deutungen zu finden und eine Verfahrensweise festzulegen, mit der alle einverstanden sind. Die Beobachtung steht also am Anfang des Weges zu einem einheitlichen Vorgehen. Es empfiehlt sich, beim Beobachten an folgende Punkte zu denken und dabei alle Sinnesorgane zu nutzen:

– die Augen: Was sehen Sie?
– die Ohren: Was hören Sie?
– die Nase: Was riechen Sie?
– die Hände: Was fühlen Sie?

Auf den Gebrauch der Augen und Ohren brauchen wir nicht näher einzugehen. Aber auch die anderen Sinnesorgane können nützlich sein. Manche Bewohner gerontopsychiatrischer Institutionen können beispielsweise mit der Entleerung des Darms oder der Blase nicht warten, bis sie auf der Toilette sind. Die Nase sagt Ihnen, ob ein Bewohner inkontinent ist. Im Falle von Frau Johansen können Sie die Milch kosten und feststellen, ob sie womöglich sauer war. Und die Wärme der Stirn ist ein erstes Indiz für erhöhte Körpertemperatur.

Nutzen Sie frühere Beobachtungen

Wenn Sie zuerst die Berichte lesen, bevor Sie an die Arbeit gehen, sind Sie über die ganze Situation besser informiert und können Ihre eigenen Beobachtungen mit denen Ihrer Kolleginnen und Kollegen vergleichen, um das Verhalten eines Bewohners besser zu verstehen. Aus früheren Beobachtungen oder aus den Berichten erfahren Sie vielleicht, daß jemand neue Medikamente nimmt oder einfach schlechte Nachrichten bekommen hat – dies könnte Verhaltensänderungen erklären.

Berücksichtigen Sie Ihre eigene Stimmung

Sie sind nicht jeden Tag aufgeweckt und fit. Stimmungsschwankungen beeinflussen selbstverständlich Ihr Beobachtungsvermögen. Wenn Sie nur eine Kleinigkeit übersehen, kann das große Folgen haben. Darum sollten Sie mit Kolleginnen und Kollegen über Ihre Beobachtungen sprechen, um herauszufinden, ob Ihnen etwas Wichtiges entgangen ist.

Auf die Deutung von Wahrnehmungen wirkt die Stimmung sich natürlich noch stärker aus. In diesem Fall geht es nicht nur um die Laune, in der Sie sich momentan befinden, sondern um Selbsterkenntnis im allgemeinen. Wo der Optimist eine halbvolle Flasche sieht, sieht der Pessimist eine halbleere. Nicht nur die Persönlichkeit, sondern auch die Erziehung und die bisherigen Erfahrungen färben die Deutung und machen daraus ein persönliches Urteil. Dieses Urteil kann richtig, teilweise richtig oder falsch sein, und je kritischer Sie sich selbst gegenüber sind, desto genauer wird Ihre Deutung der Wirklichkeit entsprechen.

3.4   Berichten

Beobachten und Berichten sind untrennbar miteinander verbunden. Unter einem Bericht verstehen wir *die mündliche oder schriftliche Weitergabe einer Beobachtung auf prägnante und für jeden verständliche Weise.* Diese Definition wollen wir uns genauer ansehen.

Ein *prägnanter Bericht* ist sachlich. Das heißt nicht, daß er immer kurz sein muß. Wenn viel geschehen ist, kann es notwendig sein, ein paar Seiten über einen Bewohner zu schreiben. Meiden Sie jedoch überflüssige Einzelheiten, und denken Sie daran, daß in einer gerontopsychiatrischen Abteilung nicht nur körperliche Aspekte wichtig sind, sondern vor allem das Tun und Lassen der Bewohner und ihre Stimmung. Es gibt immer etwas zu berichten. Zwar finden Sie in den Berichten immer wieder die Formulierung „keine besonderen Vorkommnisse", mitunter wäre jedoch „kein besonderes Interesse" (der betreuenden Person) zutreffender.

Nicht nur die Handschrift muß deutlich sein, sie sollten auch auf eine gepflegte Sprache und *verständliche Formulierungen* achten. Jeder muß Ihren Bericht verstehen können. Den Kolleginnen und Kollegen, die nach einem freien Tag zurückkommen, ist nicht mit unklaren Ausdrücken gedient. Am besten sind natürlich *mündliche Berichte* mit *schriftlichen Zusammenfassungen*. In der Praxis werden Sie erleben, daß vieles mündlich weitergegeben wird. Dann ist es leicht zu überprüfen, ob alles verstanden wurde. Wenn eine Information für alle Mitarbeiter bestimmt ist, genügt ein mündlicher Bericht nicht. Schriftliche Berichte müssen Sie lesbar unterzeichnen, damit Kolleginnen und Kollegen Sie um Einzelheiten bitten können.

Was wir im vorangegangenen Abschnitt über Beobachten und Deuten gesagt haben, können Sie in die Tat umsetzen, wenn Sie bei schriftlichen Berichten folgende Regel beachten: Berichten Sie nur über *wahrnehmbares Verhalten*. In Berichten stehen häufig Bemerkungen, die zwar auf der Hand liegen, von denen man aber nicht weiß, wie der oder die VerfasserIn darauf gekommen ist. Die folgenden Beispiele in Tabelle 3.2 verdeutlichen, worum es geht:

Tab. 3.2   Richtiges und falsches Berichten

falsch	richtig
– Frau J. war heute gut gelaunt.	– Frau J. machte den ganzen Tag Späße. Heute Nachmittag sang sie eifrig.
– Herr P. war sehr verwirrt.	– Heute morgen versuchte Herr P., sich die Hose über den Kopf anzuziehen. Beim Essen setzte er sich an den falschen Tisch, und später redete er einen Koch mit „Herr Doktor" an.

Die Bemerkungen in der linken Spalte sind zwar zutreffend, der Leser kann sich jedoch kein eigenes Urteil darüber bilden, weil ihm die Informationen dafür fehlen. In der rechten Spalte finden Sie die beobachteten Ereignisse, die zu den genannten Schlußfolgerungen geführt haben.

Unklare Berichte sind auch die Folge, wenn der/die VerfasserIn den eigenen Anteil an den Vorkommnissen übergeht. Eine Formulierung wie „Herr F. war verbal aggressiv gegen mich" läßt ohne Einzelheiten darauf schließen, daß hier vom schrulligen Verhalten eines Kranken die Rede ist, der einen Betreuer ohne Grund beschimpfte. Es kann jedoch einen guten Grund für dieses Verhalten gegeben haben, und dieser Grund muß genannt werden:

—   Vielleicht wollte der Bewohner in den Garten, und es wurde ihm verboten.

—   Vielleicht machte sich niemand die Mühe, auf seine wiederholte Frage nach dem Verbleib seiner Frau einzugehen.

—   Möglicherweise wurde er gegen seinen Willen angezogen.

In diesen Beispielen geht es um *personenbezogene Berichte,* das heißt, daß alle Informationen über jeden einzelnen Bewohner an einer bestimmten Stelle des Berichts zu finden sind. Auf längere Sicht vermittelt der Bericht dann ein vollständiges Bild von allen Bewohnern, und Fortschritte oder Rückschritte in ihrem Befinden zeichnen sich deutlich ab.

Es gibt jedoch auch *sachbezogene Berichte*, z. B. Listen über Behandlungen, das Körpergewicht, die verordneten Medikamente, die Temperatur und die Diät. Berichte dieser Art sind angebracht, wenn man als Betreuerin bzw. Betreuer nicht für die gesamte Versorgung einer Gruppe von Bewohnern verantwortlich ist, sondern nur für bestimmte Aufgaben, wie etwa das Temperaturmessen.

In der Praxis finden wir meist Mischformen dieser Berichte. Wenn es um Kranke geht, werden wir eher zu sachbezogenen Berichten neigen; in anderen Fällen kann der Schwerpunkt auf personenbezogenen Berichten liegen.

3.5   Aufgabe

Lesen Sie das folgende Beispiel aus der Praxis, und versuchen Sie, Beobachtungen von Deutungen zu trennen. Geben Sie dann schriftlich in eigenen Worten wieder, was Sie gelesen haben – ohne ins Buch zu schauen!

Frau Gerritsen hat früher als Pflegerin in einem allgemeinen Krankenhaus gearbeitet. Seit 6 Jahren lebt sie in der gerontopsychiatrischen Abteilung eines Pflegeheims. Sie ist oft sehr unruhig und möchte dann „zu ihren Patienten". Dann rüttelt sie an allen Türen und wird sehr wütend, wenn niemand sie hinaus läßt. Nach einiger Zeit wird sie so müde, daß sie sich völlig erschöpft auf den Fußboden des Korridors legt.

Was die Verrichtungen des täglichen Lebens angeht, so ist sie vollständig von den Betreuenden abhängig. Ihr Team hat zwar versucht, sie selbständiger zu machen, jedoch ohne Erfolg, weil sie zu verwirrt ist. Sie ist inkontinent, und weil ihre Haut empfindlich ist, hat sie einen Katheter bekommen, dessen Zweck sie jedoch nicht begreift und ihn schon einige Male herausgezogen hat. Der Physiotherapeut macht Gehübungen mit ihr, damit sie Bewegung hat und ihre noch vorhandenen Fähigkeiten nicht einbüßt.

Nachts wird Frau Gerritsen angebunden, weil sie bereits mehrere Male aus dem Bett gefallen ist. Sie findet es schrecklich, so im Bett zu liegen, und bittet jeden, der zu ihr kommt, das Band durchzuschneiden. Ein ehemaliger Kollege von ihr besucht sie ab und zu. Sie erkennt ihn jedoch nicht, wie sie selbst sagt. Darum ist sie auch sehr überrascht, wenn er kommt.

Weiterführende Literatur

Bücher

Arets, J. R. M. et al.: *Met zorg verplegen.* Teil 1a und 1b, Van Mantgem & De Does, Leiden 1988

Dekkers, M. F. A., und W. P. C. van Doorn: *Rapportage voor verpleegkundige en verzorgende beroepen.* Koninklijke PBNA, Culembourg 1979

Heijl, W., und J. A. M. Kerstens: *Zorgverlening aan psychogeriatrische bewoners.* Bohn, Scheltema & Holkema, Utrecht 1988

Hoefnagels, G. P.: *Opstellen over rapportage.* Van Gorcum, Assen 1982

Jong, J. H. J. de, J. A. M. Kerstens und C. Salentijn: *Basisboek 1: Inleiding tot de verpleegkunde.* Bohn Stafleu Van Loghum, Utrecht 1989

Kooij, C. van der, und I. Warners: *Waar het om gaat in een psychogeriatrisch verpleeghuis.* Nationaal Ziekenhuisinstituut, Utrecht 1987

Maanen, J. M. T. van: *Rapportage en registratie in de verpleging.* Nationaal Ziehenhuisinstituut, Utrecht 1976

Marriner, A.: *Verplegen volgens plan.* Bohn Stafleu Van Loghum, Houten 1981

McFarlane, J. K., und G. Castledine: *Verplegen en rapporteren.* Lemma, Utrecht 1990

Peet, R. van der: *Inleiding in de verpleegkunde.* Lemma, Utrecht 1990

Pool-Tromp, C., und A. Pool: *Rapporteren en leren rapporteren.* De Tijdstroom, Lochem 1986

Ruyter, H. J. de: *Bejaarden helpen.* Lemma, Utrecht 1989

Welten, J. B. V. et al.: *De psychogeriatrische Patient.* Spruyt, Van Mantgem & De Does, Leiden 1986

Zeitschriften

Bosch, C. F. M.: Ervaringen en gedrag in de psychogeriatrie. *TvZ* 104/4/117–120, 1994

Eliens, A. M.: Probleemgestuurde verslaglegging. *TvZ* I: 41/194–201; II: 41/239–245; III: 41/280–285, 1987

Keirse, M.: Luisteren naar en beleven. *TvZ* I: 35/376–383; II: 35/419–425, 1982

Molenaar, H.: SOAP-Rapportage. Naar een goede schriftelijke informatie-overdracht. *TvV* 25/12/390–394, 1992

4 Grundbedürfnisse

Verantwortung und Ziele

Eine gute Betreuung verlangt, daß wir auf die Persönlichkeit des Betreuten als Ganzes eingehen. In diesem Kapitel besprechen wir einige Begriffe, die Ihnen dabei helfen können. Anschließend untersuchen wir, welche Bedeutung die Begriffe für die Praxis haben.

Wenn Sie dieses Kapitel durchgearbeitet haben, können Sie

1. *die physiologischen, psychologischen und sozialen Bedürfnisse der Bewohner in die Bedürfnishierarchie von Maslow einordnen;*
2. *angeben, welche Folgen diese Erkenntnisse für die Betreuung haben, soweit es um Essen und Trinken, die äußere Betreuung und um die Aktivitäten der Bewohner geht.*

Dieses Kapitel behandelt die Grundbedürfnisse des Menschen und wie man im Pflegeheim darauf eingeht. Normalerweise sorgt jeder selbst für die Befriedigung seiner Bedürfnisse, und wenn es ihm nicht gelingt, bittet er andere um Hilfe. Bei den Bewohnern eines Pflegeheims ist das anders. Sie sind von anderen abhängig und wissen oft nicht genau, in welcher Hinsicht sie Hilfe brauchen.

4.1 Die Bedürfnishierarchie

Unter Wissenschaftlern, die sich mit dem Menschen befassen, gibt es zahlreiche unterschiedliche Auffassungen über die menschlichen Grundbedürfnisse. Manche glauben, der Geschlechtstrieb bestimme das gesamte Verhalten, andere weisen diese Rolle dem Streben nach Macht zu. Einige sind der Ansicht, der Mensch bewege sich ständig zwischen zwei Polen hin und her, weil er beispielsweise das Bedürfnis nach Abenteuer ebenso befriedigen müsse wie das Bedürfnis nach Sicherheit.

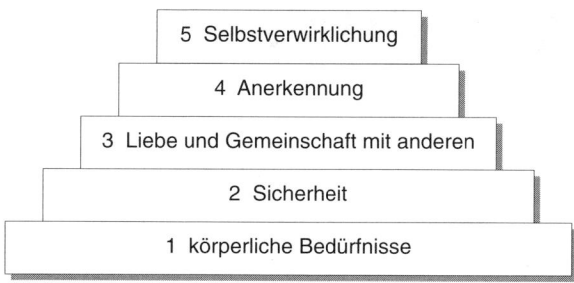

Abb. 4.1   Bedürfnishierarchie nach Maslow

Der amerikanische Psychologe Abraham Maslow hat eine Einteilung entwickelt, die man *Bedürfnishierarchie* nennt. Er unterscheidet verschiedene Ebenen und meint, daß der Mensch ein höheres Bedürfnis erst dann befriedigen kann, wenn das niedrigere vollständig befriedigt ist. Diese Bedürfnishierarchie können Sie sich am besten als Pyramide mit Stufen vorstellen (Abb. 4.1).

Um in dieser Pyramide nach oben zu gelangen, müssen wir unten anfangen. Jeder Schritt, der uns eine Stufe höher bringt, symbolisiert die Befriedigung des entsprechenden Bedürfnisses. An der Basis geht es um materielle Bedürfnisse, und je höher wir steigen, desto bedeutsamer werden geistige Werte.

4.1.1   Körperliche Bedürfnisse

Körperliche Bedürfnisse sind auf Essen, Trinken, Luft, Schlaf und Sexualität gerichtet. Die Befriedigung dieser Bedürfnisse ist Voraussetzung für das Überleben. Wer ständig Hunger und Durst hat, macht sich kaum Gedanken darüber, ob er anerkannt wird, sondern bemüht sich nach Kräften, etwas zu essen und zu trinken zu bekommen. In den Hungerwintern suchten die Menschen in Abfallkübeln nach Nahrung. Sie nahmen das Risiko auf sich, von Schwarzhändlern zu kaufen oder ihre sicheren Schlupfwinkel zu verlassen. Heute ist es für uns eine Selbstverständlichkeit, Brot im Schrank zu haben, und darum können wir uns anderen Dingen widmen.

4.1.2   Bedürfnis nach Sicherheit

Sobald wir den Bauch gefüllt und gut geschlafen haben, suchen wir nach Sicherheit und innerer Ruhe. Wir bekämpfen unsere Ängste, indem wir Versicherungen abschließen und einen festen Arbeitsplatz anstreben. Stabilität, Schutz und Ordnung sind die Schlüsselworte auf dieser Stufe. Ein eigenes Heim trägt sehr dazu bei, daß wir uns sicher und geborgen fühlen. In einer fremden Umgebung fühlen wir uns unbehaglich. Unser einziger Halt ist dann der persönliche Besitz, den wir bei uns tragen. In einem gerontopsychiatrischen Pflegeheim finden wir denn auch Frauen, die ihre Handtasche festhalten, als hinge ihr Leben davon ab.

4.1.3 Bedürfnis nach Liebe und Zuneigung

Um Liebe und Zuneigung zu erhalten, suchen wir die Gesellschaft anderer Menschen. Jeder möchte sein Leben gerne mit einem Partner teilen und intime Beziehungen mit ihm haben. Wir schließen uns einem Verein, einer Gruppe oder einer Bürgerinitiative an, um unser Bedürfnis nach Kontakt zu befriedigen. Erst wenn dies geschehen ist, können wir Wärme und Zuneigung geben und empfangen. Manchmal sieht es so aus, als sei ein Pflegeheimbewohner lediglich eine vegetierende Pflanze, die nicht mehr benötigt, als flüssige und feste Nahrung. Der Schein trügt jedoch – das Bedürfnis nach Liebe und Zuneigung bleibt bis zum Tod bestehen.

4.1.4 Bedürfnis nach Anerkennung und Respekt

Maslow unterscheidet zwischen der Achtung, die andere uns entgegenbringen, und der Selbstachtung. Die eine ist von der anderen abhängig. Ohne den Respekt anderer Menschen ist es sehr schwierig, Selbstachtung zu empfinden. Es gibt verschiedene Methoden, um Anerkennung zu erringen: Sport, Wissen, ein schnelles Auto, gesellschaftlicher Erfolg, Macht, Schönheit. Diese willkürliche Liste verdeutlicht, daß die Bewohner eines Pflegeheims auch hier in einer ungünstigen Lage sind. Darum ist es so wichtig, alle gleich zu behandeln. Ein Betreuer bzw. eine Betreuerin mag viel von Pflege verstehen, darf dabei jedoch nie vergessen, daß er bzw. sie Menschen gegenübersteht, die bereits ein langes Leben hinter sich haben und selbst Wissen und eine reiche Lebenserfahrung besitzen.

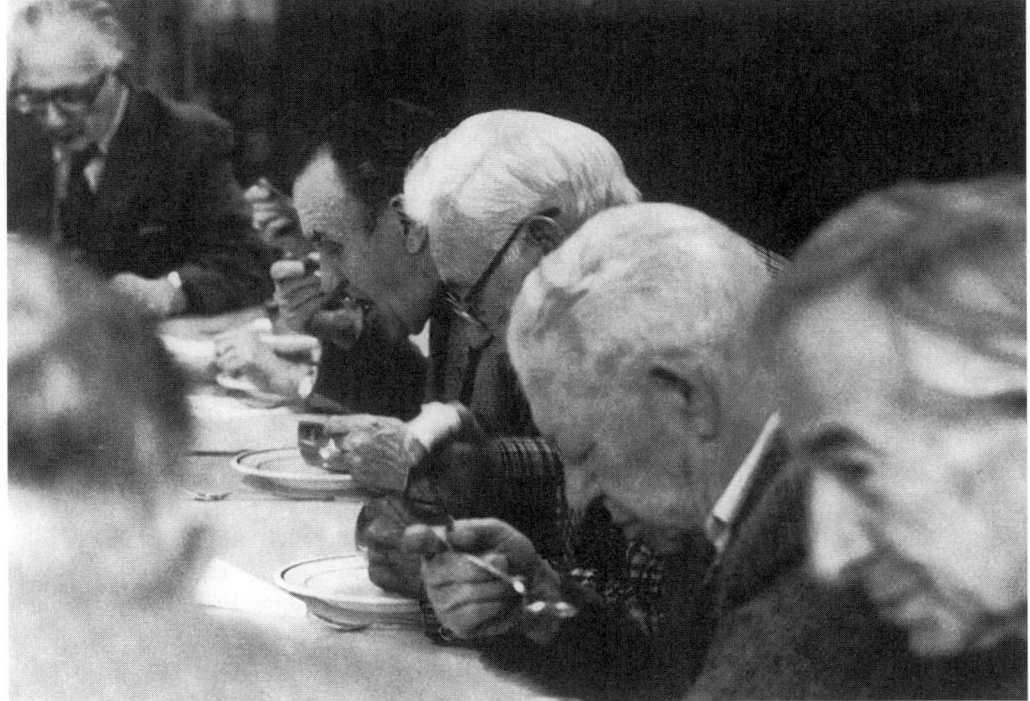

Abb. 4.2 Miteinander essen

4.1.5   Bedürfnis nach Selbstverwirklichung

Selbstverwirklichung ist die höchste Entwicklungsstufe und bedeutet den vollständigen Gebrauch aller Talente und Fähigkeiten. Wer alles erreicht hat, was er in materieller, gesellschaftlicher und geistiger Hinsicht erreichen kann, hat „sich selbst verwirklicht". Dies gelingt allerdings nur wenigen Menschen.

Mit dieser Beschreibung ist natürlich nicht das letzte Wort über die Grundbedürfnisse der Menschen gesagt. Maslows Theorie ist von verschiedenen Seiten kritisiert worden, macht jedoch deutlich, daß es neben den körperlichen auch noch andere Bedürfnisse gibt. Als Betreuerin oder Betreuer sind Sie immer wieder versucht zu glauben, die Arbeit sei getan, wenn jedermann Essen, Trinken und saubere Kleidung bekommen hat und alles blitzblank ist. Wie Sie jetzt wissen, ist damit aber erst die halbe Arbeit geleistet.

In den folgenden Abschnitten geht es um einige Bereiche, in denen der Bewohner Unterstützung braucht. Denken Sie beim Lesen dieser Seiten an die Theorie von der Bedürfnishierarchie. Auf den ersten Blick sind diese Bereiche nur auf den beiden untersten Stufen der Pyramide anzusiedeln. Wir haben jedoch versucht, alle Ebenen damit zu verbinden.

4.2   Essen und Trinken

Ohne feste Nahrung können wir es ziemlich lange aushalten, ohne Wasser überleben wir dagegen nur wenige Tage. Als Betreuerin bzw. Betreuer müssen Sie also darauf achten, daß jeder Bewohner genügend ißt und vor allem trinkt.

Wir gehen hier nicht auf die Ursachen und die Behandlung von Eßstörungen oder zu geringer Flüssigkeitsaufnahme ein, auch nicht auf die selbstverständliche Notwendigkeit, das Essen richtig zusammenzustellen und auf eine gute Versorgung mit Nährstoffen zu achten. Dafür eignen sich Fächer wie die Allgemeine Pflege und die Ernährungslehre besser. Wir wollen uns daher auf andere Aspekte von Mahlzeiten und Tee- oder Kaffeepausen beschränken, nämlich auf Geselligkeit und Kontakt mit anderen. Abends allein zu essen ist lange nicht so angenehm wie ein Mahl mit netten Leuten. Bei einem Essen im Restaurant oder einer Tasse Kaffee auf der Veranda kann die Geselligkeit sogar im Vordergrund stehen.

4.2.1   Anregende Maßnahmen

Wie heben Sie im Pflegeheim den Wert einer gemeinsamen Mahlzeit hervor? Für Ältere ist die *Bekanntheit* der Speisen sehr wichtig. Nasi Goreng, Bami Goreng oder eine Pizza können auf Widerstand stoßen. Grünkohl, Erbsensuppe, Eintopf und Haferbrei werden besser aufgenommen, und auch eine Scheibe Käse oder ein bißchen Zucker auf dem Butterbrot ist dem Älteren lieber als ein raffiniertes Gericht. Natürlich gilt das nicht für alle. Wenn Sie aus Gesprächen mit einem Bewohner oder seinen Angehörigen von einer Vorliebe erfahren, die von der Küche nicht berücksichtigt wird, können sie dem Bewohner mit etwas Eigeninitiative eine große Freude bereiten.

Weitere Punkte sind das Aussehen des Essens und die Art, wie es aufgetragen wird. In vielen Pflegeheimen werden immer noch zu festen, von den Betreuenden festgelegten Zeiten große Wagen mit Essen in die Abteilung geschoben. Die Menge der Speisen richtet sich nach einem Bedarf, der vor langer Zeit festgestellt wurde. Jeder schiebt sich die mundgerechten Bissen schweigend zwischen die Kiefer. Eine gesellige Atmosphäre entsteht dabei nicht.

Überlegen Sie mit Ihren Kolleginnen und Kollegen, wie Sie das Essen gemütlicher machen können. Ein Tisch mit zugedeckten Schüsseln oder Marmeladetöpfchen und Schalen mit Aufschnitt hebt die Stimmung und ermuntert zu Gesprächen: „Würden Sie mir bitte den Zucker reichen?", „Es schmeckt gut, nicht?", „Sie haben ja einen guten Appetit heute!" Auch die Farben sollten harmonieren – also lieber keinen Blumenkohl mit Kartoffelbrei und weißem Fleisch. Das Besteck muß am richtigen Platz neben dem Teller liegen. Das Tischtuch muß sauber und glatt sein. Servietten aus Baumwolle sehen geschmackvoller aus als Papierservietten. Benutzen Sie Schalen, die zum übrigen Service passen, und sorgen Sie dafür, daß der richtige Schöpflöffel neben der richtigen Schale liegt, damit der Kartoffellöffel nicht im Gemüse und der Soßenlöffel nicht in der Suppe landet. Eine kleine Tasse Bouillon vorab regt den Appetit an, und an besonderen Tagen verleiht ein Schnäpschen dem Mahl eine festliche Note.

Geben Sie das Menü und die Essenszeit im voraus bekannt. Dies kann zum Beispiel durch eine Schultafel an einem zentralen Punkt, etwa neben einer Uhr, geschehen (Abb. 4.3). Dann weiß jeder genau, wann gegessen wird und was es gibt. Auch wenn die Bewohner beim Tischdecken helfen, bekommen alle mit, daß das Essen bald aufgetragen wird.

Wegen der Übersichtlichkeit und der größeren Ruhe ist es für Ältere besser, an einem Tisch zu sitzen, der nicht mehr als 4–6 Personen Platz bietet. Es fördert das Vertrauen und die Zusammengehörigkeit, wenn ein Teil des Personals mitißt. Vor und nach dem

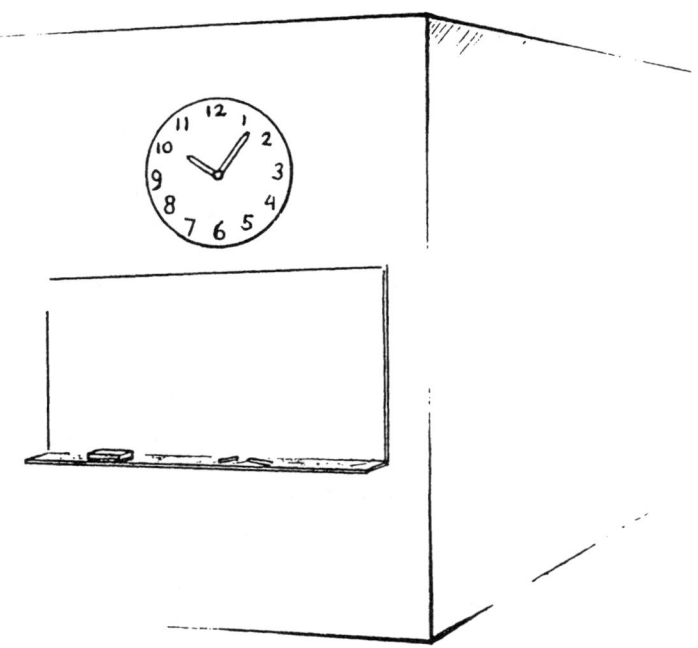

Abb. 4.3 Deutliche und klare Ankündigungen muntern auf

Essen müssen Sie denjenigen, die Wert darauf legen, die Möglichkeit zum Beten geben. Ruhe während der Mahlzeit ist ebenfalls wichtig. Radiomusik im Hintergrund und hin und her huschende Betreuerinnen und Betreuer sorgen für Unruhe und tragen nicht zu einer Atmosphäre der Geborgenheit bei.

Dienstag 24. Mai
um 12:30 Uhr Mittagessen

- Gemüsesuppe
- Salat, gekochte Kartoffeln, Rüben

Diäten verlangen ein wenig mehr Aufmerksamkeit, sowohl in der Küche als auch bei Tisch. Eine Diät braucht nicht fade und geschmacklos zu sein, vor allem dann nicht, wenn Sie eine Ernährungsberaterin konsultieren. Selbst eine salz- oder fettarme Diät läßt sich schmackhaft zubereiten und auf die Gewohnheiten des Bewohners abstimmen. Mit Ausnahmen an Fest- und Geburtstagen müssen Sie vorsichtig sein.

Das kostet alles viel zuviel Arbeit und Zeit, hören Sie die Kolleginnen und Kollegen schon sagen. Das beste Gegenargument ist, daß die Mahlzeit für die Bewohner ein Höhepunkt des Tages ist. Wenn wir von einem *Pflegeheim* sprechen, müssen wir den Bewohnern auch ein Heim geben.

4.2.2   Hilfe beim Essen

Manche Bewohner benötigen beim Essen Hilfe, weil sie zu alt sind, um die Mahlzeit allein zu einem befriedigenden Abschluß zu bringen. Als Betreuerin bzw. Betreuer müssen Sie darauf achten, nur zu helfen, wenn es wirklich notwendig ist. Ein bißchen Klekkern schadet nicht, und wenn jemand langsamer ist als die andern, brauchen Sie ihn deshalb nicht zu füttern.

Wenn Hilfe notwendig ist, dürfen Sie nicht vergessen, was das für den Bewohner bedeutet. Übereilen Sie nichts, und mischen Sie die Speisen nicht so, daß daraus eine Art Babybrei wird, dem man nicht mehr ansieht, woraus er besteht. Geben Sie dem Bewohner nicht zuerst alle Kartoffeln und danach das Gemüse, sondern abwechselnd ein wenig von beidem. Eine Serviette unter dem Kinn mag praktisch sein, Sie sollten jedoch darauf verzichten, wenn sie nicht unbedingt erforderlich ist. Setzen Sie sich ruhig neben den alten Menschen, um deutlich zu machen, daß Sie Zeit für ihn haben.

4.2.3   Risiken

Während der Mahlzeiten kann es zu gefährlichen Situationen kommen. Achten Sie vor allem darauf, daß jeder Bewohner seine eigenen Medikamente nimmt und daß er sie wirklich schluckt; wenden Sie sich erst dann dem nächsten Bewohner zu. Pillen und Tabletten mit ihren oft bunten Farben können so hübsch aussehen, daß manche sie für Bonbons halten. Wenn Sie sie einfach neben die Teller legen und sich weiter nicht darum kümmern, beschwören Sie ein Unglück herauf.

Geflügel und Fisch auf dem Speiseplan erfordern zusätzliche Aufmerksamkeit, damit niemand sich an Knochen oder Gräten verschluckt. Im Notfall müssen Sie sofort Hilfe herbeirufen und den Teller wegschieben. Beruhigen Sie den Bewohner, und bleiben Sie bei ihm. Manchmal genügt es, wenn er oder sie sich vorbeugt und einmal kräftig hustet. Auch wer gefüttert wird, kann sich verschlucken. Meist handelt es sich dabei um verwirrte Menschen, die plötzlich mit vollem Mund zu sprechen beginnen.

Manche Dinge im Heim scheinen wie geschaffen dafür, von den Bewohnern zweckentfremdet zu werden. Das Wasser in Blumenvasen und die Tonkiesel in Hydrokulturtöpfen sind bekannte Beispiele. Sehr gefährlich ist beides nicht, aber auch nicht schmackhaft, und Tonkiesel können das Gebiß beschädigen. Andere Gegenstände, z. B. Putz- oder Desinfektionsmittel, sind durchaus gefährlich, vor allem wenn sie gut riechen. Alles wegzusperren ist nicht unbedingt die ideale Lösung, aber mitunter geht es nicht anders. Wenn ein Bewohner solche Dinge geschluckt hat, müssen Sie mit den Kolleginnen und Kollegen besprechen, wie Sie einer Wiederholung vorbeugen.

4.3   Das äußere Erscheinungsbild

Äußerlichkeiten sind in unserer Gesellschaft wichtig. Sympathie oder Antipathie entstehen oft schon bei der ersten Begegnung und aufgrund von Äußerlichkeiten. Wer ungewaschen und verwahrlost aussieht, wird gemieden, und im Umgang mit wehrlosen Alten denken viele Menschen, es komme auf das Aussehen nicht an.

Kleider müssen unbeschädigt, schön und passend sein. Lassen Sie die Bewohner soviel wie möglich selbst auswählen, aber geben Sie ihnen nicht zuviel Auswahl. Für

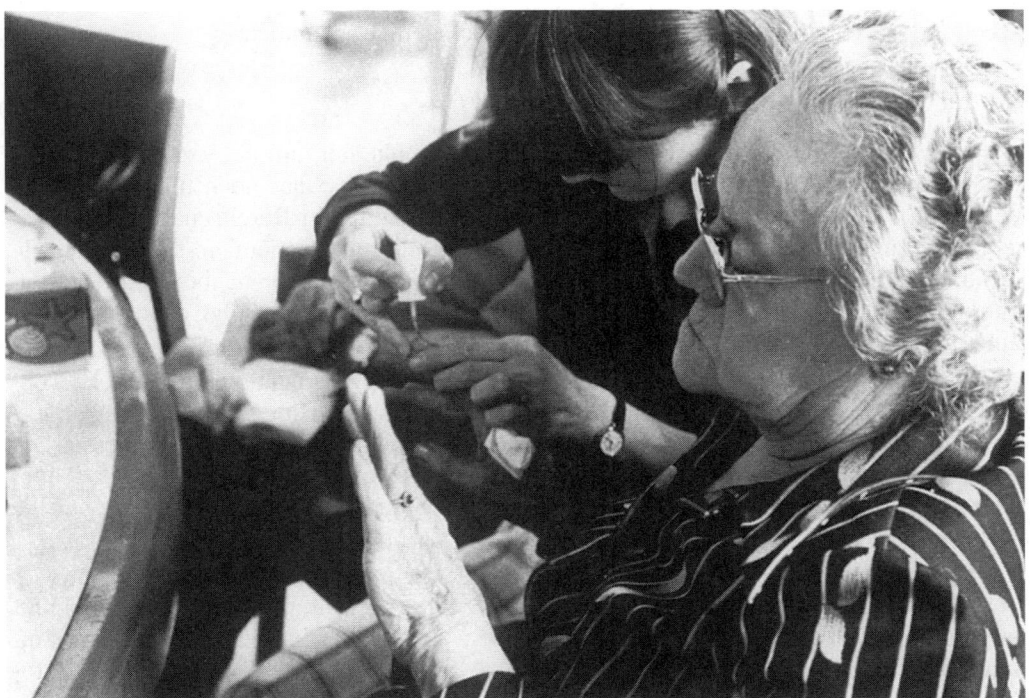

Abb. 4.4   Make-up ist ein sinnvoller Beitrag zur Pflege des äußeren Erscheinungsbildes.

manche ist es zu kompliziert, aus sechs Kleidern das richtige auszusuchen. Berücksichtigen Sie persönliche Angewohnheiten: Sonntagskleider sind für Sonntage, und wer immer eine Mütze getragen hat, möchte darauf im Pflegeheim natürlich nicht verzichten. Für Holzschuhe gilt das gleiche; allerdings empfiehlt es sich, dünne Sohlen aufkleben zu lassen, um den Lärm zu dämpfen. Ab und zu werden Sie mit einem Bewohner Kleider kaufen gehen. Achten Sie in solchen Fällen darauf, daß er etwas bekommt, was seinem Alter angemessen ist. Es ist auch kein Fehler, die Bewohner im voraus auf die heutigen Preise vorzubereiten. Schmuck und Uhren gehören ebenfalls zum äußeren Erscheinungsbild. Die Uhr muß richtig eingestellt und aufgezogen sein.

Manche Männer müssen sie an das Haareschneiden erinnern oder ihnen dabei helfen. Auch Frauen können unter lästigem Bartwuchs leiden. Zum Glück gibt es heute bessere Mittel dagegen als einen Damenrasierer. Eine Kosmetikerin kann Betroffenen mit Rat und Tat beistehen. Make-up und Hautpflegemittel dürfen Sie ebenfalls nicht vergessen. Jüngere machen davon nicht immer Gebrauch. Neben den ständig Betreuenden können auch Friseure sowie Hand- und Fußpfleger nützliche Dienste leisten. Jeder Mensch, auch ein Heimbewohner, fühlt sich besser, wenn er gut aussieht. Die äußere Aufmachung spielt eine große Rolle bei der Befriedigung des Bedürfnisses nach Anerkennung.

4.4   Aktivitäten der Bewohner

Arbeit adelt, sagt man. Wer eine Aufgabe erfüllt hat, kann zufrieden mit sich selbst sein. Auch unser Selbstwertgefühl als Betreuerin oder Betreuer hängt zum Teil von unserer Arbeit ab. Dieser Chance sollten wir ältere Menschen nicht berauben.

4.4.1   Aktivitäten in der Abteilung

In der Abteilung gibt es unbeschreiblich viele Möglichkeiten, um aktiv zu sein. Welche davon genutzt werden, hängt stark davon ab, was die Bewohner noch tun können und wollen, aber auch von der Kreativität der Betreuenden und ihrer Bereitschaft, eingefahrene Gleise zu verlassen. Das Wichtigste ist die Erkenntnis, daß niemand seinen Lebensabend ausschließlich mit „Entspannung" beschließen möchte. Die angebotenen Aktivitäten sollten auch ein sinnvolles Element haben. Die Entspannung folgt dann der Spannung.

Unsere Aufgabe besteht vor allem darin, die Aktivitäten anzubieten und die Bewohner zu ermuntern und zu begleiten. Dabei ist es hilfreich, die Biographie des Bewohners zu kennen: Woher kommt er? Welchen Beruf hat er gehabt, und wofür interessiert er sich? Wenn ein Bewohner „nichts tun will", sollten Sie sich fragen, ob Sie mit den Angeboten zu hoch oder zu tief gegriffen haben, und ob Sie wirklich versucht haben, auf die erwähnten Fragen eine Antwort zu finden.

Viele Aktivitäten, die den Bewohnern gefallen, betreffen den Haushalt: beim Abwaschen helfen (Abb. 4.5), Pflanzen gießen, Fenster putzen, Strumpfhosen waschen, Staubsaugen usw. Mit Unterstützung der Betreuenden klappt das ziemlich gut, und gemeinsame Arbeit ist eine gute Gelegenheit, Kontakte zu knüpfen und zu vertiefen. Sie betonen den Wert der Arbeit, wenn Sie erklären, welchem Ziel sie dient. Sie können z. B. mit vereinten Kräften geputzte und geschälte Kartoffeln in die Zentralküche bringen.

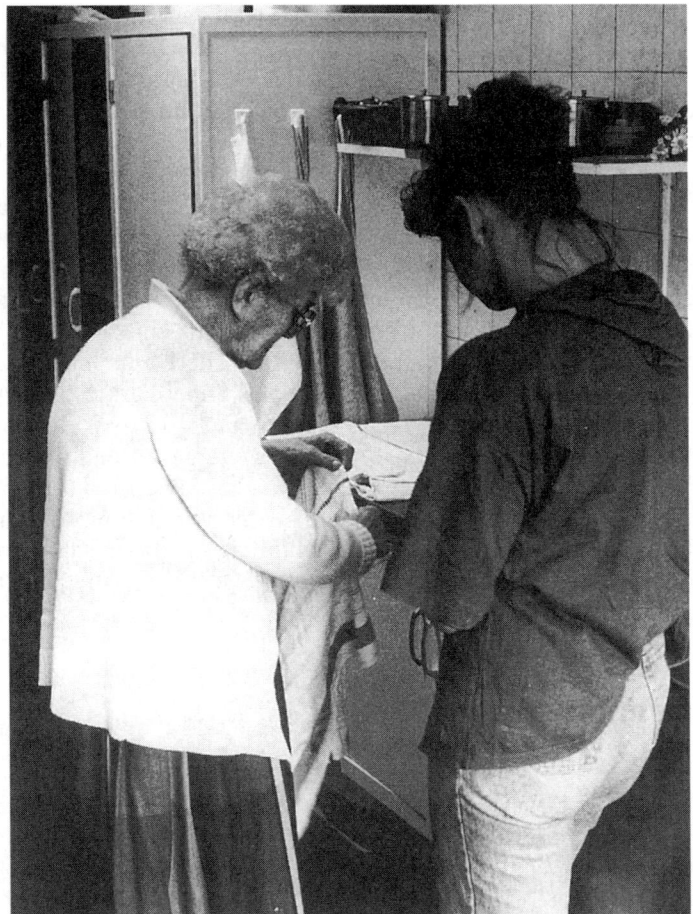

Abb. 4.5   Beim Abwaschen helfen

Andere Möglichkeiten sind gemeinsames Lesen von Zeitschriften und Zeitungen (Lokalzeitungen liefern besonders viel Gesprächsstoff) und das Betrachten von Versandhauskatalogen oder Fotoalben. Wie Sie sehen, reicht der Platz nicht, um alles anzusprechen. Es gibt kaum etwas, was man nicht gemeinsam erledigen kann. Dabei ist nicht entscheidend, daß die Arbeit so schnell, gut und effizient wie möglich getan wird, sondern daß die Bewohner das Gefühl haben, sich nützlich zu machen und anerkannt zu werden.

4.4.2   Aktivitäten außerhalb der Abteilung

Außer im Wohnbereich haben die Bewohner auch im Hobbyraum viel zu tun. Dort geht es meist um Kunsthandwerk, Basteln und Handarbeiten. Einen Schritt weiter, und wir haben das Heim verlassen – zu einem Bootsausflug, einem Markt- oder Cafébesuch, einer Operette, einem Schauspiel oder Konzert usw. Dies alles erfordert ein wenig Organisation, weil es gruppenweise geschieht.

Aber auch für den Einzelnen können Sie viel tun, und dabei kommt es oft auf die Details an, wie das folgende Beispiel zeigt: Frau Vaart ist seit einigen Monaten im Pflegeheim. Im Vergleich zu anderen Bewohnern ist sie mit ihren 66 Jahren noch ziemlich jung. Bisher beteiligt sie sich nur an wenigen Aktivitäten. Sie sitzt im Wohnzimmer und starrt vor sich hin. Einigen der Betreuenden ist aufgefallen, daß sie von vielen Waren den Markennamen kennt und auch weiß, welche Firma sie hergestellt hat.

Pflegerin Marjan ist der Meinung, daß etwas geschehen muß, weiß aber nicht, wie sie vorgehen soll. Sie beschließt, sich zunächst einmal mit den sozialen Verhältnissen der Frau zu beschäftigen. Im Bericht liest sie, daß Frau Vaart noch vor wenigen Jahren Kassiererin in einem Supermarkt war – darum also kennt sie die Markennamen vieler Artikel. Marjan denkt: „Damit läßt sich etwas anfangen." In einem Gespräch erwähnt sie Frau Vaarts Arbeit als Kassiererin und merkt, daß die alte Dame interessiert zuhört. Am folgenden Tag bringt Marjan einen Kassenzettel eines Supermarktes mit. Auf diesen modernen Quittungen sind nicht nur die Preise, sondern auch die Artikel vermerkt. Frau Vaart ist begeistert. Marjan möchte nun einen Schritt weitergehen und überlegt, ob es nicht möglich wäre, Frau Vaart einmal zum Einkaufen in den Supermarkt mitzunehmen. Man beschließt, einen Versuch zu wagen, und als die beiden von ihrem „Ausflug" zurückkehren, sieht es ganz danach aus, als hätte der Nachmittag auf Frau Vaart einen tiefen Eindruck gemacht. Daraufhin fragt man sie, ob sie Lust habe, dem Personal ein paarmal pro Woche in dem kleinen Laden im Foyer zu helfen.

Weiterführende Literatur

Bücher

Burlet, H. de: *Geriatrie, wat ist dat?* Lemma, Utrecht 1989

Grady, J.: *Zelfredzaamheid, ADL, basiszorg.* De Tijdstroom, Lochem 1986

Heijl, W., und J. A. M. Kerstens: *Zorgverlening aan psychogeriatrische bewoners.* Bohn, Scheltema & Holkema, Utrecht 1988

Henderson, V.: *Grondbeginselen van de verpleegkunde.* Lemma, Utrecht 1976

Iersel, J. van, J. Westerink und C. Seur: *Omgangskunde. Theorie, vaardigheden en beroepshouding.* Lemma, Utrecht 1992

Liston, R. A.: *Kijk op mensen; van Freud, Erikson, Adler, Hoines, Rogers, Skinner, Maslow.* Lemniscaat, Rotterdam 1988

Maslow, A.: *Motivatie en persoonlijkheid.* Lemniscaat, Rotterdam 1980

Maslow, A.: *Psychologie van het menselijk zijn.* Lemniscaat, Rotterdam 1982Peet, R. van der: *Inleiding in de verpleegkunde.* Lemna, Utrecht 1990

Peet, R. van der: *Verpleegkunde I. De lichamelijkheid van de mens.* Lemna, Utrecht 1990

Peet, R. van der: *Verpleegkunde II. De levenscyclus van de mens.* Lemna, Utrecht 1990

Schroots, J. J. F. et al. (Hrsg.): *Gezond zijn ist ouder worden.* Van Gorcum, Assen 1989

Zeitschriften

Abraham, I. L.: Verouderen en verplegen. *Verpleegkunde* 6/4/181–184, 1992

Atil-McNish, S.: Empathie-oefeningen voor geriatrisch verpleegkundigen – Spelenderwijs leren zorgen. *Verpleegkundig Perspektief* 1/373–381, 1985

Bäckström, A. et al.: Problemen bij hulp aan chronische verpleeghuispatiënten tijdens het eten. *Verpleegkundig Perspektief* 4/3/19–26, 1988

Born, W.: Plezier in eten en drinken voor andere mensen. *BZK* 13/411–415, 1980

Carboni, J. T.: Thuisloosheid onder oudere verpleeghuisbewoners. *Verpleegkundig Perspectief* 7/3/10–18, 1991

Geelen, G.: Inkleden van aankleden. I: *TvV* 26/1/32–26, 1994; II: *TvV* 26/2/60–65, 1994

Keirse, M.: Begeleiding van bejaarden. *BKZ* 16/144–149, 1983

Osborn, C. L., und M. J. Marshall: Verrichtingen von verpleeghuisbewoners bij zelfstandig eten. *Verpleegkundig Perspectief* 9/6/41–51, 1993

Tanis, E., und J. van Oorsouw: Ik wist niet dat ik het (nog) in me had. Cognitieve spelletjes voor dementerende ouderen. *TvV* 22/176–179, 1989

Verhoeven, A. H. M., und J. A. M. Lambregts: Telkens weer een stapje verder, ober patiëntgericht werken in het verpleeghuis. *TvV* 26/1/2–7, 1994

Vink, W.: ADL-training voor verpleegkundigen. *TvZ* 37/7/200–204, 1984

Warners, I.: Meegaan met de tijd – van demente bejaarden. *TvZ* 36/11/327–331, 1983

Wippo, E., und A. Schaake: Hoor eens zuster? *Senior* 34/98–100, 1988

5 Differenzierung nach Selbständigkeit und Lebensplan

Verantwortung und Ziele

Viele Pflegeheime teilen die Bewohner nach ihrer Hilfsbedürftigkeit in Gruppen ein, manchmal zusätzlich nach dem Lebensplan. Andere Heime sind strikt gegen solche Differenzierungen. In diesem Kapitel finden Sie eine übersichtliche Darstellung der Begriffe „Selbständigkeit", „Differenzierung" und „Lebensplan" sowie der wichtigsten Argumente für und wider das Differenzieren.

Wenn Sie dieses Kapitel durchgearbeitet haben, können Sie

1. *erläutern, was Selbständigkeit bedeutet und in welchen Formen sie auftritt;*
2. *erklären, was man unter einem Lebensplan versteht;*
3. *die drei Hauptgruppen beschreiben, zwischen denen man üblicherweise unterscheidet;*
4. *einige Aspekte des Lebensplans nennen;*
5. *erläutern, welche Nachteile die Differenzierung nach der Selbständigkeit gegenüber der Differenzierung nach dem Lebensplan hat.*

5.1 Formen der Selbständigkeit

In vielen Pflegeheimen werden Bewohner mit dem gleichen Grad an Selbständigkeit in derselben Abteilung untergebracht. Dadurch entstehen Abteilungen mit Bewohnern, die sich noch recht gut selbst versorgen können, neben Abteilungen mit Bewohnern, die dazu weniger gut oder fast gar nicht mehr imstande sind. Wir sprechen hier von einer *Differenzierung nach dem Grad der Selbständigkeit.*

Bevor wir uns die verschiedenen Ebenen der Selbständigkeit ansehen, wollen wir erst ihre Formen besprechen, also die Aktivitäten, bei denen man mehr oder weniger selbständig sein kann. Es handelt sich um

- körperliche Selbständigkeit,
- Selbständigkeit im Umgang mit anderen,
- Selbständigkeit im Haushalt,
- Selbständigkeit in der Gesellschaft.

5.1.1   Körperliche Selbständigkeit

Bei der körperlichen Selbständigkeit geht es darum, in welchem Umfang sich jemand um seinen Körper kümmern kann. Ist er in der Lage, ihn zu kontrollieren und gut zu versorgen? Körperliche Selbständigkeit setzt also einen Körper in gutem Zustand voraus. Dies gilt vor allem für die Sinnesorgane und den Bewegungsapparat. Für die Aktivitäten des täglichen Lebens, wie sich zu waschen, sich anzuziehen, zu essen, zur Toilette zu gehen usw., ist körperliche Gewandtheit erforderlich. Mit anderen Worten: Es geht um Tätigkeiten, die regelmäßig ausgeübt werden und der Befriedigung von Grundbedürfnissen dienen. Sie sind also überaus wichtig, mit der Folge, daß Selbstversorgung im allgemeinen meist mit körperlicher Selbständigkeit gleichgesetzt wird. Das ist bedauerlich, da auch andere Formen der Selbständigkeit wichtig sind.

Wenn es bei der körperlichen Selbständigkeit Probleme gibt, müssen wir durch Beobachten feststellen, was der Bewohner noch selbst erledigen kann und was nicht. Eine medizinische Untersuchung kann mitunter die Ursachen dafür klären, und daraus ergeben sich dann Empfehlungen für die Wiederherstellung oder Förderung der Selbständigkeit. Entsprechende Möglichkeiten bieten die Physiotherapie, ein Training der alltäglichen Verrichtungen und eine medizinisch-technische Behandlung.

5.1.2   Selbständigkeit im Umgang mit anderen Menschen

Selbständigkeit im Umgang mit anderen Menschen nennen wir auch *soziale Selbständigkeit*. Es geht dabei darum, in welchem Umfang jemand imstande ist, Kontakte mit anderen zu knüpfen und aufrechtzuerhalten. Wenn wir die soziale Selbständigkeit beurteilen wollen, müssen wir auf verschiedene Aspekte achten. Ergreift der Bewohner die Initiative, oder wartet er erst einmal ab? Kann er sein Anliegen verständlich vortragen? Ist er an Kontakten interessiert? Ist sein Gefühl für Anstand noch intakt? Mit welchen Bewohnern trifft er sich am liebsten? Wie sehen die Kontakte aus – Gespräche, Spaziergänge, Spiele? Pflegt der Bewohner nur mit einem oder mit vielen Menschen Kontakt?

Soziale Selbständigkeit liegt nur vor, wenn einige Voraussetzungen erfüllt sind. Der Bewohner muß kontaktfreudig sein und sich für andere interessieren. Eine ungestörte Funktion der Sinnesorgane ist nicht unbedingt erforderlich, trägt jedoch zu einer guten Kommunikation bei. Denken Sie nur an die Schwierigkeiten eines Schwerhörigen beim Kontakteknüpfen. Dies gilt auch für die Sprechorgane und diejenigen Anteile des Gehirns, welche die Sprache steuern. Ein aphasischer Bewohner ist bei Gesprächen immer im Nachteil.

Ein Bewohner, der sich für andere interessiert, muß aber auch imstande sein, deren Interesse zu wecken. Andere kommen ihm entgegen, wenn sie neugierig sind („Was für ein Mensch ist das wohl?") oder wenn sie Sympathie empfinden („Was für ein netter Mensch!"). Der Bewohner einer gerontopsychiatrischen Institution hat in dieser Hinsicht wenig zu bieten. Kranke oder gebrechliche Menschen rufen bei anderen Ablehnung hervor. Außerdem hat der Bewohner wenig zu erzählen; er lebt isoliert von der Außenwelt, und im Pflegeheim gibt es wenig Abwechslung und kaum aufregende Ereignisse. Bewohner und Außenwelt verlieren allmählich den Kontakt miteinander.

Eine ausgezeichnete Möglichkeit, die soziale Selbständigkeit zu erhalten, ist das Realitätsorientierungstraining (ROT) in der Gruppe (s. Kap. 14). Weitere Möglichkeiten sind Klubnachmittage oder -abende, Beschäftigungstherapie, gemeinsames Kaffee- oder Teetrinken und Ausflüge.

Soziale Kontakte lassen sich ohne Übertreibung als Nahrung für die Seele bezeichnen. Ein Bewohner, der sich wegen seiner Sprechprobleme immer stärker zurückzieht, wird durch den Mangel an Kontakten auch in anderen Bereichen verkümmern. In manchen Pflegeheimen wird darauf nicht genügend geachtet, und die soziale Selbständigkeit wird dort stiefmütterlich behandelt: „Das machen wir, wenn wir Zeit dafür haben." Entscheidend ist jedoch, daß wir dafür Zeit haben *müssen*.

5.1.3 Selbständigkeit im Haushalt

Ist der Bewohner zu allen notwendigen Arbeiten, die im Haushalt anfallen, imstande? Kann er abstauben, Fenster putzen, staubsaugen, abwaschen, Betten machen, Kaffee zubereiten, kochen und einkaufen? Diese Tätigkeiten bilden eine Form der Selbständigkeit, die viel darüber aussagt, ob jemand allein wohnen kann, und darum steht sie bei Bewohnern gerontopsychiatrischer Pflegeheime nicht im Vordergrund.

Gedächtnis und Bewegungsapparat müssen in gutem Zustand sein, wenn jemand sich selbst versorgen will. Außerdem ist eine gewisse geistige Beweglichkeit erforderlich, um sich an die modernen Entwicklungen, die den Haushalt so verändert haben, anpassen zu können. Man denke nur an all die neuen Haushaltsgeräte – z. B. chipgesteuerte Waschmaschinen – oder an die Supermärkte, die den Lebensmitteleinzelhändler in seinem Laden verdrängt haben, so daß man selbst nach Waren suchen muß, die man früher gereicht bekam. Auch die Einstellung zum Haushalt hat sich geändert. Früher stellte er ein Aufgabenfeld dar, das einen Menschen den ganzen Tag ausfüllte; heute gilt er nur noch als lästige Pflicht.

Es lohnt sich, Bewohner an Arbeiten im Haushalt zu beteiligen. Dazu gehört es, Betten zu machen, Blumen zu gießen und Kaffee einzuschenken. Die meisten Bewohner empfinden diese Arbeiten als sinnvoll, und es stärkt das Selbstwertgefühl, wenn man weiß, daß man sich nützlich macht. Die anderen Formen der Selbständigkeit werden indirekt beeinflußt, wenn der Bewohner im Haushalt mitarbeitet. Das Ziel ist natürlich das Wohl des Bewohners, nicht die Entlastung des Personals. Übrigens führt die Mithilfe der Bewohner häufig dazu, daß die Betreuenden nicht weniger, sondern mehr arbeiten müssen!

5.1.4 Selbständigkeit in der Gesellschaft

Von Selbständigkeit in der Gesellschaft sprechen wir, wenn jemand sich als mündiger Bürger im Irrgarten der modernen Welt mit all ihren Regeln zurechtfindet. Es geht hier um das Befolgen und Verteidigen von Gesetzen, Rechten und Pflichten. Nur wenige Bewohner sind auf diesem Gebiet selbständig. Meist ist hinsichtlich dieser Form der Selbständigkeit schon lange vor der Aufnahme im Heim eine Verschlechterung zu beobachten. Es ist allerdings sehr fraglich, ob es etwas nützt, die Bewohner in diesem Bereich zur Selbständigkeit anzuhalten. Wahrscheinlich lohnt es sich, wenn Sie versuchen, bei den am wenigsten beeinträchtigten Bewohnern das Interesse an der gesellschaftlichen Entwicklung wachzuhalten.

Die verschiedenen Formen der Selbständigkeit sind eng miteinander verwoben und hängen stark von der Schwere der körperlichen, seelischen und sozialen Beeinträchtigungen ab. Bei jedem Bewohner haben diese Störungen andere Folgen, was die Selbständigkeit betrifft, und das müssen Sie bei der Betreuung berücksichtigen.

5.2   Differenzieren in der Praxis

Eine brauchbare Einteilung unterscheidet zwischen Bewohnern, die man *betreuen*, solchen, die man *versorgen*, und solchen, die man *pflegen* muß. Diese Begriffe scheinen sich hauptsächlich auf die körperliche Selbständigkeit zu beziehen. Wir wiederholen noch einmal, daß dies ein Mißverständnis ist. In manchen Pflegeheimen ist die soziale Selbständigkeit der wichtigste Aspekt, wenn es um die Einordnung der Bewohner in bestimmte Gruppen geht. Diese Heime sind nicht weniger erfolgreich als jene, die den körperlichen Aspekten den Vorrang geben.

Natürlich kann man noch mehr Abstufungen vornehmen, so daß man mehr Gruppen erhält. Ob das in der Praxis geschieht, hängt von der Größe des Pflegeheims und den Möglichkeiten ab, die es bietet.

Beim *betreuungsbedürftigen Bewohner* sind das Verhalten und die Orientierung leicht gestört. Er kann sich jedoch zusammenhängend ausdrücken und begreift, was um ihn herum vorgeht. Seine Intelligenz und sein Sinn für Anstand sind nahezu unbeeinträchtigt. Leichte Störungen sind in der Konzentration und bei der Arbeit im Haushalt festzustellen. Keine Störung ist jedoch so erheblich, daß die soziale Selbständigkeit darunter leiden würde.

Der *versorgungsbedürftige Bewohner* hat Schwierigkeiten beim Sprechen. Er ist verwirrt, und darum versteht er andere schlecht und kann sich nur schwer verständlich machen. Einen Haushalt kann er nicht selbständig führen, und bei der körperlichen Versorgung benötigt er ebenfalls Hilfe. Er ist deutlich desorientiert und irrt beispielsweise ziellos durch das Heim.

Der *pflegebedürftige Bewohner* lebt in einer Welt, die sich auf sein Bett und die unmittelbare Umgebung beschränkt. Seine Kontaktmöglichkeiten sind sehr gering, vor allem was das Sprechen angeht. Hinsichtlich der körperlichen Versorgung ist er fast ganz auf andere angewiesen.

5.2.1   Für und Wider der Differenzierung

Die Befürworter der Differenzierung sind der Meinung, die Bewohner hätten in einer Gruppe aus Menschen mit dem gleichen Niveau bessere Kontaktmöglichkeiten und fühlten sich geborgener. Bei unterschiedlichem Niveau besteht in der Tat die Gefahr, daß weniger Beeinträchtigte die schwerer Beeinträchtigten nicht akzeptieren. Außerdem müs-

sen in nichtdifferenzierten Gruppen für verschiedene Bewohner jeweils besondere Regeln
gelten. Es ist beispielsweise schwierig zu erklären, warum ein Bewohner ohne Begleitung
spazierengehen darf und der andere nicht. Zudem hat die Differenzierung den Vorteil, daß
Abteilungen sich auf ein bestimmtes Gebiet der Pflege spezialisieren können.

Der Haupteinwand der Gegner sind die ständigen Umgruppierungen als Folge der
Differenzierung. Wenn ein Bewohner Rückschritte macht, muß er in eine Gruppe wech-
seln, die besser zu seinem Niveau paßt. Jeder „Umzug" bedeutet jedoch eine Entwurze-
lung und erfordert eine Anpassung an andere Menschen und neue Verhältnisse. Dem halten die Befürworter der Differenzierung entgegen, daß ein Bewohner meist auflebt, wenn
er einer neuen Gruppe zugeteilt wird. Er befinde sich dann in einer Umgebung, in der
seine Störungen akzeptiert würden, da die anderen Bewohner ja mit den gleichen Problemen zu kämpfen hätten. Die Möglichkeit, Anschluß zu finden, sei daher größer.

Ein Nachteil der Differenzierung, über den weitgehend Einigkeit besteht, ist der Umstand, daß die Bewohner sich weniger umeinander kümmern können. In einer nichtdifferenzierten Gruppe fühlen die Bewohner sich eher füreinander verantwortlich – Betreuungsbedürftige helfen Pflegebedürftigen.

5.2.2   Beurteilungsmaßstäbe

Um die Bewohner der richtigen Gruppe zuweisen zu können, muß man sie beurteilen.
Eine der ältesten und bekanntesten Methoden ist die Beurteilungsskala für ältere Patienten (BOP). Die BOP wurde in den 70er Jahren entwickelt und besteht aus einer Liste von
Fragen, die in sechs Kategorien unterteilt sind: Hilfsbedürftigkeit, Aggressivität, körperliche Störungen, Neigung zu Depressionen, seelische Störungen und Inaktivität. Man beantwortet die Fragen mit 0, 1 oder 2. Diese Ziffern entsprechen bestimmten Antworten,
etwa „immer", „manchmal", „nie" oder „gar nicht", „wenig", „viel". Die Ziffern jeder
Kategorie werden zusammengezählt, und die Summe gibt den Zustand des Bewohners
wieder.

Die BOP ist ein Hilfsmittel und darf daher nicht das einzige Kriterium für eine Verlegung sein. Einige Pflegeheime haben die BOP durch eigene, viel ausführlichere Beur-
teilungsskalen verfeinert, die auf die Situation im Haus zugeschnitten sind. Der Schwerpunkt liegt dann auf Aspekten, die als besonders wichtig gelten: Funktion der Sinnesorgane, soziale Kontakte, Hilfsbedürftigkeit im Alltag, Beweglichkeit und Orientierung.
Natürlich fließen auch die üblichen Berichte und der allgemeine Eindruck des Personals
in die Beurteilung ein. In den letzten Jahren wurde die BOP immer seltener benutzt.
Viele Pflegeheime verwenden andere Skalen oder gar keine.

5.2.3   Verlegung in eine neue Gruppe

Der Entschluß, einen Bewohner zu verlegen, hat zwei Seiten: einerseits die Feststellung,
daß er nicht mehr in seine bisherige Gruppe paßt, andererseits die Wahl der neuen, für
ihn geeigneten Gruppe. In beiden Fällen ist eine Abstimmung mit dem Bewohner notwendig.

Die wichtigste Frage lautet zunächst: Was nützt die bisherige Gruppe dem Bewohner noch? Eine Verlegung ist nur angezeigt, wenn seine Möglichkeiten erheblich unter
dem Niveau der Gruppe liegen und er sie daher nicht nutzen kann. In einigen Fällen muß
man aus besonderen Gründen auf eine Verlegung verzichten. Es kann beispielsweise

sein, daß er Mitglieder der vorgesehenen Gruppe sehr verstört. Eine Verlegung wäre dann sinnlos, vorausgesetzt, daß er in seiner bisherigen Gruppe nicht ebenfalls Probleme hervorruft.

Bei der Auswahl der neuen Gruppe muß der Bewohner ebenfalls im Mittelpunkt stehen. Vielleicht gibt es eine Gruppe, die zwar hinsichtlich ihres Niveaus nicht ganz zu ihm paßt, in der sich jedoch Menschen befinden, die er gut kennt. Nicht nur den Bewohner muß man auf die Verlegung vorbereiten, soweit sein Zustand es erlaubt, sondern auch seine Familie. Es sollte nicht vorkommen, daß Angehörige, die zu Besuch kommen, erfahren müssen, daß der Vater oder die Mutter verlegt worden ist.

Wie wir gesehen haben, ist die Beobachtung die wichtigste Grundlage der Differenzierung. Jedes Pflegeheim stellt Gruppen nach anderen Maßstäben zusammen. Manchmal werden die Bewohner verschiedenen Abteilungen zugeteilt, manchmal bildet man in jeder Abteilung mehrere Gruppen, die dann zum Beispiel einen eigenen Tisch oder einen Teil des Wohnzimmers bekommen.

5.3 Weitere Differenzierung nach dem Lebensplan

Wie bereits dargelegt, haben die Differenzierung im allgemeinen und die Differenzierung nach der Selbständigkeit auch Nachteile. Noch nicht erwähnt haben wir, daß es hauptsächlich darum geht, was der Bewohner *nicht* kann, oder anders gesagt: welche Möglichkeiten ihm noch verbleiben. Wenn wir jedoch Menschen mit gleichen Möglichkeiten zusammenlegen, fördern wir sie nicht unbedingt – dafür ist mehr notwendig.

Daß Störungen und Gebrechen eine so große Bedeutung beigemessen wird, liegt an der medizinischen Denkweise in den Heimen. Behandlung, Pflege und Versorgung stehen im Vordergrund. Das sind in der Tat Aufgaben eines Pflegeheims. Heute gilt die *Wohnfunktion* des Heims jedoch als wichtiger. Darum sprechen wir lieber von Bewohnern anstatt von Patienten und von Pflegeheimen anstatt von Anstalten für Pflegebedürftige. Eine Differenzierung allein nach der Selbständigkeit ist mit der Wohnfunktion kaum vereinbar, darum differenzieren manche Pflegeheime auch nach dem Lebensplan.

5.3.1 Der Lebensplan

Der Begriff „Lebensplan" stammt von Alfred Adler, einem österreichischen Arzt und Schüler Sigmund Freuds. Adler meinte damit den persönlichen Lebensstil als Folge der Anpassung an die soziale Umgebung. Jeder will seit seiner Kindheit „dazugehören" und möchte sich daher seiner Umwelt anpassen. Gleichzeitig wollen Menschen anders sein als andere. Der Lebensplan ist nach Adler das Produkt dieses Spannungsverhältnisses.

Psychologen untersuchen vor allem den einzelnen Menschen und seine Psyche. In den Augen des Psychologen ist der Lebensplan also eine Eigenschaft des Einzelnen, und zwar die Gesamtheit der miteinander verbundenen Interessen, Wünsche, Einstellungen, Erwartungen, Normen und Werte, wie sie in seinen Gewohnheiten, seinem Konsumverhalten, seinen Freizeitbeschäftigungen, seinem Freundeskreis, seinen Umgangsformen, seinen Reaktionen auf die Umwelt und in seiner Art, Probleme zu lösen, zum Ausdruck kommen.

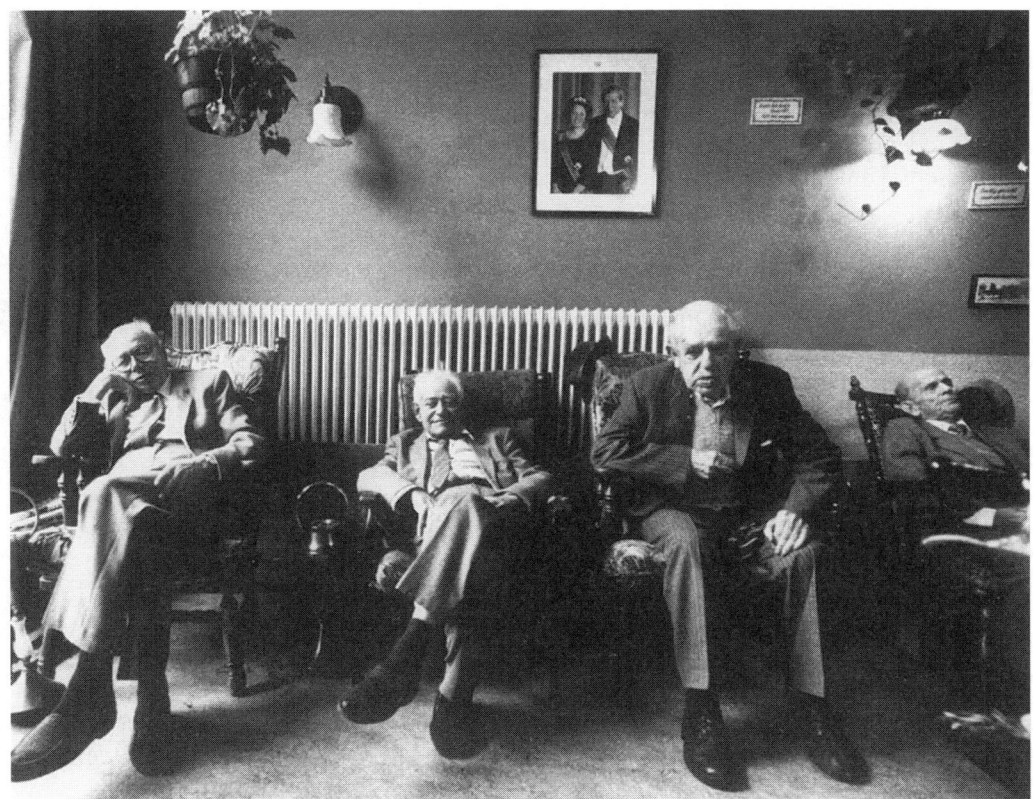

Abb. 5.1 Menschen mit ähnlichem Lebensplan leisten einander gern Gesellschaft.

Soziologen betrachten dagegen in erster Linie Gruppen von Menschen und deren Verhalten. Ihrer Ansicht nach ist der Lebensplan die Summe der Verhaltensweisen, die von der Gesellschaftsschicht, der Gesellschaftsgeschichte, der Erziehung und vor allem dem Familienleben geprägt werden.

5.3.2 Gleich und gleich gesellt sich gern

Wenn Sie sich unter Ihren Freunden und Bekannten umsehen, werden Sie feststellen, daß viele von ihnen das gleiche Bildungsniveau, die gleichen Interessen und Hobbys, den gleichen Geschmack und ungefähr das gleiche Einkommen haben. Das gilt auch für andere Menschen. Ein Metallarbeiter, dessen bester Freund ein Herzchirurg ist, kommt selten vor. „Gleich und gleich gesellt sich gern", sagen wir.

Die Zugehörigkeit zu einer Gruppe ist wichtig für die Entwicklung der Identität. Wenn Sie sich für eine bestimmte Gruppe entscheiden, sagen Sie: „So bin ich – genau wie sie." Diese Entscheidung hat Auswirkungen in vielen Lebensbereichen: auf die Wortwahl, die Kleidung, den Wohnort, den Beruf, die Partnerwahl, die Freizeitbeschäftigung usw.

Auch ein Pflegeheimbewohner fühlt sich besser, wenn er mit Menschen aus seinem Milieu zusammen ist, deren Lebensplan dem seinen ähnelt. Mit ihnen kann er plaudern, und mit ihnen gerät er weniger oft wegen des Fernsehprogramms in Streit. Er braucht keine soziale Kluft zu überwinden, um Kontakte zu knüpfen.

Die Gruppenbildung nach dem Lebensplan hat zudem den Vorteil, daß die Bewohner in geringerem Umfang auf ihre Eigenheiten verzichten müssen. Sie brauchen sich dem „System" nicht vollständig zu unterwerfen und werden eher biographisch als medizinisch betreut. Bei der *biographischen Betreuung* steht die Persönlichkeit (Biographie) des Bewohners im Mittelpunkt, und er wird als Persönlichkeit behandelt.

Zusammengefaßt bietet die Differenzierung nach dem Lebensplan folgende Vorteile:

* mehr Privatsphäre, dank der sozialen Ähnlichkeit in den Gruppen;
* Erhaltung der Identität, weil mehr auf Eigenheiten und auf die Biographie der Bewohner eingegangen wird;
* geringere Verfremdung und weniger Einförmigkeit, indem die Persönlichkeit und die Lebensgeschichte der Bewohner stärker berücksichtigt werden;
* bessere Möglichkeiten, Kontakte zu knüpfen, dank gleicher Interessen, Hobbys usw. unter den Gruppenmitgliedern.

5.3.3 Praktische Hinweise

Wie sieht die Differenzierung nach dem Lebensplan in der Praxis aus? Das Pflegeheim Mariahoeve in Den Haag arbeitet seit Jahren mit einer Differenzierung nach Lebensplan und Selbständigkeit. Wir stützen uns hier vor allem auf die Erfahrungen, die man dort gemacht hat.

Wenn wir bei der Zusammenstellung von Gruppen den Lebensplan berücksichtigen wollen, müssen wir vorher Daten über die Lebensgeschichte und den Lebensplan der Bewohner sammeln. Dann können wir entscheiden, in welche Gruppe sie am besten passen. Im Pflegeheim Mariahoeve stellte anfänglich ein Sozialarbeiter einen Bericht zusammen, der acht Aspekte des Lebensplans behandelte:

* Eßgewohnheiten und Toilettengang,
* Umgangsformen, Intimität und Etikette,
* äußeres Erscheinungsbild und symbolische Werte,
* Freizeitverhalten,
* Mitgliedschaft in gesellschaftlichen Gruppen,
* moralische und religiöse Vorstellungen,
* Prestige, Ehrgeiz und Unabhängigkeit,
* Umgang mit Konflikten.

Der Bericht beschrieb also nicht nur die persönlichen Gewohnheiten des Bewohners, sondern auch sein soziales und familiäres Umfeld. Inzwischen hat sich in Mariahoeve einiges verändert. Heute sammeln alle Betreuenden Daten aus sieben verschiedenen Bereichen über den Bewohner, wobei der Lebensplan im Mittelpunkt steht.

Außer drei Abteilungen für Versorgungsbedürftige (mit zehn Teams) und einer Abteilung für Pflegebedürftige (mit vier Teams) gibt es in Mariahoeve noch zwei Abteilungen für Betreuungsbedürftige mit sechs Teams. Die Differenzierung nach dem Lebensplan beschränkt sich auf die beiden Abteilungen für Betreuungsbedürftige. Beim Umfang der Differenzierung gibt es nämlich praktische Grenzen. Je mehr Gruppen mit eigenem Charakter es gibt, desto langwieriger ist das Aufnahmeverfahren. Manchmal muß ein älterer Mensch, der noch zu Hause wohnt, ziemlich lange warten, weil in der Gruppe, in die er passen würde, kein Platz frei ist. Die Folge kann sein, daß jemand, der auf der Dringlichkeitsliste ganz oben steht, länger warten muß als ein anderer, der viel weiter unten steht. Um das zu verhindern, darf man die Differenzierung nicht zu weit treiben.

Im Pflegeheim Mariahoeve gibt es vier Ausrichtungen des Lebensplans, die man als vier kleine Pflegeheime betrachten kann. In jeder Ausrichtung werden drei Niveaus der seelischen Funktion unterschieden. Obwohl die Abteilungen für die Versorgungs- und Pflegebedürftigen nicht nach dem Lebensplan differenzieren, nimmt man dort durchaus auf den Lebensplan der Bewohner Rücksicht.

Für die Betreuenden bedeutet die Differenzierung nach dem Lebensplan in praktischer Hinsicht, daß sie sich im Umgang mit den Bewohnern nicht mehr auf allgemeine Lebensregeln berufen können. Einheitlichkeit ist nicht mehr das oberste Ziel. Vielleicht sehen Sie es gerne, wenn alle Bewohner gewaschen und angezogen zum Frühstück erscheinen, wenn jedoch eine Bewohnerin zu Hause daran gewöhnt war, im Morgenrock zu frühstücken, muß das im Pflegeheim ebenfalls möglich sein.

Weiterführende Literatur

Bücher

Beerthuizen, J.: *Aan leven helpen.* Dekker & Van de Vegt, Nijmegen 1978

Bloemendal, G.: *Demente bejaarden.* Intro, Nijkerk 1983

Bloemendal, G., M. Duijnstee und J. C. M. Hattinga Verschure: *Thuis in het verpleeghuis.* Intro, Nijkerk 1985

Groen, J., J.J. Luijten und B. J. Steeman: *Patiëntendifferentiatie op basis van leefstijl in verpleeghuizen.* De Tijdstroom, Lochem 1987

Hattinga Verschure, J. C. M.: *Zelfredzame ouderen.* De Tijdstroom, Lochem 1987

Heijl, W., und J. A. M, Kerstens: *Zorgverlening aan psychogeriatrische bewoners.* Bohn, Scheltema & Holkema, Utrecht 1988

Kam, P. van der et al.: *BOP-formulierenpakket.* Bohn Stafleu Van Loghum, Houten 1971

Mertens, F., und M. Wimmers: *Leefstijl van ouderen: determinanten van psychisch welbevinden.* In: J. Munnichs und G. Uildriks: *Psychogerontologie.* Bohn Stafleu Van Loghum, Houten 1989

Welten, J. B. V. et al.: *De psychogeriatrische patiënt.* Spruyt, Van Mantgem & De Does, Leiden 1986

Wonen of wegen? Bericht über ein Symposium über Differenzierung im Pflegeheim De Meente te Veenendaal, 1983

Zeitschriften

Abraham, I., D. E. Smullen und A. A. Thompson-Heisterman: Beoordelen van functioneren van psychogeriatrische patiënten. *Verpleegkundig Perspectief* 9/6/52–68, 1993

Bloemendal, G.: Snoezelen met demente bejaarden. *BKZ* I: 20/98–103, II: 20/134–139, 1987

Duine, T. J., H. J. M. Peters und P. H. J. M. Heyendael: Een onderzoek naar de betrouwbaarheid en geldigheid van de gedraagsbeoordelingsschaal „Observatie Psychogeriatrie". *TVGG* 16/227–234, 1985

Gallé, E.: Leefstijldifferentiatie: een vijand in eigen kamp? *Trefcentrum Derde Leeftijd Berichten* nr. 2/3–10, 1987

Gallé, E.: *Leefstijldifferentiatie en haar exploitatie.* Text eines Vortrags auf dem Symposium „Alt (älter) werden heute" in Amsterdam am 22. und 23. Oktober 1987

Geelen, G.: Inkleden van aankleden. I: *TvV* 26/1/23–26, 1994; II: *TvV* 26/2/60–65, 1994

Gorissen, J. P.: Een differentiële beschrijving van de SDAT-patiënt met twee gedragsobservatie-schalen: de BOP en de GOS-G. *TVGG* 17/17–24, 1986

Hattinga Verschure, J. C. M.: Het verpleeghuiswezen, *Medisch Contact* 38/39–42, 1983

Melchior, M. E. W., C. M. A. Frederiks und R. Halfens: De BOP en de GIP in de psychogeriatrie. *Verpleegkunde* 7/2/97–105, 1992

Osborn, C. L., und M. L. Marshall: Verrichtingen van verpleeghuisbewoners bij zelfstandig eten. *Verpleegkungig Perspectief* 9/6/41–51, 1993

Thiel, M. I. P. G. van: Leefklimaat in verpleeghiuzen. Voorstellen voor verbetering. *BKZ* 18/266–271, 1985

6 Das soziotherapeutische Klima

Verantwortung und Ziele

Die Atmosphäre in einem Pflegeheim kann sich erheblich von der Atmosphäre in einem anderen Heim unterscheiden. Wie können Sie als Betreuerin bzw. Betreuer darauf Einfluß nehmen? Was haben die Macht- und Organisationsstrukturen damit zu tun? Wie können Sie mit Hilfe des Umfeldes positiv auf das Leben der Bewohner einwirken? Dieses Kapitel gibt Ihnen Hinweise, die Ihnen helfen, solche Fragen zu beantworten.
Wenn Sie dieses Kapitel durchgearbeitet haben, können Sie

1. *die verschiedenen Elemente in der Umwelt des Bewohners benennen und erläutern, welche Auswirkungen sie haben;*
2. *den Grundgedanken der Soziotherapie erklären:*
3. *die Voraussetzungen für eine Soziotherapie nennen.*

6.1   Der Einfluß der Umwelt

In Ihrem eigenen Zimmer fühlen Sie sich zu Hause. An der Wand hängen vielleicht Poster ihrer Lieblingsstars, Ihre CDs und Kassetten stehen in Reichweite, und möglicherweise haben Sie einen Schreibtisch und einen Stuhl, die Sie selbst ausgesucht haben. Kurzum, es ist „Ihre Bude", und dort fühlen Sie sich wohl. In einer fremden Umgebung ist es oft umgekehrt: Sie fühlen sich unsicher und vielleicht sogar nervös. Es kann sein, daß einige Orte oder Gebäude Sie abstoßen, ohne daß Sie genau wissen, warum. Es kann an der Einrichtung, an den Anwesenden oder an beidem liegen.

Ihre Umwelt beeinflußt somit Ihre Stimmung und Ihr Verhalten. Diesen Umstand kann man auf verschiedene Weise nutzen. Ein Zahnarzt kann beispielsweise sein Wartezimmer gemütlich einrichten, damit seine Patienten sich darin wohl fühlen. Er stellt ein paar Pflanzen auf, hängt hübsche Bilder an die Wände und sorgt für leise Hintergrundmusik.

6.1.1   Eine Entdeckung

Was fangen wir mit diesem Wissen im Pflegeheim an? Teils viel, teils wenig. Es hängt von den Menschen ab, die dort arbeiten. Ein gutes Beispiel ist das Pflegeheim Vliethoven in Delfzijl. Der Psychologe des Hauses begann sich aufgrund seiner Erfahrungen mit den Bewohnern zu fragen, ob Pflegeheime mit all ihren modernen Einrichtungen wirklich auf die Menschen Rücksicht nehmen, für die sie gebaut wurden. Aus seinen Gesprächen mit dem Personal gewann er den Eindruck, daß gerade die modernen Einrichtungen zu Problemen führten. Ein einfacher Gang zur Toilette stellte den Bewohner vor folgende Probleme:

* Es gab keinen altmodischen Zuggriff, sondern Druckknöpfe oder Hebel, die man nach unten drücken mußte.
* Anstelle der Seife gab es einen Seifenautomaten, den viele Bewohner nicht bedienen konnten.
* Nirgendwo war ein Handtuch zu sehen, wohl aber Papierhandtücher, die man aus einem Spender ziehen mußte.

Im Heim gab es zahllose Vorrichtungen, die den Bewohnern fremd waren und ihre Desorientiertheit noch verschlimmerten. Alle modernen Geräte dienten der Bequemlichkeit des Personals, nicht dem Wohl der Bewohner. Natürlich hatten die Bewohner schon einmal Seifenautomaten und ähnliche Dinge gesehen. Aber wenn jemand mit Gedächtnisstörungen zu kämpfen beginnt, vergißt er zuerst, was er zuletzt gelernt hat, und für den durchschnittlichen Pflegeheimbewohner ist das der Gebrauch moderner Einrichtungen. In Vliethoven beschloß man, einige Veränderungen vorzunehmen, um den Bewohnern die Orientierung zu erleichtern (s. Kap. 14).

6.1.2   Ein Experiment

Ein weiteres Beispiel verdeutlicht den Einfluß der Umwelt. Im März 1980 begann das gerontopsychiatrische Pflegeheim De Landrijt in Eindhoven mit einem Experiment: 90 Bewohner wurden in vier gemieteten Häusern außerhalb des Heims untergebracht. Es waren Betreuungsbedürftige, die normalerweise in ein Pflegeheim gehörten. Die Bewohner der Mietshäuser kümmerten sich soweit wie möglich selbst um den Haushalt. Als Vergleichsgruppe dienten Bewohner des Pflegeheims. Im August 1984 kam ein Zwischenbericht zu dem Ergebnis, daß die Bewohner der Mietshäuser nach einem Jahr in besserer Verfassung waren als die Pflegeheimbewohner, die sich im März 1980 noch auf dem gleichen Niveau befunden hatten, was Stimmung, Selbständigkeit, den Umgang mit der Toilette und störendes Verhalten betraf.

6.1.3   Die Menschen

Der Erfolg von De Landrijt ist nicht nur der materiellen Umwelt – den Mietshäusern und ihrer Einrichtung – zu verdanken. In den Mietshäusern wurde beispielsweise viel mehr auf die Selbstversorgung der Bewohner geachtet. Die Pflegenden mußten sozusagen lernen, den Bewohnern „mit den Händen auf dem Rücken" zu helfen.

Der wichtigste Umweltfaktor sind also die Menschen. Um die materielle Umgebung zustandezubringen und aufrechtzuerhalten, sind Menschen erforderlich. Menschen können die Umwelt und deren Einfluß verändern und prägen. Im wesentlichen haben wir es

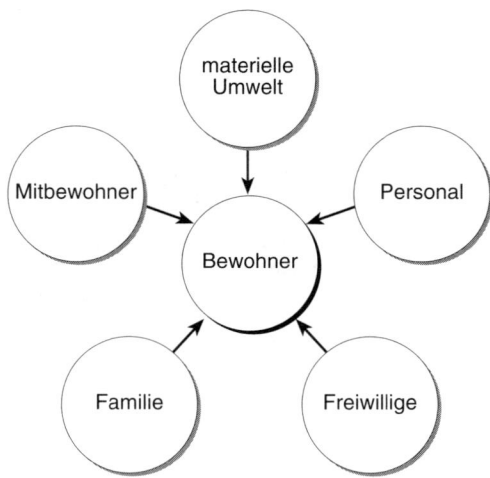

Abb. 6.1 Einflüsse auf die Bewohner

im Pflegeheim mit vier Gruppen von Menschen zu tun: mit den Bewohnern, mit ihrer Familie, mit dem Personal und mit freiwilligen Helfern.

Welchen Einfluß diese Gruppen auf die Atmosphäre ausüben, hängt vor allem von den Absprachen und der Organisations- und Machtstruktur ab. Wer bestimmt worüber? Werden die Angehörigen in die Arbeit einbezogen? Wie selbständig können die Betreuenden arbeiten? Gibt es eine strenge Hierarchie? Weiter unten in diesem Kapitel werden wir sehen, daß die gegenseitigen Absprachen für ein gutes Klima sehr wichtig sind. Abbildung 6.1 zeigt alle Einflüsse, denen der Bewohner unterliegt, in vereinfachter Form.

6.2 Soziotherapie

Zwischen einem allgemeinen Krankenhaus und einem Pflegeheim besteht ein erheblicher Unterschied. In ein allgemeines Krankenhaus kommt ein Patient, um sich wegen einer Krankheit behandeln zu lassen. Der Arzt ordnet Untersuchungen an, verschreibt Medikamente, operiert den Patienten, läßt ihn bestrahlen usw. Die Krankheit steht oft im Mittelpunkt, nicht der Mensch. Der Patient nimmt dies meist in Kauf, weil die Dauer seines Aufenthaltes absehbar ist. Ein Patient fühlt sich dabei oft als Nummer, was jedoch die Effektivität betrifft, so hat diese Arbeitsweise durchaus ihre Vorteile. Eine solche rein medizinische Arbeitsweise samt ihren Konsequenzen – z. B. die große Macht des Arztes – bezeichnen wir als *medizinisches Modell.*

In ein Pflegeheim kommen Menschen, um sich versorgen und pflegen zu lassen, weniger wegen der medizinischen Behandlung. Diese Erkenntnis hat sich erst vor kurzem durchgesetzt. Früher orientierten sich auch die Pflegeheime nach dem medizinischen Modell, heute bevorzugen sie das *soziale Modell.* Damit ist gemeint, daß Personal und Bewohner einander als Mitmenschen gegenüberstehen und eine kleine Gemeinschaft bilden.

Wenn wir dieses Modell bei der Versorgung und Pflege bewußt einsetzen, sprechen wir von Soziotherapie. Der Ausschuß für Soziotherapie definiert diesen Begriff wie folgt: *„Soziotherapie ist die methodische Einflußnahme auf das Lebensklima einer Gruppe von Patienten mit dem Ziel, diese Gruppe klinisch oder teilweise klinisch zu behandeln, wobei die Behandlungsziele der einzelnen Patienten berücksichtigt werden."*

Der soziotherapeutische Ansatz bringt häufig tiefgreifende Veränderungen der Arbeitsweise in einem Pflegeheim mit sich. Im Idealfall gleicht eine Gruppe von Bewohnern einer großen Familie, doch das ist in der Praxis schwer zu erreichen. Auf jeden Fall muß die Wohnfunktion im Vordergrund stehen. Vom soziotherapeutischen Standpunkt aus sprechen wir daher lieber von Bewohnern als von Patienten. Ein soziotherapeutisches Klima muß außerdem vier Bedingungen erfüllen:

- Kleingruppen,
- Differenzierung,
- Motivation,
- Zusammenarbeit.

6.2.1 Kleingruppen

In der Praxis hat sich gezeigt, daß eine Gruppe die besten Voraussetzungen für soziotherapeutisches Arbeiten bietet, wenn sie ungefähr 8 Mitglieder hat. Im idealen Pflegeheim werden die Bewohner daher in Gruppen zu jeweils etwa 8 Mitgliedern eingeteilt, wobei jede Gruppe ihr eigenes Wohnzimmer erhält. Die übrigen Einrichtungen sind ebenfalls an Kleingruppen angepaßt: ein eigenes Bad mit Toilette, eine kleine Küche und Ein- oder Zweibettzimmer für jede Gruppe. Auf diese Weise kommt man einer Familie am nächsten. Zudem ist die Gruppe klein genug, um als Individuum behandelt zu werden, und groß genug, um bei Reibereien zwischen Mitgliedern Ausweichmöglichkeiten zu bieten.

Die eigentlichen Probleme sind meist finanzieller Art. Große Gruppen sind viel billiger, und Abteilungen mit 30 Personen sind daher nicht ungewöhnlich. Andere Einrichtungen sind ebenfalls für große Gruppen gedacht, wie bereits der Name verrät: Zentralküchen, Zentralsäle, Zentralmagazine, die Rezeption. In manchen Pflegeheimen behilft man sich damit, daß man die Abteilungen in kleinere Einheiten mit eigenen Wohnzimmern teilt.

6.2.2 Differenzierung

Vom Standpunkt der Soziotherapie aus müssen wir bewußt den Einfluß nutzen, den die Bewohner, die ja Teil der Umwelt sind, aufeinander ausüben. In Kapitel 5 über die Differenzierung haben wir gesehen, daß Gruppen auf Menschen anregend wirken, deren Mitglieder in etwa das gleiche Niveau haben. Die Kontaktmöglichkeiten sind größer, und die Gefahr, daß die Gruppe ein Mitglied wegen störenden Verhaltens ausstößt, ist geringer. Ein gewisses Maß an Unterschieden ist erwünscht, weil auch sie stimulieren. Ein stärker beeinträchtigter Bewohner kann sich an einem weniger beeinträchtigten aufrichten. Eine gelungene Zusammenstellung der Gruppe wird am positiven Einfluß der Bewohner aufeinander deutlich: Sie helfen einander, interessieren sich füreinander und unterhalten sich. Die Differenzierung ist also eine wichtige Voraussetzung für ein soziotherapeutisches Klima.

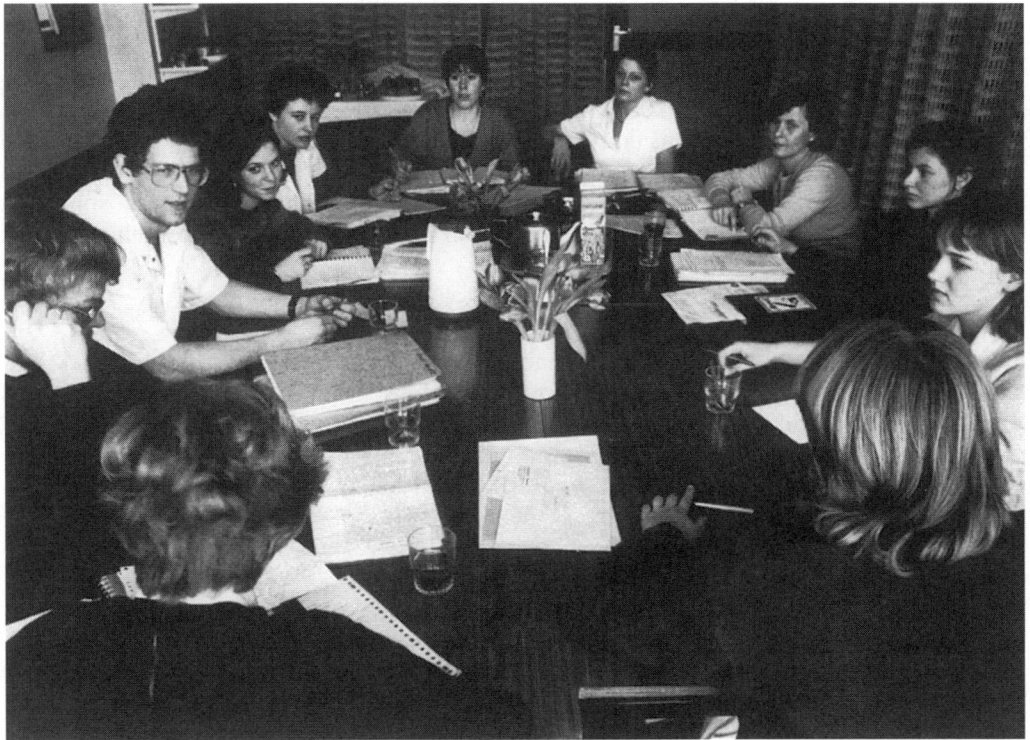

Abb. 6.2 Multidisziplinäre Besprechung

Wenn wir differenzieren, ist festes Personal für jede Gruppe sehr wichtig. Die Bewohner sehen dann nicht ständig neue Gesichter und können zu den Betreuenden enge Kontakte herstellen. Auch daran mangelt es oft. Auszubildende müssen während ihrer Ausbildung in verschiedenen Abteilungen arbeiten und werden daher regelmäßig versetzt, um überall Erfahrungen zu sammeln. Diplomierte Pflegende kann man dagegen einer bestimmten Abteilung oder Gruppe zuordnen.

6.2.3 Motivation

Unter Motivation verstehen wir die Gründe, die einen Menschen bewegen, etwas Bestimmtes zu tun. Allgemeiner gesprochen ist Motivation die Bereitschaft und der Wille, die dabei zum Ausdruck kommen. Von allen Betroffenen müssen die Pflegenden die stärkste Motivation haben, denn sie sind der Motor, der die Soziotherapie antreibt. Aber auch die Motivation der anderen Gruppen spielt eine Rolle.

Bewohner und Bewohnerinnen

Die Bewohner interessiert natürlich eine angenehme Atmosphäre am meisten; aber was die Motivation betrifft, so befinden sie sich in einer etwas ungewöhnlichen Lage. Er bzw. sie lebt nämlich nicht aus freiem Willen im Pflegeheim und wird darum auf eine Bitte um Mitarbeit zunächst wenig begeistert reagieren. Zu Hause war man sein eigener Herr, im Pflegeheim muß man sich anpassen und ist auf andere angewiesen.

Manchen Bewohnern gefällt es nicht besonders, daß man in einem soziotherapeutischen Klima mehr Selbständigkeit von ihnen verlangt. Sie haben das Gefühl, daß sie die Arbeit des Personals tun sollen, und wenn sie noch über eine leidliche Einsicht in ihren Zustand verfügen, neigen sie dazu, den Kopf hängen zu lassen und sich zu fragen, was das Ganze eigentlich soll. Es bleibt dann den Pflegenden überlassen, eine Atmosphäre zu schaffen, in der die Bewohner wieder Interesse an ihrer Umwelt und Unternehmungslust zeigen.

Die Familie

Die Familie ist oft bereit, mitzudenken und bei Veranstaltungen die Ärmel hochzukrempeln. Schließlich versorgt das Pflegeheim einen Menschen, der ihnen nahesteht. Doch auch der umgekehrte Fall kommt vor. Manche Leute gehen nach der Aufnahme des Vaters oder der Mutter davon aus, daß sie nun die gesamte Pflege anderen übertragen haben. Sie kommen einmal im Monat zu Besuch und haben wenig Lust, sich stärker zu engagieren.

Freiwillige Helfer

Freiwillige spielen in Pflegeheimen eine immer größere Rolle. Sie sind fast ausnahmslos stark motiviert. Allerdings erfüllen sie nur ergänzende Aufgaben und dürfen keine Arbeiten übernehmen, die in die Hände geschulter Kräfte gehören.

Die Pflegenden

Wenn die Soziotherapie gelingen soll, müssen die Pflegenden deren Prinzipen begreifen und akzeptieren. Pflegende sind meist stark motiviert, denn sie haben ihren Beruf ja bewußt gewählt. Dennoch richten sie ihre Motivation unserer Meinung nach mitunter auf die falschen Ziele, nämlich auf die Arbeit anstatt auf die Bewohner.

Darum sprechen wir in der Pflege von aufgabenorientierter und von patientenorientierter bzw. im Pflegeheim bewohnerorientierter Arbeit. Die Zielrichtung kommt in der Arbeitsverteilung zum Ausdruck. Beim aufgabenorientierten Arbeiten wäscht beispielsweise Pflegender A die Bewohner aller Zimmer mit gerader Nummer, Pflegender B übernimmt die ungeraden Nummern, und Pflegender C reinigt die Spülküche. Die Bewohner sitzen im öden Wohnzimmer lustlos herum, ohne daß das Personal sie beachtet.

Beim bewohnerorientierten Arbeiten bekommen Sie als Pflegende bzw. Pflegender oder als Team eine bestimmte Gruppe von Bewohnern zugewiesen und sind verantwortlich für das Wohl Ihrer Gruppe. Diese Arbeitsweise nennt man auch *Gruppenpflege*.

6.2.4   Zusammenarbeit

In einem Pflegeheim begegnen wir unterschiedlichen Berufsgruppen: ÄrztInnen, PsychologInnen, BeschäftigungstherapeutInnen, Pflegenden, PhysiotherapeutInnen, ErgotherapeutInnen, Sozialarbeitern und Mitarbeitern, die nicht den medizinischen Berufen oder den Sozialberufen angehören. Um zu verhindern, daß alle diese Menschen aneinander vorbei arbeiten, sind Absprachen und Zusammenarbeit erforderlich. Dafür ist meist die multidisziplinäre Besprechung zuständig, die in manchen Pflegeheimen Teamkonferenz oder Bewohnerbesprechung heißt.

Die Niederländische Vereinigung für Pflege im Pflegeheim befürwortet die Arbeit anhand eines Betreuungsplans (s. Kap. 8), wobei die Koordination der Absprachen und Aktivitäten in den Händen einer entsprechend koordinierenden Person liegt. Bei der multidisziplinären Besprechung fassen die verschiedenen Berufsgruppen zusammen Beschlüsse hinsichtlich des Betreuungsplans. Danach kümmert sich die Koordinatorin bzw. der Koordinator um die Abstimmung untereinander. Er bzw. sie gehört meist zu den Pflegenden oder Betreuenden. Schließlich verrichten wir 24 Stunden täglich Dienst im Pflegeheim – Pflege ist unsere Spezialität.

Doch Koordination und Organisation allein garantieren nicht für gute Zusammenarbeit. Im multidisziplinären Team muß eine angenehme, aufgeschlossene Atmosphäre herrschen. Jeder sollte seine Gedanken äußern können, ohne ausgelacht zu werden. Im hierarchisch gegliederten medizinischen Modell ist das lästig. Dort ist die Pflegende bzw. der Pflegende die rechte Hand des Arztes, und das ist ein großes Hindernis für die Zusammenarbeit – ein weiteres Argument für das soziotherapeutische Klima.

Weiterführende Literatur

Bücher

Bierenbroodspot, P.: *De therapeutische gemeenschap en het traditionele psychiatrische ziekenhuis.* Boom, Meppel 1978

Commissie Sociotherapie: *Sociotherapie in de psychiatrische hulpverlening.* VAR Nr. 70, Den Haag 1980

Drift, H. van der: *Het wonen en zijn (therapeutische) waarde.* De Tijdstroom, Lochem 1975

Eynde, I. E. I. M. van: *Aspecten van de sociotherapeutische „leefgroep" in het psychiatrische ziekenhuis.* Interne Veröffentlichung, Wolfheze 1983

Heijl, W., und J. a. M. Kerstens: *Zorgverlening aan psychogeriatrische bewoners.* Bohn, Scheltema & Holkema, Utrecht 1988

Janzing, C., und J. Kerstens: *Werken in een therapeutisch milieu.* Bohn Stafleu Van Loghum, Houten 1989

Jones, M.: *De therapeutische gemeenschap in de samenleving.* Samsom, Alphen aan den Rijn 1979Keukens, R., und H. van Pernis: *Agogiek voor gezondheidszorg en verpleegkunde* (Abschnitt 6.6.5). Bohn Stafleu Van Loghum, Houten 1992

Mertens, P.: *Sociotherapie, een verpleegkundig behandelingsmodel?* De Tijdstroom, Lochem 1985

Schmidt, R.: *Sociotherapie. Sociotherapeutisch handelen.* Scriptie De Viersprong, Halsteren 1980

Zeitschriften und Diverses

Abraham, I. L.: Verouderen en verplegen. *Verpleegkunde* 6/4/181–184, 1992

Andriessen, P. et al.: Het therapeutisch milieu. *TvZ* 35/522–526, 1982

Boumans, N. P. G., und A. Harmsen: Taken van verzorgenden in een verpleghuis. *Verpleegkunde* 8/2/92–104, 1993

Brink-Tjebbes, J. A. van den: Het „leergebied" verpleegkunde. TvZ I: 32/19/881–884; II: 32/20/913–917; III: 32/22/1021–1027; IV: 32/23/1072–1977, 1979

Carboni, J. T.: Thuisloosheid onder verpleeghuisbewoners. *Verpleegkundig Perspectief* 7/3/62–73, 1991

Cobussen, J. G.: Genormaliseerd wonen, leven en zorgverlenen. *TvZ* 37/657–661, 1984

Gallé, E.: *Sociotherapie als behandelingsmethode in de psychogeriatrie.* In: Kongresboek 1989. Vereniging ter Bevordering Sozciotherapie, Haarlem 1989

Haveman, M.: Teamverpleging in het verpleeghuis. *TvZ* 39/18/543–547, 1986

Hollander, D. den: De kunst van het gewoon praten. *TvZ* 39/20/615–619, 1985

McKenna, G.: Zorgzaamheid is de kern van verplegen. *Verpleegkundig Perspectief* 10/1/3–10, 1994

Meijer, A., und N. van Tol: *Sociotherapie anno 1993: naar een cenceptualisering van een professie.* In: Kongresboek 1993. Vereniging ter Bevordering Sozciotherapie, Haarlem 1993

Menger, D.: De ontwikkeling van een meetinstrument om het leefklimaat in verpleeghuizen te meten. *Verpleegkunde* 7/1/3–11, 1992

Sociotherapie. Themennummer *TvP* 32, Nr. 5. 1981

Verdult, R., und J. Pelgrims: Bijzondere ouderenzorg in De Bijster. *TvZ* 39/14/417–422, 1986

Verheijke, K.. Ontwikkeling en organisatie van sociotherapie. *TvZ* 37/16/508–511, 1984

Verhoeven, A. H. M., und J. A. M. Lambregts: Telkens weer een stapje verder; over patiëntgericht werken in het verpleeghuis. *TvV* 26/1/2–7, 1994

Wijk, L. M. van: Ecologie in een verpleeghuis. *De Bejaarden* 23/487–90, 1977

7 Die Familie der Bewohner einer gerontopsychiatrischen Institution

Verantwortung und Ziele

Als Betreuerin oder Betreuer haben Sie es bei der täglichen Arbeit auch mit der Familie der Bewohnerin bzw. des Bewohners zu tun. Die Haltung und die Betroffenheit der Angehörigen können sich unterschiedlich äußern: durch Kritik, schlechte Laune, Desinteresse, Selbstbeschuldigungen, aktives Mitdenken und Mithelfen, Erleichterung oder Frustration. Auf all diese Einstellungen müssen Sie angemessen reagieren. Dazu sollten Sie wissen, was die Familie dem Bewohner bedeutet.
Wenn Sie dieses Kapitel durchgearbeitet haben, können Sie

1. *erklären, was ein soziales Netzwerk ist und was sein wichtigstes Kennzeichen ist;*
2. *erläutern, wie das soziale Netzwerk sich im Laufe des Lebens und während einer langwierigen Krankheit verändert;*
3. *einiges darüber sagen, wie die Familie an den Aktivitäten, der Versorgung und der Pflege eines Bewohners teilnehmen kann;*
4. *einige beispielhafte Regelungen und Organisationsformen nennen, die den Angehörigen eine Mitarbeit ermöglichen;*
5. *erläutern, wie das Pflegeheim und die Betreuenden die Familie über die Bewohner und das Heim informieren und sie in die Arbeit einbeziehen können.*

7.1 Das soziale Netz

Jeder Mensch ist auf andere angewiesen. Wenn Sie darüber nachdenken, fallen Ihnen eine Reihe von Menschen ein, die für Sie und Ihr Leben wichtig sind: Ihr Partner oder Ihre Partnerin, Angehörige, Freunde, Bekannte, Nachbarn, Lehrer, Mitglieder Ihres Gesangs- oder Sportvereins usw. Alle diese Menschen, ihre Beziehung zu Ihnen und die Rolle, die sie für Sie spielen, bezeichnen wir als *soziales Netz*.

Carolyn Attneave und Ross Speck sind die Pioniere der Strategie des sozialen Netzes bei der Pflege geistig Behinderter. Dabei wird das soziale Netz einbezogen. Sie beschreiben das soziale Netz als *„die Gruppe von Menschen, mit denen jemand mehr oder weniger dauerhafte Beziehungen unterhält, um notwendige Lebensbedürfnisse zu befriedigen."*

7.1.1 Das soziale Netz in normalen Situationen

Die Mitglieder eines sozialen Netzes unterstützen einander. Sie unterhalten Kontakte, bieten einander Geselligkeit und Aufmerksamkeit, beraten sich gegenseitig – sie sorgen füreinander. Wir können das soziale Netz durchaus als lebensnotwendig bezeichnen. Je stärker es ist, desto besser und angenehmer leben die Beteiligten zusammen. Probleme durch Krankheiten und Hilfsbedürftigkeit fängt das soziale Netz als erstes auf. Ohne Kontakte, also ohne soziales Netz, müßte ein Mensch wie ein Einsiedler leben.

Das Kennzeichen eines sozialen Netzes ist die *gegenseitige Abhängigkeit*. Sie brauchen die anderen, und die anderen brauchen Sie. Die anderen sind Teil Ihres sozialen Netzes, und Sie sind Teil ihres sozialen Netzes. Daher erwarten die Mitglieder, die Ihnen einen Gefallen getan haben, daß Sie ihnen ebenfalls helfen – das soziale Netz ist keine einseitige Angelegenheit.

Das soziale Netz macht von der Geburt bis zum Tod eine Entwicklung durch. Als Kleinkinder sind wir völlig von einer bestimmten Anzahl von Menschen abhängig. Während wir heranwachsen, wächst das soziale Netz mit. Die totale Abhängigkeit macht einer ebenso wichtigen und wechselseitigen Abhängigkeit Platz. Im Alter verändert das soziale Netz sich erneut (R. Keukens et al., 1989):

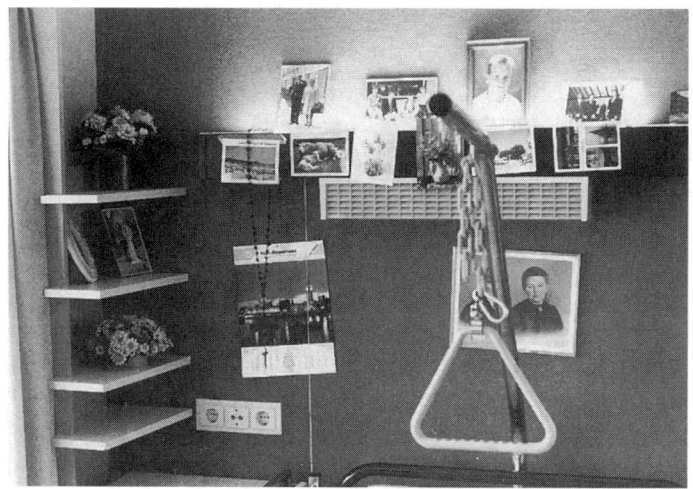

Abb. 7.1   Die Umwelt und das soziale Netz der Pflegeheimbewohner schrumpfen stark

„Wenn Menschen älter werden, verändert sich das Gleichgewicht im Netz wieder, und oft nimmt die Abhängigkeit zu. Das Netz schrumpft, weil die Kinder selbständig geworden sind, Bekannte und Freunde sterben, die Arbeitswelt wegfällt, die körperliche Leistungsfähigkeit nachläßt und so weiter. Außerdem sind Ältere weniger zu Gegenleistungen imstande, oder besser gesagt: Sie sind vielleicht schon dazu in der Lage; aber was sie zu bieten haben, wird weniger geschätzt.“

7.1.2 Soziales Netz und Pflegeheim

Wenn jemand in ein Pflegeheim aufgenommen wird, ist sein soziales Netz von einem Tag zum anderen gestört. Er bzw. sie wird sozusagen aus seinem/ihrem sozialen Netz entfernt. Wenn die Mitglieder des bisherigen sozialen Netzes den Kontakt aufrechterhalten wollen, müssen sie die Person im Pflegeheim besuchen. Das tut nicht jeder gern. Die Vorurteile gegen psychiatrische Pflegeheime schrecken viele Menschen ab.

Auch vor dem Umzug ins Pflegeheim hat sich oft manches im sozialen Netz verändert, denn der Grund für die Aufnahme ist eine chronische körperliche oder geistige Krankheit. Ein langwieriges Leiden hindert den alten Menschen daran, seinen Teil zum sozialen Netz beizutragen. Das Interesse der Freunde und Bekannten nimmt (deshalb?) ab, und sie kommen seltener zu Besuch. Die Umwelt des Kranken schrumpft, und sein soziales Netz löst sich auf.

Sobald der alte Mensch im Pflegeheim ist, verläuft dieser Prozeß noch schneller. Er ist aus seinem sozialen Netz verschwunden. Ein Mann, der eben erst aufgenommen worden war, drückte es so aus: „Jetzt lebe ich nicht mehr in der Gesellschaft. Aber die Gesellschaft lebt auch nicht mehr in mir.“ Dieser Bewohner ist durchaus kein Sonderling; er kann seine Gefühle gut in Worte fassen. Viele andere Bewohner können das nicht, empfinden aber genau das gleiche.

Für einen Pflegeheimbewohner sind das soziale Netz und seine Familie fast dasselbe. Darum geht es in den folgenden Abschnitten dieses Kapitels um die Familie.

7.2 Familie und Pflegeheimbewohner

Die Aufnahme im Pflegeheim weckt bei der Familie oft heftige Emotionen, und sie stellt sich quälende Fragen: Hätten wir es nicht doch länger aushalten können? Ist das wirklich die richtige Lösung? Auch andere Reaktionen sind denkbar, z. B. Erleichterung: Gut, daß sie jetzt im Heim ist, es ging wirklich nicht mehr.

Diese Emotionen entgehen den Betreuenden nicht. Es kann beispielsweise sein, daß die Angehörigen wegen ihrer Schuldgefühle „sonderbar“ reagieren. Manchmal kommen sie nicht zu Besuch, manchmal sehen sie dem Personal ständig kritisch auf die Finger. In gewisser Weise nimmt das Pflegeheim nicht nur den Bewohner auf, sondern auch seine Familie.

Mitunter leidet das Verhältnis zwischen dem Bewohner und seinen Angehörigen unter diesen Emotionen und Veränderungen. Der Bewohner selbst hat häufig nicht mehr viel Einfluß auf die Art und die Häufigkeit der Kontakte. Das Pflegeheim kann jedoch dazu beitragen, daß die Familie motiviert bleibt und den Kontakt aufrechterhält. Einige Möglichkeiten wollen wir nachfolgend erörtern.

7.2.1   Möglichkeiten zu Kontakten und zur Betreuung

Die Pflegenden der Abteilung müssen der Familie erklären, welche Möglichkeiten das Heim ihnen bietet, um den Bewohner mit zu betreuen. Manchmal muß man den Angehörigen begreiflich machen, daß die Kontakte wegen der ernsten Störungen des Bewohners anders verlaufen werden als früher. Es ist möglich, daß ein Bewohner sich über den Besuch der Familie freut, ihn jedoch am folgenden Tag vergessen hat und sich darüber beklagt, daß seine Angehörigen ihn vernachlässigen. Denkbar ist auch, daß der Bewohner seine Familie nicht mehr erkennt. Dennoch ist der Kontakt zwischen ihm und den Angehörigen auch dann enger als zwischen dem Bewohner und den Pflegenden.

Ein spezielles Familien- und Besuchszimmer ist ein guter Anfang. Die Familie kann dann mit dem Bewohner allein sein, ohne den Eindruck zu haben, daß andere mithören oder sie anstarren. Manchmal haben die Angehörigen das Gefühl, vor dem Bewohner mit leeren Händen dazustehen – sie würden lieber etwas anderes tun, als nur beieinander zu sitzen. Als Betreuerin bzw. Betreuer können Sie ihnen Tips geben. Sie können ihnen zum Beispiel vorschlagen, etwas von zu Hause mitzubringen, etwas von früher: ein Buch mit Bildern, ein Spiel, eine Zeitschrift, die der Bewohner gelesen hat. Solche Dinge wecken Erinnerungen und liefern Gesprächsstoff.

Außerdem kann die Familie den Bewohner mit nach draußen nehmen, etwa zu einem Facharzt, zum Friseur oder in ein Bekleidungsgeschäft. Dann fühlt die Bewohnerin bzw. der Bewohner sich nicht nur bei seinen Angehörigen geborgen, sondern er darf auch noch einen unterhaltsamen Ausflug machen. Besprechen Sie mit der Familie, ob sie von einem Betreuer oder einer Betreuerin begleitet werden möchte. Meist wird das nicht notwendig sein.

Ein größerer Schritt ist die Teilnahme der Familie an den Ferien der Bewohner. Vor allem für den Partner bzw. die Partnerin der Bewohnerin bzw. des Bewohners kann das ein großes Erlebnis sein; denn es ist oft lange her, daß die beiden zusammen Urlaub gemacht haben. Voraussetzung für ein solches Ferienprojekt sind kleine Gruppen.

Eine weitere Möglichkeit ist ein Tag für Bewohner, Angehörige und Betreuende (ein- oder mehrmals im Jahr). Es kann sich beispielsweise um einen „Tag der offenen Tür" oder um ein Gartenfest handeln. Zudem können Angehörige bei Freizeitbeschäftigungen anwesend sein, etwa bei einem Volkstanz- oder Gesangsabend.

7.2.2   Möglichkeiten der Mithilfe beim Versorgen und Pflegen

Manche Partner und Familienmitglieder können und wollen bei der Versorgung und Pflege des Bewohners mithelfen. In Betracht kommen Waschen und Ankleiden, Hilfe beim Gang zur Toilette, Hilfe beim Essen oder Kaffeetrinken. Solche Tätigkeiten vermitteln dem Partner oder den Angehörigen das Gefühl, dem Bewohner immer noch etwas zu bedeuten. Zudem wird der Kontakt dadurch enger, vor allem der körperliche Kontakt. Das ist besonders wichtig, wenn der Bewohner nicht mehr imstande ist, sich mit anderen zu unterhalten. Leider ist Intimität im Pflegeheim so gut wie unmöglich. Mithilfe bei der Versorgung bietet eine Möglichkeit für intime Kontakte.

Es ist nicht immer klar, ob die Familie mithelfen möchte. Oft bitten Angehörige nicht direkt darum, sondern senden nur unbestimmte Signale, und man muß als Betreuerin oder Betreuer ständig die Fühler ausstrecken, um sie zu empfangen. Und natürlich ist es ratsam, die Familie schon bei der Aufnahme des Bewohners über die Möglichkeiten auf diesem Gebiet zu informieren.

Auf einem anderen Blatt steht, daß die Mithilfe der Familie beim Versorgen und Pflegen die Arbeit der Betreuenden nicht unbedingt erleichtert. Zunächst einmal kann das unangenehme Gefühl entstehen, die eigenen Pflichten auf andere abzuwälzen, oder man macht sich Sorgen darüber, wer für den Beitrag der Familie verantwortlich ist.

Zum zweiten bedeutet die Mithilfe der Angehörigen keineswegs, daß damit jede Kritik an der Pflege im Keim erstickt würde. Eine Familie, die nicht mithilft, sieht nur das Endergebnis und kann dann zu Recht oder zu Unrecht bemängeln, daß Mutters Rock nicht sauber ist. Angehörige, die helfen, sehen dagegen, wie das Endresultat zustandekommt, das heißt wie der Betreuer bzw. die Betreuerin arbeitet, und können daher Kritik an der Arbeitsweise üben.

Und schließlich kommt es bei allen Absprachen über die Mithilfe darauf an, was Bewohner, Partner und Angehörige gut und wichtig finden.

7.2.3 Möglichkeiten des Mitdenkens bei der Planung

Ein gutes Pflegeheim stellt Betreuungspläne oder Pflegepläne auf. Ein Betreuungsplan oder Pflegeplan ist eine methodische Beschreibung der notwendigen Versorgung (s. Kap. 8). In diesem Plan werden Probleme mit den dazugehörigen Zielen formuliert, ebenso die Aktivitäten, mit denen diese Ziele erreicht werden sollen.

Im Idealfall formuliert das Team die Probleme und Ziele anhand der Wünsche des Bewohners, so wie er sie selbst in Worte faßt. In anderen Institutionen der Gesundheitsfürsorge, z. B. in allgemeinen Krankenhäusern oder psychiatrischen Zentren, ist das meist möglich. Im (gerontopsychiatrischen) Pflegeheim führt es zu Schwierigkeiten. Die Bewohner sind wegen ihrer Störungen häufig nicht mehr oder nicht mehr vollständig imstande zu sagen, was sie brauchen oder wünschen.

Die Familie kann jedoch für den Bewohner sprechen. Sie kann als Sachwalter für ihn auftreten, seine Wünsche, Sorgen und Bedürfnisse äußern und bei Entscheidungen im Bereich der Versorgung und Pflege mitreden. Auf diese Weise kann das Pflegeheim in enger Absprache mit den Angehörigen eine „Betreuung nach Maß" anbieten. Die Betreuenden müssen allerdings bereit sein, der Familie Raum zu geben. Als Betreuende glauben wir zu wissen, was für die Bewohner gut ist, und dank unserer Ausbildung wissen wir tatsächlich viel. Fraglich ist jedoch, ob wir *spüren*, was ein Bewohner will oder braucht. Das müssen uns der Bewohner selbst oder seine nächsten Angehörigen sagen.

Die Familie als dritte Partei   (nach H. Stouwdam: Kinderen psychogeriatrische bewoners. Ons een zorg? *TvV* 1988)

Wie das Team die Familie informiert und an der Arbeit beteiligt, ist in jedem Pflegeheim unterschiedlich geregelt. Es hängt von den Umständen und von der Einsicht des Teams ab. Das folgende Beispiel zeigt, wie man es machen kann:

- *Anmeldung.* Ein Sozialarbeiter macht sich mit dem künftigen Bewohner und seiner Familie bekannt, wenn möglich im Haus des alten Menschen. Er lädt alle ein, das Pflegeheim zu besuchen.
- *Warteliste.* Die Familie wird über die Vorschläge des Aufnahmeteams informiert. Es findet ein erstes Gespräch über den Gang der Dinge im Pflegeheim statt. Der zukünftige Bewohner und seine Angehörigen lernen das Team der Abteilung kennen.
- *Aufnahme.* Darum kümmern sich ein Sozialarbeiter und eine Pflegerin, die zuvor alle Informationen von dem Sozialarbeiter erhalten hat.
- *Aufschreiben der Vorgeschichte.* Innerhalb von 6 Wochen nach der Aufnahme: Gespräch der Familie mit dem Arzt über die Vorgeschichte des Bewohners.
- *Aufschreiben des Lebensplans.* Innerhalb von 6 Wochen nach der Aufnahme: Gespräch der Familie mit einem Sozialarbeiter über den Lebensplan des Bewohners. Er notiert sich wichtige Punkte, damit sie im Betreuungsplan berücksichtigt werden können.
- *Betreuungsplan.* Etwa 2 Monate nach der Aufnahme: Gespräch der Familie mit einem Sozialarbeiter und einem Betreuer über den Betreuungsplan.
- *Kursbestimmung.* Etwa 4 Monate nach der Aufnahme: Gespräch mit der Familie über bisherige Absprachen und die bisherige Zusammenarbeit.
- *Außerdem:* Auf Wunsch kann die Familie an Informationsnachmittagen für Angehörige neuer Bewohner teilnehmen und Sitzungen des Familienbeirates der Abteilung und des Heims, des Beschwerdeausschusses, der Redaktion der Familienzeitung usw. besuchen.

7.3   Bewohner, Familie und Pflegeheim

Wir haben bereits darüber gesprochen, wie das Team die Familie durch Aktivitäten, die auf einzelne Bewohner abzielen, beteiligen kann. Seit einigen Jahren versucht man außerdem, den Partner oder die Angehörigen – und durch sie den Bewohner – zum Mitdenken anzuregen, wenn es um die Ausarbeitung der Pflegeprinzipien geht.

7.3.1   Der Familienausschuß

Die meisten somatischen Pflegeheime haben einen Bewohnerausschuß eingerichtet, der bei den Grundsätzen der Pflege und Betreuung mitredet. In kombinierten Pflegeheimen haben gerontopsychiatrische Abteilungen einen Familienausschuß, der ebenso wie die Bewohner der somatischen Abteilung eine Abordnung in den Bewohner-Familienrat schickt. Der Familienausschuß ist ein beratendes Organ im Pflegeheim, das aus Angehörigen der Bewohner besteht. Der Ausschuß vertritt die Interessen der Bewohner und ihrer Angehörigen und fördert die gemeinsame Verantwortung zum Wohle der Bewohner, Angehörigen und Betreuenden.

Wie verwirklicht der Familienausschuß seine Ziele? Unter anderem, indem er prüft, ob die Praxis mit der Theorie übereinstimmt. Er muß das Recht haben, die Direktion auch ungefragt zu beraten. Die Pflegenden der einzelnen Abteilungen und die Direktion müssen die Empfehlungen ernst nehmen und dem Ausschuß eine vernünftige Antwort geben.

Die Größe des Ausschusses ist unterschiedlich. Meist besteht er aus 5–8 Mitgliedern, die von den Angehörigen gewählt werden. Die Mitglieder sprechen untereinander ab, wann die regelmäßigen Sitzungen stattfinden und wie lange sie dauern. Je nach Tagesordnung kann der Ausschuß die Abteilungsleitung einladen, der Sitzung beizuwohnen.

Die Betreuenden können von der Arbeit des Familienausschusses profitieren. Von den Stellungnahmen des Ausschusses kann man viel lernen, und man sollte sie in den Arbeitsbesprechungen berücksichtigen. Angehörige betrachten die Betreuung aus einem anderen Blickwinkel und können daher helfen, der Berufsblindheit vorzubeugen.

7.3.2 Umgang mit Beschwerden

Beschwerden der Bewohner oder der Familie werden häufig noch von den Mitarbeitern der betreffenden Abteilung oder von der Direktion des Pflegeheims behandelt. Manche Pflegeheime haben eine Vertrauens- oder Kontaktperson angestellt, der die Bewohner und deren Angehörige ihre Klagen über die Betreuung, Versorgung oder Pflege vortragen können. Es sollte selbstverständlich sein, daß eine Beschwerde über eine Abteilung oder ein Pflegeheim nicht von Mitarbeitern eben dieses Heims behandelt werden kann, ohne daß Probleme mit der Objektivität auftreten.

Um das zu verhindern, hat die damalige Abteilung für Pflegeheime des Nationalen Krankenhausrates (jetzt Niederländische Vereinigung für Pflege im Pflegeheim und Niederländische Pflegeföderation) im Jahre 1988 Empfehlungen für den Umgang mit Beschwerden herausgegeben. Der Rat schlägt vor, einen unabhängigen Ausschuß mit der Behandlung der Klagen zu beauftragen. Der Ausschuß soll aus Menschen bestehen, die nicht mit dem Pflegeheim verbunden sind, und sein Leiter muß freien Zugang zum Pflegeheim und das Recht haben, Untersuchungen vorzunehmen und den verantwortlichen Mitarbeitern des Pflegeheims Fragen zu stellen. Die meisten Pflegeheime haben inzwischen diese Empfehlungen als Grundlage für eine interne Regelung für den Umgang mit Beschwerden genommen.

7.4 Pflichten des Pflegeheims gegenüber der Familie

Fassen wir das bisher Gesagte zusammen, so zeigt sich, daß heute von der Familie eine aktivere Haltung und mehr Mitarbeit erwartet werden als früher. Von einem Pflegeheim muß man verlangen, daß es die Angehörigen ermuntert und ihnen immer wieder zeigt, wie sehr es ihren Beitrag schätzt.

Das Pflegeheim kann einige allgemeine Vorkehrungen treffen, die der Familie deutlich machen, daß sie jederzeit willkommen ist. Außerdem liefert ein gutes Pflegeheim den Angehörigen alle notwendigen Informationen und bietet ihnen Unterstützung an, beispielsweise in Form von Partnergesprächsgruppen oder Zusammenkünften für Familienmitglieder.

7.4.1   Allgemeine „einladende" Maßnahmen

Ein gutes Pflegeheim ist ein „offenes" Haus ohne feste Besuchszeiten. Die Familie muß jederzeit Zugang haben, sei es, um bei Aktivitäten zu helfen, sei es, um dem Vater oder der Mutter guten Tag zu sagen. In manchen Pflegeheimen dürfen Angehörige, teilweise gegen eine Gebühr, mit den Bewohnern essen oder Kaffee trinken.

Vielen Bewohnern macht es Freude, wenn Enkel und Urenkel den Opa oder die Oma besuchen. Die Kinder haben allerdings keine Lust, lange still an einem Tisch im Wohnzimmer zu sitzen. Für solche Fälle sollte die Abteilung eine Kiste mit Spielzeug bereithalten. Bausteine, Lego, ein paar kleine Autos, ein Malkasten und Zeichenpapier sorgen für Geselligkeit. Zudem macht die Abteilung auf diese Weise deutlich, daß das Personal an der Familie interessiert ist.

Wenn die Familie Fragen hat, muß sie wissen, an wen sie sich wenden kann. Früher waren die Pflegenden leicht erkennbar, weil sie in weißen Uniformen herumliefen. Heute wird immer häufiger in normaler Kleidung gearbeitet, und darum sind Namensschilder zu empfehlen.

7.4.2   Informationen erteilen

Ohne Informationen sind Mitdenken und Mitentscheiden unmöglich. Daher sollte das Pflegeheim der Familie ein Faltblatt oder eine Broschüre mit allgemeinen Informationen über das Heim an die Hand geben. Darin finden sich dann Angaben über die Größe des Heims, den Tagesablauf, Regelungen, die das Waschen und Ankleiden betreffen, Versorgungs- und Behandlungsmöglichkeiten, die Sprechstunden des Arztes, Öffnungszeiten der Bibliothek, des Friseurs, des Hausladens und anderer Einrichtungen, finanzielle Einzelheiten, die Fachrichtungen und die Mitarbeiter. Über Aktivitäten, die der Erholung

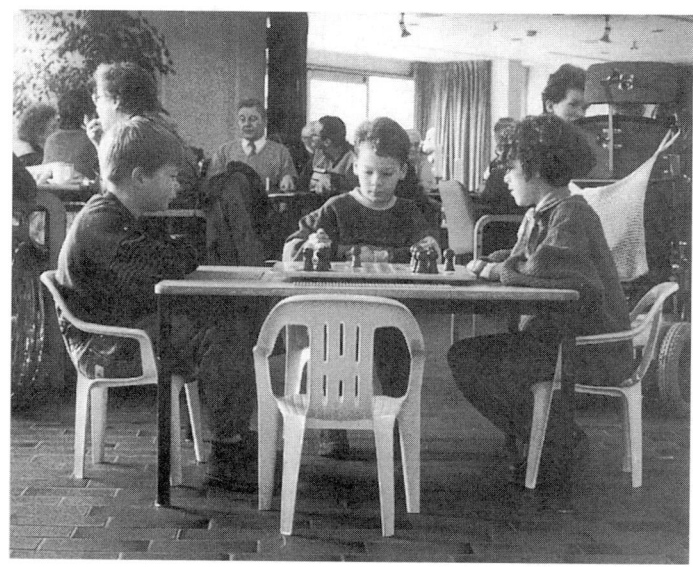

Abb. 7.2   Spiele für Kinder als Beispiel für eine allgemeine einladende Maßnahme

dienen, kann man die Familie durch regelmäßiges Zusenden eines Programms informieren. Manche Pflegeheime unterrichten auf diesem Weg auch über organisatorische Entwicklungen und Sterbefälle.

Auf jeder Abteilung kann man eine Mappe mit Informationen über die Abteilung auslegen. Diese Mappe beantwortet Fragen wie: „Für welche Bewohner ist diese Abteilung bestimmt?", „Wer arbeitet hier?" und „An wen soll ich mich mit bestimmten Fragen wenden?"

Der Umgang mit der Familie – einige Tips   (nach H. Stouwdam: Kinderen psychogeriatrische bewoners. Ons een zorg?, *TvV*, 1988)

- Begrüßen Sie die Familie, wenn sie hereinkommt, und stellen Sie sich vor, wenn man Sie noch nicht kennt.
- Berichten Sie kurz, wie es dem Bewohner geht – wie er geschlafen hat, wie er gegessen hat usw.
- Wenn die Angehörigen Ihnen in irgendeiner Weise behilflich waren, bedanken Sie sich bei ihnen, wenn sie gehen.
- Wenn sich im Zustand des Bewohners oder in der Abteilung etwas geändert hat, unterrichten Sie die Familie.
- Vereinbaren Sie ein Gespräch, wenn die Angehörigen Fragen haben, die Sie mangels Zeit nicht sofort beantworten können.
- Konsultieren Sie bei Bedarf den Arzt, den Sozialarbeiter, den Abteilungskoordinator oder andere Mitarbeiter.

Ein ganz anderer Punkt sind Informationen über die Versorgung und Behandlung eines Bewohners. Es darf beispielsweise nicht vorkommen, daß ein Bewohner in eine andere Abteilung verlegt wird und die Familie davon erst erfährt, wenn sie zu Besuch kommt. Wenn etwas geschieht, was vom üblichen Gang der Dinge abweicht, oder wenn das Team eine andere Behandlung des Bewohners erwägt, muß die Familie informiert werden, damit sie ihre Meinung dazu äußern kann.

Oft neigen die Angehörigen dazu, Entscheidungen den „Fachleuten" zu überlassen. Dies enthebt uns jedoch nicht der Pflicht, sie zu unterrichten und zur Mitarbeit zu ermuntern. Dabei müssen wir die komplizierte Fachsprache meiden, die wir untereinander benutzen, und uns Zeit nehmen, um die Familie in verständlichen Worten zu informieren.

7.4.3 Partnergesprächsgruppen

Partnergesprächsgruppen sind eine ziemlich neue Form der Familienbetreuung. Sie sollen es Partnern von Bewohnern ermöglichen, sich gegenseitig Mut zu machen und Erfahrungen auszutauschen. Viele Partner von Bewohnern glauben, sie seien die einzigen, die darunter leiden, daß der Mann oder die Frau im Pflegeheim lebt. Die Entdeckung, daß es Leidensgenossen gibt, ist Trost und Unterstützung zugleich. Außerdem kann man sich über den Leidensweg, welcher der Aufnahme vorausgegangen ist, und über Lösungen für bestimmte Probleme unterhalten.

Die Betreuung solcher Gruppen ist nicht einfach. Sie verlangt aufmerksames Zuhören und tätige Unterstützung. Die Betreuenden sollte weder eine Leidensmiene aufsetzen noch versuchen, die Gruppe zu steuern. Die Gruppe muß den Teilnehmern Sicherheit geben, damit sie offen über alles reden, was sie bewegt. Meist liegt die Betreuung in den Händen eines Sozialarbeiters oder von Pflegenden mit entsprechender Erfahrung.

Weiterführende Literatur

Bücher

Bloemendaal, G., M. Duijnstee und J. C. M. Hattinga Verschure: *Thuis in het verpleeghuis.* Intro, Nijkerk 1985

Dommer, W., und J. A. M. Kerstens: *Zorgverlening aan psychogeriatrische bewoners.* Bohn, Scheltema & Holkema, Utrecht 1988

Horree, S., und J. Boerma: *Een zaak van vertrouwen.* Vereinigung zur Verbesserung der Pflegeheime, Zoetermeer 1988

Keukens, R., H. van Pernis und J. Stapel: *Sociologie voor gezondheidszorg en verpleegkunde.* Bohn Stafleu Van Loghum, Houten 1991

Kooij, C. van der, und I. Warners: *Waar het om gaat in een psychogeriatrisch verpleeghuis.* Nationaal Ziekenhuisinstituut, Utrecht 1987

Mace, N. L., und P. V. Rabins: *Een dag van 36 uur.* Wetenschappelijke Uitgeverij Bunge, Utrecht 1987

Naafs, J.: *Leven in tehuizen: een leven waard?* Bohn Stafleu Van Loghum, Houten 1987

NZR: *Klachtenregeling in verpleeghuizen.* Nationale Ziekenhuiraad, Utrecht 1988

NZR: *Een wankel evenwicht. Zelfbeschikking en paternalisme in de psychogeriatrie.* Nationale Ziekenhuisraad, Utrecht 1990

Verhey, R. W. A.: *Psychogeriatrische verpleegkunde in de praktijk.* Nijgh & Van Ditmar, Rijswijk 1994

Welten, J. B. V. et al.: *De psychogeriatrische patiënt.* Spruyt, Van Mantgem & De Does, Leiden 1986

Zeitschriften

Baars, H. M. J., und H. Uffing: Sociale netwerken: reservoirs van hulp bij problemen in de geestelijke gezondheid. *Metamedica* 66/3/138–147, 1987

Beernink, W. A. M.: Gespreksgroepen met familieleden van verpleeghuisbewoners. *Nederlands Tijdschrift voor Gerontologie* 8/170–173, 1977

Bloemendal, G.: Waarom familie betrekken bij het zorgen? *BKZ* 18/354–357, 1985

Dekens, F. G.: Een nieuwe opname. *BKZ* 20/Nr. 8/220–224, 1987Duuren, G. van, und S. Huising: Klachtenbehandeling. *Senior* 34/318–321, 1988

Harter, L.: Familiebijeenkomsten op een psychiatrische afdeling. *Verpleegkundig Perspectief* 5/3/58, 1989

Kagie, R.: De ontzielde oude dag. *RC-Handelsblad*, Samstagsbeilage vom 19. November 1983

Nell, H. W.: Familiezorg nach opname in het verpleeghuis. Jong geleerd ist oud gedaan. *BKZ* 18/160–165, 1985

Stouwdam, Kinderen psychogeriatrische Bewoners. Ons een zorg? *TvV* 21/212–216, 1988

Ven, L. van de, und R. Hectors: Reflecties over de begeleiding van familieleden van dementerende bejaarden. *TvGG* 14/149–156, 1983

8 Der Betreuungsplan

Verantwortung und Ziele

Wo viele Menschen mit unterschiedlichen Berufen ein gemeinsames Ziel anstreben, ist eine koordinierte, methodische Zusammenarbeit notwendig. Ein gutes und praktisches Schema für eine solche Zusammenarbeit ist der Modellpflegeplan der Niederländischen Vereinigung für Pflege im Pflegeheim (NVP), der als Grundlage dieses Kapitels dient. Der Modellpflegeplan geht außerdem auf die Verteilung der Verantwortung und der Pflichten ein. Dadurch erhalten Sie ein deutliches Bild davon, welchen Platz die Betreuenden bzw. Pflegenden im Pflegeheim einnehmen.

Wenn Sie dieses Kapitel durchgearbeitet haben, können Sie

1. *erläutern, warum ein Betreuungsplan notwendig ist;*
2. *die Phasen des Betreuungszyklus benennen und allgemein beschreiben, was in jeder Phase geschieht;*
3. *erklären, in welcher Hinsicht der Betreuungszyklus und der Pflegeprozeß übereinstimmen;*
4. *die Bestandteile der Betreuungsakte nennen und erläutern, welchen Zweck sie im Betreuungszyklus erfüllen;*
5. *erläutern, welche Aufgaben der/die BetreuungsplankoordinatorIn hat.*

Aufs Geratewohl einen Pullover zu stricken oder einen Schrank zu zimmern ist nicht so einfach. Es kommt nicht viel dabei heraus, wenn Sie nicht genau vor Augen haben, was Sie erreichen wollen und wie Sie dorthin gelangen. Dies gilt auch für die Betreuung im Heim – sie muß ebenfalls systematisch erfolgen. Dem Wort „systematisch" sind wir bereits in Kapitel 1 begegnet, wo es um Pflege als ständige, langfristige, systematische und multidisziplinäre Betreuung ging. Dieses Kapitel befaßt sich mit den systematischen und multidisziplinären Aspekten der Pflege.

8.1   Der Betreuungsplan

Im Pflegeheim haben wir natürlich nie planlos gearbeitet, auch nicht vor der Einführung von Betreuungsplänen. Alle Mitarbeiter verfolgten zumindest ein bestimmtes Ziel und mußten in gewissem Umfang planen. Wenn wir jedoch erreichen wollen, daß jeder dasselbe Ziel anstrebt, sind Zusammenarbeit und gemeinsame Beratungen erforderlich. Das dafür am besten geeignete Mittel ist der Betreuungsplan. Die Niederländische Vereinigung für Pflege im Pflegeheim (NVP) drückt es so aus: *„Ein Betreuungsplan stellt bildlich dar, wie alle betreuerischen Aktivitäten zugunsten eines Patienten zusammenhängen, und zwar in Übereinstimmung mit den methodischen Schritten des Betreuungszyklus.“*

Jeder Bewohner hat also seinen eigenen Betreuungsplan. Er wird in der Betreuungsakte aufbewahrt, die alle Berichte und sonstigen Informationen sowie die Absprachen über die Aufgabenverteilung zwischen den Disziplinen enthält. Der Betreuungsplan sorgt für eine Betreuung nach Maß, für eine auf den einzelnen Bewohner abgestimmte Betreuung.

Muß das alles wirklich auf Papier stehen? Ja, aus dem einfachen Grund, weil wir uns nicht alles merken können und weil wir dadurch späteren Meinungsverschiedenheiten über die Absprachen vorbeugen. Aber es gibt noch einen anderen Grund. Es werden nämlich neue Gesetze vorbereitet, welche die Rechte der Bewohner und die Pflichten der Betreuerinnen und Betreuer festlegen. Der Bewohner wird zum Beispiel das Recht auf Einsichtnahme in seine Akte erhalten, und die Pflege muß bestimmten qualitativen Maßstäben genügen. Mit dem Betreuungsplan kann das Pflegeheim dem Bewohner, seinen Angehörigen und anderen innerhalb und außerhalb des Hauses schwarz auf weiß belegen, welche Betreuung geleistet wird und daß sie qualitativ vollwertig ist. Schließlich gibt es noch einen weiteren Grund, der etwas mit den Veränderungen zu tun hat, die unserem Gesundheitssystem bevorstehen. Pflegeheime werden bald mit den Versicherungen über die Vergütung verhandeln müssen, und dann ist es hilfreich, wenn sie nachweisen können, was sie tun.

Vor allem aus den beiden letzten Gründen sollten alle Pflegeheime vergleichbare Betreuungspläne aufstellen. Die NVP hält die Einheitlichkeit für so wichtig, daß sie einen Modellbetreuungsplan vorgestellt hat, der als Grundlage für dieses Kapitel dient. Natürlich wird es auch künftig Unterschiede zwischen den Pflegeheimen geben, z. B. in der Terminologie (Betreuungsakte, Behandlungsplan, Pflegeplan) und in der angebotenen Pflege.

8.2   Die Phasen des Betreuungszyklusses

Im Betreuungsplan, so die NVP, müssen die methodischen Schritte des Betreuungszyklus wiederzufinden sein. Methodisch bedeutet dies, daß wir systematisch und wohlüberlegt handeln. Beides spiegelt sich im Betreuungszyklus wider, denn zwischen Aufnahme und Entlassung des Bewohners unternimmt das betreuende Team einige festgelegte Schritte:

1. Daten sammeln (durch Beobachten, Tests und Gespräche);
2. Probleme formulieren (welche Probleme hat der Bewohner?);
3. Ziele formulieren (was will die Betreuung erreichen?), dazu zählt auch die Feststellung und Planung der Aktivitäten;

4. Aktion (den Plan in die Tat umsetzen);
5. Beurteilung (der Wirksamkeit der Aktion und des Betreuungsplans).

Die Beurteilung ist notwendig, weil die Situation des Bewohners sich ständig ändert. Er macht Fortschritte oder Rückschritte, und daran muß die Betreuung sich orientieren. Zudem wollen wir wissen, ob das gesteckte Ziel schon erreicht wurde. Wenn ja, kann das Team auf dem eingeschlagenen Weg weitermachen oder den Bewohner entlassen. Wenn nicht, müssen wir den Betreuungsplan möglicherweise umstellen. Außer bei einer Entlassung des Bewohners wird das Team durch die Beurteilung also zum ersten Schritt zurückgeführt: zu einer neuen Situation, also zu neuen Informationen, Problemen und Zielen. Abbildung 8.1 zeigt, wie daraus ein Zyklus entsteht – der „Betreuungszyklus".

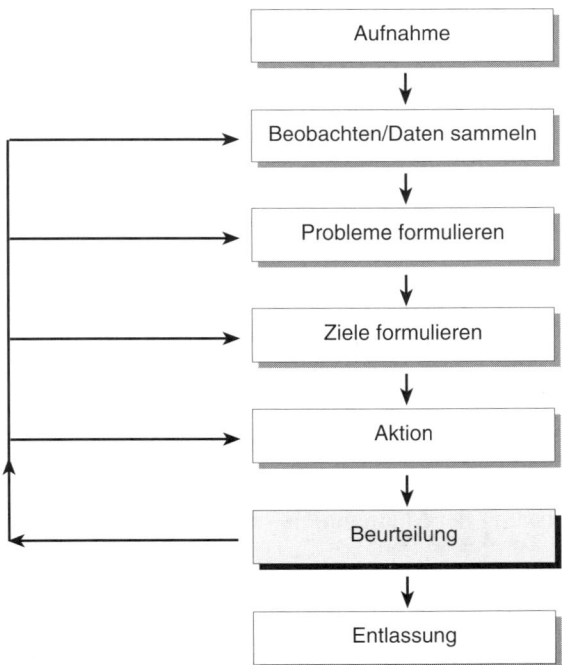

Abb. 8.1 Der Betreuungszyklus

8.2.1 Multidisziplinäre Zusammenarbeit

Wie bereits gesagt, sind Zusammenarbeit und gemeinsames Beraten notwendig, damit jeder dasselbe Ziel verfolgt. Dafür haben wir die *multidisziplinäre Besprechung*, eine regelmäßige Zusammenkunft, für die es auch andere Bezeichnungen gibt, z. B. „Bewohnerbesprechung" oder „Teamkonferenz". Die Betreuerinnen und Betreuer treffen sich an einem festen Tag und zu einer festen Zeit, um die Betreuungspläne der Bewohner durchzusprechen. Der Arzt oder die Ärztin und der/die BetreuungsplankoordinatorIn sind immer anwesend, ebenso die Teammitglieder, die an der Betreuung aktiv mitwirken, beispielsweise der Psychologe bzw. die Psychologin, die Physiotherapeutin bzw. der Physiotherapeut, die Ergotherapeutin bzw. der Ergotherapeut und die Beschäftigungstherapeutin bzw. der -therapeut.

Bei der Besprechung berichten die Teilnehmerinnen und Teilnehmer, welche Beobachtungen sie jeweils in ihrem Fachgebiet gemacht haben. Aufgrund dieser Informationen stellen die Betreuenden fest, welche Probleme der Bewohner hat und wie man sie beseitigen oder lindern kann. Möglicherweise beschließen sie, Vertreter anderer Disziplinen an der Betreuung zu beteiligen oder um Rat zu fragen.

Der Gedankenaustausch soll dazu führen, daß die Betreuenden sich auf eine gemeinsame Vorgehensweise einigen. Dies ist wichtig, damit sie nicht gegeneinander arbeiten. Wird eine Einigung erzielt, überlegen die Betreuenden, welche Betreuung sie dem Bewohner anbieten und wer die einzelnen Maßnahmen übernimmt. Bei unlösbaren Meinungsverschiedenheiten entscheidet der Arzt bzw. die Ärztin. Wenn der Betreuungsplan aufgestellt ist, muß der Bewohner oder sein nächster Angehöriger noch zustimmen.

Nach der Besprechung kehren die Betreuenden an ihre Arbeitsplätze zurück und überlegen mit ihren Kolleginnen und Kollegen, wie sie das Besprochene in die Tat umsetzen können. Es gibt also *multidisziplinäre Verantwortlichkeiten* (gemeinsame Beschlüsse über den Inhalt des Betreuungsplans) und *monodisziplinäre Verantwortlichkeiten* (Beschlüsse der einzelnen Fachgebiete über die praktische Durchführung).

8.2.2   Was wird aus dem Pflegeprozeß?

Wenn Sie etwas über den Pflegeprozeß wissen, werden Ihnen die Schritte des Betreuungszyklusses bekannt vorkommen. Pflegende sind schon seit langem der Ansicht, daß sie ihre Arbeit methodisch verrichten müssen, und zwar in fünf Phasen:

- Informationssammlung
- Probleme erkennen und formulieren
- Ziele formulieren
- Planung und Durchführung von Maßnahmen
- Bewertung der Wirkung der Maßnahmen

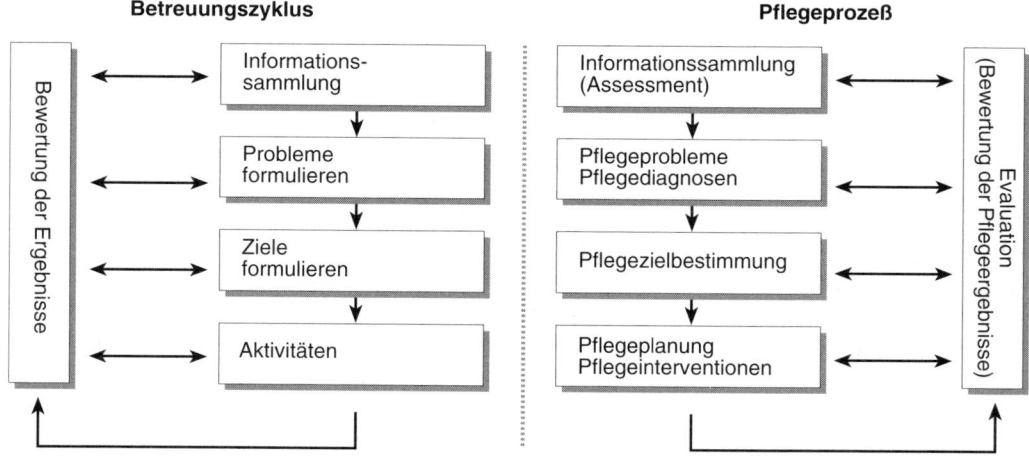

Abb. 8.2   Betreuungszyklus und Pflegeprozeß gleichen einander fast spiegelbildlich

Dieses methodische Vorgehen nennen wir *Pflegeprozeß*. Andere Bezeichnungen sind „methodisches Pflegen" und „systematisches pflegerisches Handeln". Die Übereinstimmung mit dem Betreuungszyklus ist groß (s. Abb. 8.2): Beide sind individuell ausgerichtet, problemorientiert und methodisch. Wer die methodischen Schritte des Betreuungszyklus kennt und versteht, begreift auch den Pflegeprozeß. Ob der Pflegeprozeß neben dem Betreuungszyklus steht oder als dessen Bestandteil aufgefaßt wird, bleibt den einzelnen Pflegeheimen überlassen.

8.3   Die Betreuungsakte

Die Betreuungsakte ist die schriftliche Wiedergabe des Betreuungsplans und besteht aus verschiedenen Formularen und Berichten. Die NVP schlägt folgende Gliederung vor:

- *Allgemeine Informationen.* Ein Formular, das die persönlichen Daten des Bewohners und seiner Familie oder Kontaktpersonen, die Aufnahmegründe und die Diagnose enthält.
- *Betreuungsplan.* Dieser besteht aus:
  - einem *Überblick* mit allgemeinen Informationen und dem Ziel der Betreuung, den Namen der zuständigen Betreuenden und Pflegenden nebst ihren Aufgaben;
  - einem *Formular für die multidisziplinären Besprechungen*, aus dem Veränderungen und neue Absprachen hervorgehen;
  - einem *Formular für spezielle Fragen* des Arztes an andere Mitglieder des Teams, die das Formular mit den Antworten zurückgeben können;
  - einer *Übersicht über Probleme, Ziele, Aktivitäten, Berichte und Auswertungen* (bei jedem Problem ist angegeben, welches Ziel festgelegt wurde, was die einzelnen Disziplinen unternehmen, ein Datum für die Auswertung, eine Zusammenfassung der Betreuungspraxis – das ist der wichtigste Bericht darüber, wie der Bewohner „sich macht" – und die Ergebnisse der Auswertungen);
  - einem *Wochenplan,* auf dem die wöchentlichen Aktivitäten des Bewohners vermerkt sind;
  - einem *Formular für besondere Maßregeln* (das Gesetz schreibt vor, über Maßnahmen in Notfällen zu berichten, z. B. Absonderung, Fixierung, Medikamente, Zwangsernährung.

Die Betreuungsakte enthält nicht nur den geltenden Betreuungsplan, sondern auch alte Betreuungspläne mit früheren Problemen und Zielen.

Im Mittelpunkt der Betreuungsakte steht die Betreuungsplanübersicht über Probleme, Ziele, Aktivitäten, Berichte und Auswertungen. Dieses Formular ähnelt sehr den Pflegeplänen, die wir beim Pflegeprozeß benutzen. Der Unterschied besteht natürlich darin, daß der Pflegeplan von Pflegenden erstellt und angewandt wird, die Betreuungsplanübersicht dagegen von den Mitgliedern des multidisziplinären Teams.

Alle betroffenen Disziplinen bringen zur folgenden multidisziplinären Besprechung einen schriftlichen Bericht über ihre Aktivitäten mit. Jeder notiert im voraus in der Betreuungsplanübersicht, was seiner Meinung nach für die anderen Mitglieder des Teams wichtig ist; dafür faßt er die wichtigsten Punkte seines Berichtes zusammen. Während der Sitzung wird mündlich berichtet und ausgewertet. Die Auswertung kann dazu führen, daß neue Probleme, Betreuungsziele und/oder Aktivitäten formuliert werden – sie kann aber auch ergeben, daß das Team auf dem richtigen Weg ist und keine Änderungen notwendig sind.

Vielleicht benutzt das Pflegeheim, in dem Sie arbeiten, andere Formulare und Arbeitsanweisungen, oder es verwendet andere Formulierungen. Immer mehr Heime nutzen den Computer und spezielle Programme, die es möglich machen, bestimmte Daten miteinander zu koppeln, so daß Querverbindungen sichtbar werden.

8.3.1 Der Pflegebericht

Den Mitarbeitern jeder Disziplin werden im Betreuungsplan ihre eigenen Teilaufgaben zugewiesen, die sie dank ihrer Fachkenntnisse lösen. Über die eigenen Aktivitäten muß aus jeder Disziplin berichtet werden; das heißt, es ist nicht nur ein multidisziplinärer, sondern auch ein monodisziplinärer Bericht notwendig.

Betreuende und Pflegende müssen *täglich* einen Bericht schreiben, der ein deutliches Bild der Betreuung und Pflege liefert. Der Pflegebericht geht also auf alles ein, was Betreuende und Pflegende tun und was sie wissen müssen – dagegen berichtet die Betreuungsakte über die gesamte multidisziplinäre Betreuung. Welche Veränderungen gibt es? Macht der Bewohner Fortschritte oder Rückschritte? Wie reagiert er auf die Betreuung und die Aktivitäten? All diese Informationen sind wichtig für die Kontinuität der Betreuung. Ein guter schriftlicher Bericht sagt allen Betreuenden und Pflegenden, was bereits getan wurde, was noch getan werden muß und was sich geändert hat.

Alle Pflegeberichte zusammen bilden die *Pflegeakte*. Diese Akte kann wie die Betreuungsakte aus verschiedenen Formularen und Blättern bestehen. Ob diese sich am Pflegeprozeß orientieren, bleibt dem Pflegeheim überlassen. Wir erwarten, daß viele Pflege- und Betreuungseinrichtungen auf den Pflegeprozeß verzichten, je mehr der Betreuungsplan und die Betreuungsakte sich durchsetzen. Die Phasen des Betreuungszyklus gewährleisten ja bereits ein methodisches Vorgehen.

8.3.2 Der/die BetreuungsplankoordinatorIn

Es ist nicht so leicht, alle Mitglieder des Teams mit all ihren verschiedenen Berufen auf eine Linie zu bringen. Dies erfordert zahlreiche Absprachen, auch außerhalb der multidisziplinären Besprechung. Jeden Tag werden über telefonisch Informationen ausgetauscht, die für die Betreuung als Ganzes wichtig sind. Wenn wir erreichen wollen, daß die Betreuenden nicht aneinander vorbei arbeiten und daß die richtige Information an die richtige Stelle gelangt, brauchen wir jemanden, der die Betreuung koordiniert: den/die BetreuungskoordinatorIn. Wegen der Art der Tätigkeit dürfte es sich dabei meist um jemanden aus der Gruppe der Betreuenden oder Pflegenden handeln.

Der/die BetreuungsplankoordinatorIn kümmert sich um einige Bewohner und ist vor allem für die tägliche praktische Umsetzung der Betreuung verantwortlich. Während der Arzt bzw. die Ärztin die letzte Verantwortung über den *Inhalt* des Betreuungsplans hat, ist der/die BetreuungsplankoordinatorIn verantwortlich für die *Organisation* der Betreuung. Er bzw. sie gibt eingehende Informationen an diejenigen Betreuenden weiter, die sie benötigen. Er bzw. sie nimmt an der multidisziplinären Besprechung teil und vermerkt Absprachen, die dort getroffen werden, im Betreuungsplan. Nach Rücksprache mit den zuständigen Betreuerinnen baut er bzw. sie alle Absprachen in den Wochenplan ein und sorgt zum Beispiel dafür, daß ein Bewohner nicht gleichzeitig an zwei verschiedenen Orten erwartet wird. Für den Bewohner, dessen Familie und die Mitglieder des multidisziplinären Teams ist er bzw. sie der bzw. die erste AnsprechpartnerIn.

8.4 Der Fall Verhey

Lesen Sie die folgende Situationsbeschreibung bis zum Abschnitt 8.4.2 (Aufgabe) sorgfältig durch, und versuchen Sie, diese Fragen zu beantworten:

- Welche Probleme werden angesprochen?
- Wählen Sie zwei Probleme aus. Mit welchen Aktivitäten müssen Betreuende und Pflegende diesen Problemen begegnen?

Vergleichen Sie Ihre Antworten mit den Problemen und Aktivitäten in Abschnitt 8.4.2 und in der Betreuungsplanübersicht in Tabelle 8.1.

8.4.1 Situationsbeschreibung

Allgemeine Angaben
Name: Josina Maria Verhey-Vos
Alter: 86 Jahre
Familienstand: seit 8 Jahren verwitwet
Religion: römisch-katholisch
Aufnahmediagnose: amnestisches Demenzsyndrom, betreuungsbedürftig.

Situation vor der Aufnahme
Frau Verhey betrieb früher mit ihrem Mann eine Lebensmittelhandlung. Als die beiden 66 bzw. 68 Jahre alt waren, verkauften sie das Geschäft an eine große Firma. Sie blieben zu zweit in der Wohnung über dem Laden.

Herrn Verheys Gesundheit ließ zu wünschen übrig. Er hatte schwere Herzrhythmusstörungen. Sein Tod kam trotz seiner 81 Jahre für Frau Verhey unerwartet, und der Verlust traf sie hart. Sie hatte große Schwierigkeiten mit der Stille und dem in ihren Augen ziellosen Leben in der Wohnung. Nach Rücksprache mit den Kindern beschloß sie, in ein Pflegeheim zu ziehen. Dort nahm sie regelmäßig an erholsamen Aktivitäten teil, und die Sonntage verbrachte sie bei einem ihrer Kinder.

Etwa seit dem 84. Lebensjahr begann es mit ihr bergab zu gehen. Sie wurde abnorm vergeßlich, was auch Folgen für ihre Selbstversorgung hatte. Andauernd verlegte sie Dinge und fand ihr Zimmer nicht mehr. Nachts irrte sie manchmal durch die Gänge und rief nach ihrem Mann. Man beschloß, Frau Verhey untersuchen zu lassen. Die Untersuchung ergab, daß sie in einem gerontopsychiatrischen Pflegeheim besser aufgehoben war.

Situation nach der Aufnahme
Nach 2 Monaten in einer Abteilung für Betreuungsbedürftige ist eine noch größere Verwirrtheit die auffallendste Veränderung. Die Frau möchte immer wieder in ihren Laden und ruft nach ihrem Mann. Wenn man ihr erklärt, daß das nicht geht, gerät sie völlig aus

Übersicht Probleme, Ziele, Aktivitäten, Berichte und Auswertungen

Fernziel Betreuung: *derzeitigen Zustand verbessern*

Betreuungsplankoordinatorln: *Hennie van Dijk*
Arzt: *Jan de Jong*

Name: *Frau Verheg-Vos*
Geburtsdatum: *14.4.1910*
Abteilung: *Vitergang*

	Nr.: 1 Datum: *10.2.94* Code:	Nr.: 2 Datum: *10.2.94* Code:	Nr.: 3 Datum: *10.2.94* Code:	Nr.: 4 Datum: *10.2.94* Code:	Nr.: Datum: Code:
Problem:	*Defizite im Alltag*	*Inaktivität*	*Eingeschränkte körperliche Beweglichkeit*	*Desorientiertheit*	
Ziel:	*Aufrechterhaltung/Wiederherstellung der Selbstversorgung im Alltag*	*Reaktivierung*	*Gehen verbessern*	*Aufrechterhaltung der vorhandenen Orientierung Herstellen des Tag-Nacht-Rhythmus*	
Aktivitäten (je Fachgebiet + Häufigkeit):	*Ergotherapie: 3 x wöchentl. AV-Training; Pflege: alltägl. Verrichtungen und komplexe Handlungen fördern*	*Pflege: an Haushaltsarbeit beteiligen; ältesten Sohn um persönliches Engagement bitten; Küche: beim Abwasch helfen Beschäftigungstherapeutin: Sticken und Chor*	*Arzt: körperl. Untersuchung Pflege: Gelegenheit zum Gehen geben Physiotherapie: Gehübungen; beurteilen, ob Hilfsmittel notwendig Beschäftigungsgotherapeut: Gehübungen*	*Arzt: Temazepam streichen, statt dessen 5 mg Nitrazepam zum Schlafen Psychologe: Teilnahme an Gesprächsgruppe Pflege: 24-Stunden-Orientierungstraining Sozialarbeiter: Kontakt mit Kindern aufnehmen, weil die Mutter sie schlecht erkennt Beschäftigungsgotherapeut: Orientierungstraining in Kleingruppe*	
Datum der Auswertung:	*3.3.94*	*3.3.94*	*Körperl. Unters. 17.2.94 Pflege a. Beschäftigungstherapie. 3.3.94 Physiotherapie 10.3.94*	*3.3.94 (Medikamente 24.2.94)*	
Bericht					
Auswertung: Problem/ Ziel/ Aktivitäten: Veränderungen?					

Abb. 8.3   Betreuungsplanübersicht (Beispiel)

der Fassung. Ihre Kinder und Enkel besuchen sie regelmäßig; aber sie bringt ihre Namen durcheinander, und mitunter glaubt sie, Fremde vor sich zu haben.

Bei komplizierten Verrichtungen, vor allem beim Waschen und Anziehen, braucht sie Hilfe. Bei der Beschäftigungstherapie bleibt sie meist untätig. Außerdem fällt ihr das Gehen immer schwerer, besonders seit einigen Wochen. Sie muß sich am Geländer und an den Wänden festhalten, um nicht zu stürzen, und so schlurft sie durch die Flure. Der Kontakt mit anderen Bewohnern ist gut; sie hat einige Menschen gefunden, mit denen sie sich gut unterhalten kann. Große Probleme hat sie mit dem Schlafen. Nachts steht sie öfters auf und sucht nach ihrem Mann oder redet lange über eine verwickelte Geldangelegenheit. Seit 5 Tagen bekommt sie ein Schlafmittel, das aber nicht viel genützt hat.

Am stärksten verbunden ist Frau Verhey mit ihrem ältesten Sohn, der auch viel mit den Pflegenden in der Abteilung spricht. Er erzählt, seine Mutter habe gern etwas in den Händen. Nachdem seine Eltern das Geschäft verkauft hätten, habe seine Mutter sich voller Eifer mit dem Haushalt beschäftigt. Zu Hause habe sie oft gesungen, und im Altersheim habe sie mit Sticken angefangen.

8.4.2 Ausarbeitung

Frau Verhey hat folgende Probleme:

* Sie braucht Hilfe bei komplizierten Tätigkeiten.
* Sie ist inaktiv.
* Sie kann schlechter gehen.
* Sie erkennt ihre Angehörigen immer schlechter.
* Sie will in ihren Laden und ruft nach ihrem Mann.
* Trotz eines Schlafmittels schläft sie schlechter.
* Sie bringt Tag und Nacht durcheinander.

Zusammengefaßt gibt es vier Hauptprobleme:

* Schwierigkeiten bei alltäglichen Verrichtungen,
* Inaktivität,
* schlechte Beweglichkeit,
* Desorientiertheit in bezug auf Zeit, Orte und Personen.

Bei der multidisziplinären Besprechung wird vereinbart, Frau Verhey folgende Aktivitäten anzubieten:

Problem 1: Schwierigkeiten im Alltag
* Ziel: aufrechterhalten und wiederherstellen der Selbstversorgung im Alltag;
* Aktivitäten:
  – Pflege: vorhandene Fertigkeiten fördern und komplexe Handlungen trainieren,
  – Ergotherapie: AV-Training.

Problem 2: Inaktivität
* Ziel: Reaktivierung;
* Aktivitäten:
  – Pflege: Mithilfe im Haushalt; den ältesten Sohn bitten, sich persönlich um die Mutter zu kümmern,

  – Küche: Hilfe beim Abwasch;
  – Beschäftigungstherapeut: Sticken und Mitsingen im Chor anbieten.

Problem 3: eingeschränkte Beweglichkeit
• Ziel: Gehen verbessern;
• Aktivitäten:
  – Arzt: körperliche Untersuchung,
  – Pflege: Möglichkeit zum Gehen geben,
  – Physiotherapeut: Gehübungen; beurteilen, ob sie Hilfsmittel braucht,
  – Beschäftigungstherapeut: Gehübungen machen: auf ihn zu und von ihm weggehen.

Problem 4: schlechte Orientierung in Bezug auf Zeit, Ort und Personen
• Ziel: aufrechterhalten (möglichst wiederherstellen) der Orientierung, wiederherstellen des Tag-Nacht-Rhythmus
• Aktivitäten:
  – Arzt: als Schlafmittel 5 mg Nitrazepam vor dem Zubettgehen geben,
  – Psychologe: Teilnahme an Gesprächsgruppen,
  – Pflege: 24-Stunden-Orientierungstraining,
  – Sozialarbeiter: Kinder fragen, ob es ein Problem ist, daß die Mutter sie nicht mehr so gut erkennt,
  – Beschäftigungstherapeut: Teilnahme am Orientierungstraining in einer Kleingruppe.

Betreuung und Pflege
Die Betreuungsplankoordinatorin von Frau Verhey ist zugleich ihre hauptverantwortliche Pflegerin. Bei der multidisziplinären Besprechung hat sie bereits einige Vorschläge und Ideen notiert. Darüber spricht sie mit ihren Kolleginnen und Kollegen, und sie beschließen die nachfolgend beschriebenen Aktivitäten.

Betreuung bei alltäglichen Verrichtungen (Ziel bei Problem 1)
Bei den Mahlzeiten bekommt Frau Verhey einen festen Platz an einem Tisch mit Menschen auf dem gleichen Niveau. Ein Betreuer ermuntert sie immer wieder zur Selbständigkeit.
Auch bei den übrigen alltäglichen Verrichtungen wird Frau Verhey bis auf weiteres betreut. Beim Waschen und Baden teilen die Pflegenden die Arbeit in übersichtliche Phasen ein und reichen Frau Verhey einen benötigten Gegenstand nach dem anderen. Vor dem Anziehen legt der Pfleger die Kleider der Reihe nach hin.

Arbeit im Haushalt und Unterstützung durch den Sohn (Ziel bei Problem 2)
In der Abteilung kann Frau Verhey bei einigen Arbeiten helfen. In Betracht kommen Staubsaugen, das Gießen der Pflanzen und Bettenmachen. Die Pflegenden sollen Frau Verhey fragen, ob ihr diese Tätigkeiten gefallen, und sie dann entsprechend einsetzen. Die Betreuungsplankoordinatorin weist darauf hin, daß Frau Verhey in Verbindung mit Ziel 1 einfache Arbeiten bekommen muß, die jeweils höchstens 10 Minuten dauern.
Der Sohn begleitet Frau Verhey in den asiatischen Laden des Pflegeheims, wo sie wöchentlich eine halbe Stunde helfen darf. Die Betreuungsplankoordinatorin wird den ältesten Sohn fragen, was Frau Verhey früher gerne getan hat. Außerdem wird sie die

Beschäftigungstherapeutin fragen, ob Frau Verhey ihre Stickereien mit in die Abteilung nehmen darf, damit sie auch im Wohnzimmer sticken kann. Ferner wird die Koordinatorin in der Küche erklären, worauf zu achten ist, wenn Frau Verhey beim Abwasch hilft.

Möglichkeiten zum Gehen bieten (Ziel bei Problem 3)
Jedesmal, wenn eine Betreuerin oder ein Betreuer der Abteilung etwas holen muß, wird sie/er Frau Verhey ermuntern mitzugehen, beispielsweise wenn das Essen aus der Küche, Wäsche aus der Wäschekammer oder Material aus dem Magazin zu holen ist.

24-Stunden-Orientierungstraining (Ziel bei Problem 4)
Wenn Frau Verhey in der Nähe ist, werden die Betreuenden einander konsequent mit Vor- und Familiennamen ansprechen. Wenn sie mit ihr sprechen, werden sie sie immer beim Namen nennen und je nach Tageszeit „guten Morgen", „Mahlzeit" oder „guten Abend" sagen. Abends werden Frau Verhey Aktivitäten angeboten, damit sie bis zur Schlafenszeit wach bleibt.

Die Betreuungsplankoordinatorin wird den ältesten Sohn um Fotos von den Kindern und vom Ladengeschäft bitten und sie auf Frau Verheys Nachttisch stellen. Die Pflegerin wird sie jeden Tag beim Aufstehen und beim Zubettgehen fragen, wer auf den Bildern zu sehen ist.

Weiterführende Literatur

Bücher

Cools, H. J. M., und J. C. Bom: *Handboek verpleeghuiszorg.* De Tijdstroom, Utrecht 1989
Engbers-Kampen, H. J. M., und C. van Sprundel: *Model-zorgplan verpleeghuiszorg.* Nederlandse Vereniging voor Verpleeghuiszorg, Utrecht 1993
Heijl, W., und J. A. M. Kerstens: *Zorgverlening aan psychogeriatrische bewoners.* Bohn, Scheltema & Holkema, Utrecht 1988
Hunt, J., und D. J. Marks-Maran: *Het verpleegkundig dossier.* De Tijdstroom, Lochem 1982
Marriner, A.: *Verplegen volgens plan.* Bohn Stafleu Van Loghum, Houten 1981
McFarlane, J., und G. Castledine: *Verplegen en rapporteren.* Lemma, Utrecht 1990
NVVz: *Professionele verantwoordelijkheden in het verpleeghuis.* Nederlandse Vereniging voor Verpleeghuiszorg, Utrecht 1992
NVVz: *Verpleeghuizen op de zorgmarkt.* Nederlandse Vereniging voor Verpleeghuiszorg, Utrecht 1992
NZR: *Een wankel evenwicht. Zelfbeschikking en paternalisme in de psychogeriatrie.* Nationale Ziekenhuisraad, Utrecht 1990
Peet, R. van der: *Inleiding in de verpleegkunde.* Lemma, Utrecht 1990
Rest-de Bakker, K. van et al.: *Methodisch handelen in de verpleging.* Lemma, Utrecht 1992
Townsend, M. C.: *Verpleegkundige diagnostiek in de psychiatrie.* Lemma, Utrecht 1990

Zeitschriften

Bakel, S. van: Methodisch werken in de psychogeriatrie. *BKZ* 20/62–68, 1987
Bie, J. de: Probleemgerichte verpleging: een volwassen vorm van ziekenverzorging. *BKZ* 181/142–147, 1985

Brink-Tjebbes, J. van den: Methodiek en systematiek van het verplegen. *TvZ* I: 35/1/6–9; II: 35/2/ 53–57, 1982

Geelen, R., und R. Daniël: Het zorgplan in hoofdlijnen, *TvZ* 104/5/154–157, 1994

Graat, T.: Werken met een verpleegplan: een kwestie van wennen. *MGZ* 9/8–15, 1981

Hodinius, A. A. M., und T. Jaarsma: Het verpleegkundig proces en rapportage. *TvZ* 41/16/507– 511, 1987

Holte, E. ten: Werken met een zorgplan? Dan eerst een invoeringsplan. *TvV* 27/3/91–95, 1994

Integraal: Methodisch handelen in de verpleging. Themennummer der *TvZ*, Nr. 10, 1984

Jongmans, A., und B. de Krey: De verpleegkundige anamnese – één van de hulpmiddelen van het methodisch verplegen. *TvZ* 36/13/403–408, 1983

Miller, A.: Zijn patiënten gebaat bij het verpleegproces? *Verpleegkundig Perspectief* 1/1–10, 1985

Mitchell, T.: Discussie over het verpleegproces. 1. Gaat het verplegen de arts an? *Verpleegkundig Perspectief* 1/1–10, 1985

Molenaar, H.: SOAP-rapportage. Naar een goede schriftelijke informatie-overdracht. *TvV* 25/12/ 390–394, 1992

Poolman, H.: Automatisering van het zorgdossier. *TvV* 26/10/319–322, 1993

Rowden, R.: Discussie over het verpleegproces. 2. Ook een arts kan met het verpleegproces omgaan. *Verpleegkundig Perspectief* 1/11–16, 1985

Sprundel, T. van: *Model-zorgplan verpleeghuiszorg.* Vortrag am 10. November 1993 auf der NVVz-Studientagung „Zeit für Qualität" in Zwolle

Tierny, A.: Discussie over het verpleegproces 3. Een pleidooi voor het verpleegproces. *Verpleegkundig Perspectief* 1/17–25, 1985

Verhoeven, A. H. M., und J. A. M. Lambregts: Telkens weer een stapje verder; over patiëntgericht werken in het verpleeghuis. *TvV* 26/1/2–7, 1994

Teil II
Gesundheit und Krankheit

9 Belastbarkeit und Belastung im Alter

Verantwortung und Ziele

Die Gesundheitsstörungen, die mit dem Alter zusammenhängen, fallen nicht vom Himmel. Sie haben eine Vorgeschichte, die unauflöslich mit dem Individuum verbunden ist. Betreuende müssen auf die zahllosen Faktoren achten, die zu dieser Entstehungsgeschichte beitragen.
Wenn Sie dieses Kapitel durchgearbeitet haben, können Sie

1. *erklären, was Belastung und Belastbarkeit bedeuten;*
2. *erläutern, wie Belastung und Belastbarkeit sich im Laufe des Lebens entwickeln;*
3. *erläutern, welche Gefahren Unter- und Überbelastung mit sich bringen;*
4. *einige Faktoren nennen, die zu Störungen des Gleichgewichts im Alter beitragen.*

9.1 Belastung und Belastbarkeit

Für manche Menschen bringt das Alter Probleme mit sich. Um zu verstehen, warum manche Menschen krank und hilfsbedürftig werden und andere nicht, ist es sinnvoll, zwei Begriffe einzuführen, die eng miteinander zusammenhängen: „Belastbarkeit" und „Belastung".

Alle Lasten im weitesten Sinne des Wortes bilden zusammen die Belastung: Pflichten, Probleme, Gebote und Verbote. Beispiele sind die Pflicht, rechtzeitig zur Arbeit zu kommen, einzukaufen, den Garten umzugraben, mit dem Nachbarn auszukommen oder das Verkraften einer schmerzlichen Trennung.

Um dies alles zu bewerkstelligen, braucht der Mensch körperliche und seelische Widerstandskraft sowie einige Fähigkeiten, die wir zusammen als Belastbarkeit bezeichnen.

Eine Veranlagung zu Rheuma, Aufrichtigkeit, hohe oder niedrige Intelligenz oder Blindheit können ganz oder teilweise angeboren sein, und sie beeinflussen die Belastbarkeit. Vieles, was im Laufe der Zeit die Belastbarkeit fördert, müssen wir erst lernen.

9.1.1 Das Gleichgewicht zwischen Belastung und Belastbarkeit

Zwischen Belastung und Belastbarkeit besteht ein Gleichgewicht, das nicht für immer festgelegt ist, sondern sich ständig verändert. Es gibt immer wieder Veränderungen im Leben, neue Verhältnisse, Möglichkeiten oder Probleme, welche die Belastung oder die Belastbarkeit vergrößern oder verringern. Zudem hat jeder das Bedürfnis, ab und zu etwas Neues zu probieren und herauszufinden, was er kann und was nicht.

Das Gleichgewicht zwischen Belastung und Belastbarkeit ist also ständigen Schwankungen unterworfen. Solange diese von kurzer Dauer sind und wir ihnen selbst begegnen können, um zu einem neuen Gleichgewicht zu finden, sprechen wir von einer *Störung* des Gleichgewichts. Uns allen wird das Leben manchmal zu schwer, doch nach einem Tag der Ruhe oder einem guten Gespräch merken wir, daß wir die Last wieder tragen können. Es gibt jedoch auch schwere und anhaltende Probleme, die das Gleichgewicht empfindlich stören und die wir ohne fachkundige Hilfe nicht lösen können.

Wenn die Belastung größer ist als die Belastbarkeit, liegt eine *Überbelastung* vor. Das Gegenteil ist eine *Unterbelastung*. Letztere mag uns harmlos erscheinen, auf lange Sicht kann sie jedoch unangenehme Folgen haben. Wer seine Fähigkeiten nicht mehr nutzt, ist unterbelastet, z.B. ein depressiver Bewohner, der alles für sinnlos hält und daher nichts erreicht. Dies kann dazu führen, daß er seine Fähigkeiten verliert und es ihm immer schlechter geht.

9.1.2 Lebensalter und Belastbarkeit

Belastbarkeit und Belastung sind also zwei Einheiten, die sich im Laufe der Jahre verändern. Unsere Sitten und Gewohnheiten bezwecken, Belastungen an die Kräfte anzupassen. So sorgen die Eltern beispielsweise für ihre Kinder und übertragen ihnen nach und nach mehr Verantwortung, wenn sie älter werden und ihre Fähigkeiten zunehmen. Es gibt Filme für Sechzehnjährige und ältere; Autofahren darf nur, wer mindestens 18 Jahre alt ist; und lohnabhängige Arbeit ist ebenfalls erst von einem bestimmten Alter an erlaubt. Kurz gesagt, die Belastbarkeit wächst im Laufe des Lebens und mit der Lebenserfahrung.

Um Belastung und Belastbarkeit eines Menschen abschätzen zu können, müssen wir daher seine Lebensgeschichte kennen. Dies gilt erst recht für gerontopsychiatrische Bewohner. Wir können anhand ihrer Lebensgeschichte beurteilen, was sie üblicherweise selbst tun, wie sie mit Problemen umgehen und was sie allein nicht schaffen. Die Angehörigen eines Bewohners spielen dabei eine wichtige Rolle, weil sie oft ergänzende Informationen liefern können oder den Bewohner aus einem anderen Blickwinkel sehen. Zudem kommt es vor, daß ein Bewohner seine Lebensgeschichte nicht mehr oder nur mit Mühe selbst erzählen kann. Hier zeigt sich, daß der regelmäßige und intensive Kontakt zwischen Bewohnern und Angehörigen unentbehrlich ist.

9.1.3 Nachlassende Kräfte

Die Zunahme der Belastbarkeit ist nicht von Dauer. Eines Tages beobachten wir bei jedem Menschen ein Nachlassen seiner Kräfte auf verschiedenen Gebieten. Im Laufe der Jahre muß der Mensch seine Belastung also seiner verbliebenen Belastbarkeit anpassen. Ein älterer Mensch bleibt bei schlechtem Wetter eher im Haus als ein junger; er geht im Urlaub nicht mehr zelten, sondern wohnt in einem Hotel oder in einer Pension.

Im Alter wird das Gleichgewicht zwischen Belastung und Belastbarkeit instabil, und Störungen treten schneller auf. Selbstverständlich gibt es auch Ausnahmen. Manche Menschen sind bis ins hohe Alter vital und aktiv – man denke nur an Politiker wie Churchill und Adenauer. Im allgemeinen ist das Älterwerden trotz abnehmender Kräfte weniger entscheidend als der frühere Beruf und die soziale Situation, in der ein Mensch gelebt hat. Auch im Pflegeheim können wir beobachten, daß Menschen, die einst eine wichtige Position innehatten, sich gegenüber dem Personal und den Mitbewohnern entsprechend verhalten. Das gleiche gilt für jene, die stets viele Interessen hatten – sie sind aktiver und mündiger, einerlei, ob sie jung oder alt sind und unabhängig davon, ob sie betreut werden oder sich selbst versorgen. Dies alles zeigt, wie wichtig die Vorgeschichte eines Bewohner ist.

9.1.4 Die Gefahr der Unterbelastung

Astronauten, die monatelang die Erde umkreisen, müssen täglich Übungen machen, um zu verhindern, daß ihre Muskelkraft in der Schwerelosigkeit abnimmt. Wenn die Schwerkraft aufgehoben ist, brauchen sie sich nämlich kaum anzustrengen.

Meist ist das Gleichgewicht zwischen Belastung und Belastbarkeit allerdings durch Überbelastung gestört. Wir denken dann sofort daran, dem Hilfsbedürftigen allerlei Arbeiten abzunehmen. Das klingt logisch, und dennoch ist dabei große Vorsicht geboten. Wenn ein Betreuer zu viele Aufgaben übernimmt, baut er bei dem Bewohner vielleicht auf einem Gebiet eine Überbelastung ab, ruft aber auf einem anderen Gebiet eine Unterbelastung hervor. So entsteht eine Spirale, die den Bewohner immer weiter abwärts führt, weil er seine restlichen Möglichkeiten nicht nutzt. Wenn wir uns dagegen um diese verbliebenen Möglichkeiten kümmern, bleiben sie dank ständigen Übens und Trainierens erhalten. Davon kann der Allgemeinzustand des Bewohners nur profitieren.

9.2 Einflußfaktoren

Die Beschwerden eines älteren Menschen sind oft nur schwer auf eine bestimmte Ursache zurückzuführen. Häufig sind verschiedene Faktoren verantwortlich. Manche Ursachen sind für ältere Menschen ziemlich typisch, und wir wollen sie nachfolgend in drei Hauptgruppen einteilen:

- körperliche Faktoren,
- seelische Faktoren,
- gesellschaftliche Faktoren.

Die folgende Erörterung von Faktoren ist längst nicht vollständig, sondern bildet nur eine Auswahl aus zahlreichen Einflüssen. Zudem liegt oft eine *Multikausalität* vor, das heißt, es gibt mehrere Ursachen für die schlechte Gesundheit. Die Faktoren hängen miteinander zusammen, beeinflussen sich gegenseitig und können einander verstärken. Wenn sie zu Verhaltensproblemen führen, geschieht dies langsam und fast nie über Nacht.

Noch ein Mißverständnis müssen wir vermeiden: Die Menschen reagieren sehr unterschiedlich auf die Veränderungen und Schwierigkeiten, die wir hier erörtern. Die meisten Älteren können sich gut anpassen und meistern die Probleme des Alters. Nur wenigen fällt die Selbstversorgung so schwer, daß eine Aufnahme in eine gerontopsychiatrische Abteilung notwendig ist.

9.2.1   Körperliche Faktoren

Unter körperlichen oder somatischen Faktoren verstehen wir Einflüsse, die zu Störungen des Gleichgewichts zwischen Belastung und Belastbarkeit führen, z.B.

- Störungen des Nervensystems,
- Störungen der Sinnesorgane,
- Kreislaufstörungen,
- Stoffwechselstörungen,
- Störungen der Knochen, Gelenke und Muskeln,
- Vergiftungen von außen.

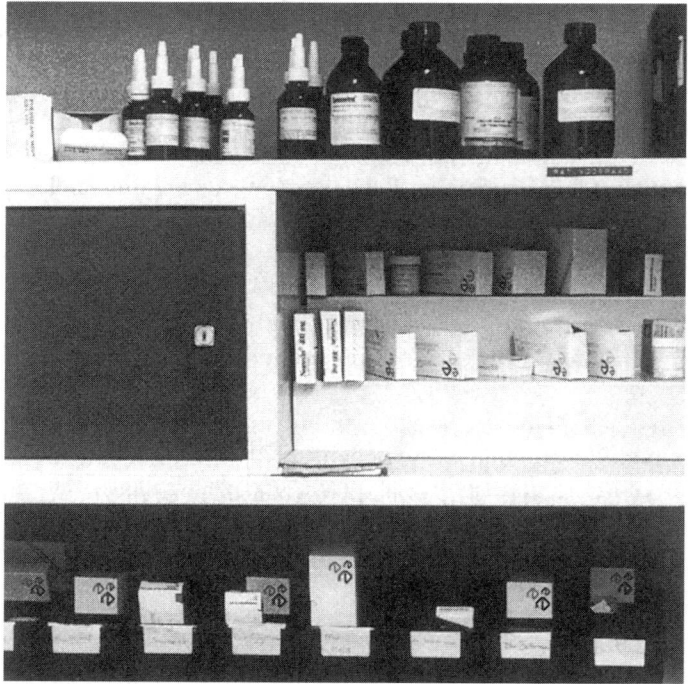

Abb. 9.1   Vergiftung von außen

Störungen des Nervensystems

Wenn die Zellen, die Bausteine unseres Körpers, verbraucht sind, werden sie durch neue ersetzt. Die Zellen des Gehirns bilden jedoch eine Ausnahme. Weil sie nur in beschränktem Umfang erneuert werden, erleidet das Gehirn mit der Zeit einen Funktionsverlust. Auch Geschwulste können der Grund für Störungen der Hirnfunktionen sein. Verhaltensstörungen wie Verwirrtheit und Sprechprobleme können die Folge eines Schlaganfalls oder von transitorischen ischämischen Attacken (TIA) sein. Hierunter versteht man kleine, vorübergehende Durchblutungsstörungen des Gehirns, die jeweils zu einem kurzzeitigen Mangel an Sauerstoff führen, so daß Hirnzellen absterben.

Störungen der Sinnesorgane

Wenn Gehör oder Sehkraft nachlassen, können Isolierung und Vereinsamung die Folge sein. Eine Schwächung des Geruchs- und/oder Geschmackssinnes beeinflußt den Appetit und kann mitunter Argwohn bis hin zum Vergiftungswahn hervorrufen. Schlechtere Augen können zu Unfällen führen, und auch eine selbst auferlegte Vereinsamung ist gefährlich, weil sie die Unfallangst verstärkt.

Kreislaufstörungen

Ein bekanntes Beispiel ist die Arterienverkalkung, die zu Herzbeschwerden führen kann. Wenn das Herz nicht mehr voll funktionstüchtig ist, können Lustlosigkeit und ständige Müdigkeit die Folge sein.

Stoffwechselstörungen

Einseitige Ernährung, unregelmäßige Mahlzeiten, Diabetes mellitus und Anämie können unter anderem Müdigkeit, Verwirrtheit oder Reizbarkeit verursachen.

Störungen der Ausscheidung

Wenn die Nieren, die das Blut reinigen, schlecht arbeiten, so hat dies oft ernste Folgen. Wir können die Nieren mit einem Wasserfilter im Aquarium vergleichen. Das Wasser ist unser Blut, und die Fische sind die Gehirnzellen. Wenn der Strom ausfällt und der Filter nicht mehr arbeitet, scheiden die Fische dennoch Urin und Kot aus, und das Wasser wird schmutzig und vergiftet die Fische. Das gleiche geschieht, wenn die Nieren ausfallen.

Störungen der Knochen, Gelenke und Muskeln

Störungen des Bewegungsapparates, z. B. Rheuma und Lähmungen, bedeuten eine ständige Belastung im Alltag. Die Folge kann sein, daß wir abhängig werden und uns vernachlässigen oder daß wir die Kontakte zu anderen Menschen abbrechen.

Vergiftungen von außen

Ältere Menschen nehmen oft Medikamente ein, um körperliche oder seelische Probleme in den Griff zu bekommen. Wenn sie ihre Arzneien falsch kombinieren oder zu hoch dosieren (von bestimmten Medikamenten benötigen ältere Menschen eine niedrigere Dosis), kann eine Vergiftung die Folge sein (Abb. 9.1).

Der Hausarzt wird sich natürlich bemühen, über die verordneten Tabletten, Pulver und Tropfen den Überblick zu behalten, bisweilen ist er jedoch nicht der einzige, der Medikamente verschreibt. Außerdem sind manche Menschen sehr nachlässig, was Medikamente betrifft, und doktern selbst mit alten oder „geborgten" Tabletten herum. Vor allem Beruhigungspräparate können die geistigen Fähigkeiten beeinträchtigen.

Es ist daher sehr wichtig, daß die Arznei- oder Therapiekarte sorgfältig geführt wird. Alte, nicht mehr benötigte Medikamente müssen in der Apotheke abgegeben werden. Das Wegspülen im WC ist keine gute Lösung, weil sie dann die Umwelt belasten. Wir lehnen Medikamente durchaus nicht ab, man muß sie jedoch umsichtig, zur rechten Zeit und in der richtigen Dosis einnehmen.

Auch die Narkose, die bei Operationen durchgeführt wird, stellt eine Vergiftung dar, die besonders bei alten Menschen noch lange nachwirken kann.

9.2.2   Seelische Faktoren

Seelische Faktoren sind vor allem an die emotionalen Reaktionen auf die Probleme des Lebens und ihre Auswirkungen gebunden. Schwierigkeiten im Alter sind beinahe unvermeidlich, und wir werden noch sehen, daß die Fähigkeit, sich damit abzufinden, von großer Bedeutung ist. Häufige seelische Probleme sind

- Trauer,
- die Bewältigung des Älterwerdens und
- der Verlust der Zukunftsperspektive.

Trauer

Wenn wir älter werden, sterben immer mehr Menschen in unserer Umgebung. Die Überwindung eines Verlustes nennen wir Trauerprozeß. Dieser Prozeß kann langwierig und einschneidend sein. Der Verlust des Ehegatten hat für den überlebenden Partner erhebliche Konsequenzen. Er oder sie muß sich mit Kummer, Verzweiflung, Mutlosigkeit und vielleicht Schuldgefühlen auseinandersetzen. Das kostet viel Zeit und Kraft.

Die Bewältigung des Älterwerdens

Es ist nicht leicht, sich damit abzufinden, daß das Leistungsvermögen im Laufe des Lebens langsam abnimmt. Manchen Menschen fällt die Anpassung so schwer, daß sie mit großen Schwierigkeiten zu kämpfen haben.

Der Verlust der Zukunftsperspektive

Solange wir jung sind, gehen wir beim Pläneschmieden davon aus, daß wir noch viele Jahre vor uns haben. Wir haben noch nicht viel Vergangenheit hinter uns und beschäftigen uns mit der Gegenwart und der Zukunft. Bei Älteren ist das anders. Viele von ihnen rechnen mit ihrem baldigen Tod, aber sie wissen natürlich nicht, ob ihnen noch Wochen oder Jahre bleiben.

Das Alter ist die Zeit, in der wir Bilanz ziehen. „Wie war mein Leben?" fragen wir uns. Die Antwort fällt nicht immer ganz erfreulich aus. Manche blicken bitter auf zahllose Rückschläge, vermeintliche Fehler und verpaßte Chancen zurück, und es bleibt ihnen keine Zeit mehr, um Schaden wiedergutzumachen und das Versäumte nachzuholen.

9.2.3   Gesellschaftliche Faktoren

Außerhalb des persönlichen Bereichs muß jeder Mensch sich mit vielen Problemen aller Art herumschlagen. Die Veränderungen der gesellschaftlichen Situation sind oft untrennbar mit dem Älterwerden verbunden. Dabei denken wir vor allem an

- den Verlust der bezahlten Arbeit,
- den Verlust der gesellschaftlichen Rolle,
- den Verlust von Kontakten und
- den Verlust der vertrauten Umgebung.

Verlust der bezahlten Arbeit

Ab einem bestimmten Alter brauchen wir nicht mehr zu arbeiten und bekommen eine Rente. Darauf reagieren die Menschen unterschiedlich. Manche finden es herrlich, daß sie Zeit für sich selbst haben und ihr eigener Herr sind. Endlich dürfen sie tun, was sie früher mangels Zeit nicht tun konnten. Für andere ist das Ende des Arbeitslebens gleichbedeutend mit einem Statusverlust. Statt Bäcker, Lehrer oder Geschäftsmann sind sie nun Rentner. Ein Gefühl der Nutzlosigkeit kann die Folge sein.

Die Pensionierung bringt nicht nur für den Pensionär große Veränderungen mit sich, sondern auch für seinen Partner. Auch heute noch arbeitet meist der Mann außerhalb des Hauses, und die Frau versorgt den Haushalt. Vor der Pensionierung verläßt der Mann früh am Morgen das Haus und kommt erst am frühen Abend zurück. Seine Frau kann ihren Tag einteilen, wie es ihr beliebt. Wenn er Rentner ist, kommt es ihr so vor, als trete er ihr ständig auf die Zehen.

Verlust der gesellschaftlichen Rolle

Die Rollen, die wir im Leben spielen, verändern sich im Laufe der Zeit sehr. Wenn die Kinder das Haus verlassen, sind wir plötzlich keine Eltern im Sinne von „Ernährer" mehr. Das kann ein Gefühl der Leere hervorrufen (das „Empty nest syndrome"). Später kommen dann die Enkel, und wir werden „Opa" bzw. „Oma" genannt.

Die Einstellung zu anderen

In unserer Gesellschaft zählen ältere Menschen nicht mehr so viel. Früher war das anders, und viele machten sich älter, als sie waren. Wenn junge Leute sich malen ließen, dann mit Runzeln und gediegener Kleidung. Zudem täuschten sie allerlei Altersbeschwerden vor, um Mitleid zu erregen.

Heute wird Jugendlichkeit überbewertet. In der Werbung sehen wir vorwiegend junge Menschen mit Eigenschaften, die als positiv gelten: hübsches Aussehen, Intelligenz, Reichtum, Luxus usw. Ältere Menschen kommen im Vergleich dazu schlecht weg. Jung ist eben „in", und alt ist „out". Darum fühlen manche Ältere sich mehr als Belastung denn als Mitglied der Gesellschaft.

Verlust von Kontakten

Wer nicht mehr täglich zur Arbeit geht, vermißt den Kontakt zu seinen Kolleginnen und Kollegen. Diese Lücke läßt sich nicht über Nacht ausfüllen. Später sterben allmählich die Altersgenossen im Freundes- und Familienkreis, und Vereinsamung und Isolation können die Folge sein.

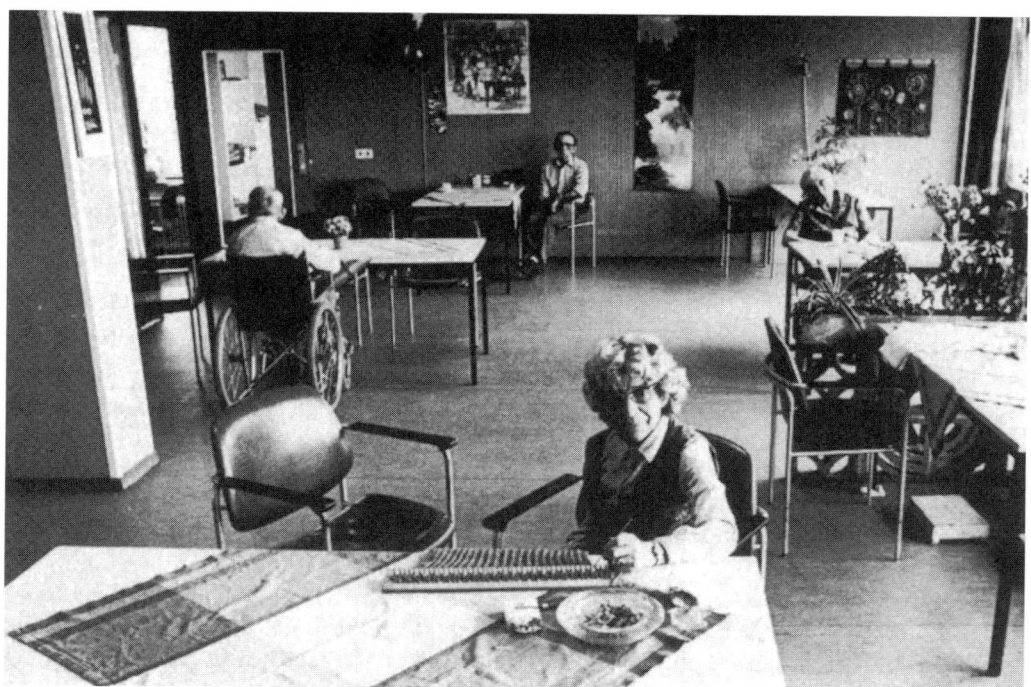

Abb. 9.2   Verlust der vertrauten Umgebung: Zu Hause war es anders

Verlust der vertrauten Umgebung

Wenn die Hausarbeit zu beschwerlich wird und die finanzielle Situation es nicht erlaubt, eine Haushälterin einzustellen, muß ein Ehepaar das vertraute Heim für immer verlassen. In einem solchen Fall kann ein Seniorenheim die Lösung sein, aber auch dann werden alle alten Bande zerschnitten. Auch die Renovierung der ganzen Nachbarschaft kann die bekannte Umgebung zerstören. Menschen, deren Gedächtnis sich verschlechtert, können sich noch lange an den vertrauten Dingen und an der Routine des Alltags festhalten. Wenn diese Stützen wegfallen, treten die Gebrechen zutage.

9.3   Aufgabe

Lesen Sie die folgenden Beispiele aus der Praxis sorgfältig durch, und versuchen Sie anzugeben, welche Faktoren zu Funktionsstörungen geführt haben.

9.3.1   Frau Pietersen

Frau Pietersen wurde am 30. Dezember 1902 in Amsterdam geboren. Sie wollte Medizin studieren, mußte aber schon als Vierzehnjährige Geld verdienen. Sie arbeitete sich bis zur Privatsekretärin hoch und unterstützte mit ihrem Gehalt die ganze Familie. In ihrer Freizeit studierte sie Klavier und Violine, erwarb Diplome in Englisch, Stenografie und Maschinenschreiben sowie in englischer, französischer und deutscher Handelskorrespondenz.

1932 heiratete sie in Batavia (heute Djakarta, die Hauptstadt Indonesiens, Anm. d. Ü.). Ihr Mann und sie glaubten, sich nur ein Kind leisten zu können. Ihr Mann starb 1963. Nach seinem Tod arbeitete Frau Pietersen wieder als Stenotypistin bei der Kommission für Staatsexamina. Einmal im Jahr besuchte sie ihre Tochter, den Schwiegersohn und die Enkel in Amerika.

1978 starb ihre jüngste Schwester nach langer Krankheit. Frau Pietersen litt sehr darunter. Ab 1979 veränderten sich ihre wöchentlichen Briefe nach Amerika. Klatsch und Neuigkeiten kamen kaum noch darin vor, statt dessen erzählte sie nur noch von sich selbst. Ihre Tochter schrieb das dem strengen Winter zu, in dem Frau Pietersen das Haus nicht verlassen konnte, so daß sie isoliert war. Frau Pietersen meinte, ihre Medikamente gegen Arthritis seien schuld an ihrem verschlechterten Zustand.

Eines Tages erhielt die Tochter einen Brief, in dem Frau Pietersen schrieb, daß sie nichts mehr selbst tun könne. Die Nachbarin kaufte schon seit geraumer Zeit für sie ein. Frau Pietersen schrieb jede Woche die Einkaufsliste der Vorwoche ab – mit der Folge, daß sie immer das gleiche aß. Im September 1979 kam ihre Tochter und nahm sie mit nach Amerika. Dort ging es ihr immer schlechter. Sie konnte sich nicht mehr waschen, fand den Lichtschalter nicht mehr und hatte kein Gefühl mehr für die Tageszeit. Das waren die Gründe für ihre Aufnahme in ein gerontopsychiatrisches Pflegeheim.

9.3.2 Frau Jansen

Frau Jansen kommt aus einer Familie mit 9 Kindern. Als sie 21 Jahre alt war, starb ihre Mutter. Frau Jansen verließ das Haus, weil sie mit ihrem Vater schlecht auskam.

Ihr Mann war Friseur und hatte sein Geschäft im Haus. Die Ehe war scheinbar gut, doch später sagten die Kinder, ihr Vater habe viel hinuntergeschluckt. Immer wenn es Frau Jansen schwergefallen war, die Kinder oder den Haushalt zu versorgen, hatte sie gedroht, sich vor einen Zug zu werfen, falls sie ihren Willen nicht bekomme. Ihr Mann hatte es also immer schwer mit ihr gehabt.

Das Ehepaar hatte zwei Töchter. Als die älteste 19 Jahre alt war und das Haus verlassen wollte, hatte Herr Jansen Selbstmord begangen. Nach seinem Tod taten die Tochter und ihr Mann ihr Bestes, um Frau Jansen aufzuheitern. Doch deren Kummer war so groß, daß sie sich völlig darin vergrub. Darunter litt auch der Kontakt zu den Kindern ein wenig.

Vor etwa 4 Jahren wiederholte sich die Geschichte, als die jüngste Tochter das Haus verließ. Einmal mußten Bekannte Frau Jansen nach Hause bringen, und manchmal fand sie ihre Schlüssel oder den Lichtschalter nicht mehr. Solche Vorkommnisse häuften sich – sie ließ den Gashahn offen, vergaß, die Türen zu schließen, und verirrte sich beim Einkaufen. Schließlich verschlechterte sich ihr Zustand so sehr, daß sie in ein gerontopsychiatrisches Pflegeheim aufgenommen werden mußte.

Weiterführende Literatur

Bücher

Beerthuizen, J.: *Aan leven helpen.* Dekker en Van de Vegt, Nijmegen 1978
Boheemen-Walhain, R. van: *Langzaam afscheid nemen – het relaas van een verwerkingsproces.* Bohn Stafleu Van Loghum, Houten 1984

Bours, J.: *WAO'ers, verhalen om te onthouden.* Link, Nijmegen 1981
Heijl, W., und J. A. M. Kerstens: *Zorgverlening aan psychogeriatrische bewoners.* Bohn, Schelte-ma & Holkema, Utrecht 1988
Herr, J. J., und J. H. Weakland: *Problemen met het ouder worden.* Van Loghum Slaterus, Deventer 1981
Klaassen-van den Berg Jeths, A.: *Ouderen en hun gezondheid in de toekomst.* NFB/NIG, Nijmegen 1985
Kooij, C. van der: *Van oude mensen vroeger en nu.* Bohn Stafleu Van Loghum, Houten 1987
Lehr, U.: *Psychologie van de ouderdom.* Bohn Stafleu Van Loghum, Houten 1984
Munnichs, J., und G. Uildriks (Hrsg.): *Psychogerontologie.* Bohn Stafleu Van Loghum, Houten 1989
Reedijk, J. S.: *Psychogeriatrie.* Lemma, Utrecht 1991
Römgens, M. T. A.: *Omgaan met geneesmiddelen.* Lemma, Utrecht 1992
Schouten, J. (Hrsg.): *Gerontologische problemen.* Samson, Alphen an den Rijn 1980
Schroots, J. J. F. et al.: *Gezond zijn ist ouder worden.* Van Gorcum, Assen 1989
Turksma, L.: *Senioren in de samenleving.* Het Spectrum (Aulareeks), Utrecht 1982

Zeitschriften und Diverses

Abraham, I. L.: Verouderenen verplegen. *Verpleegkunde* 6/4/181–184, 1992
Boeke, P. E.: Over stress valt niet te twisten. *TvZ* 36/6/162–166, 1983
Bosch, C. F. M.: Ervaringen en gedrag in de psychogeriatrie. *TvZ* 104/4/117–120, 1994
Bowles, L.: Suicide van ouderen: logisch? *Verpleegkundig Perspectief* 10/2/66–71, 1994
Eckholm, E.: Op zoek naar de sleutels van veroudering. *De Volkskrant*, 21.6.1986
Fockert, J. A. de: Dreigende immobiliteit in de ouderdom. *TvZ* 37/1/22–25, 1984
Fockert, J. A. de: Door doen en denken heengezakt in de ouderdom. *TvZ* 37/14/447–450, 1984
Herbert, R.: Het normale verouderingsproces. *Verpleegkundig Perspectief* 8/5/55–63, 1992
Indeweij Gerlings-Huurman, Th.: Rouw, reacties op het onvermijdelijke. *BKZ* 13/279–286, 1980
Informatiemap veroudering. Wetenschapslijn, Utrecht 1992
Kerkhof, A., M. Oomes und S. Ormskerk: Het zou beter zijn wanneer ik er niet meer was. Suicides van ouderen. *TvV* 27/2/34–38, 1994
Koster, J. F.: Biologische basis van veroudering. De vrije radicaaltheorie. *TvGG* 17/99–103, 1986
Kraan, E. van der: De leefwereld van bejaarde mensen. *TvV* 25/6/186–190, 1992
Miesen, B.: Poliklinische somatopsychosociale screening van gedragsstoornissen bij oudere men-sen. *NTVG* 5/153–158, 1981
Niekerk, B. van, und B. Erckens: Geneesmiddelengebruik in de psychogeriatrie. *Medisch Contact* 43/Nr. 2, 1988
Osborn, C. L., und M. J. Marshall: Verrichtingen van verpleeghuisbewoners bij zelfstandig eten. *Verpleegkundig Perspectief* 9/6/41–51, 1993
Tulder, J. van: De oudere bestaat niet. Beeld en zelfbeeld van ouderen in Nederland. *TvV* 25/12/400–403, 1992
Verdult, R.: De oudere patiënt in het ziekenhuis. *TvZ* 100/17/538–542, 1990
Vos-de Reus, M.: Geisoleert leven van een oudere door „moeilijk gedrag". *BKZ* 16/367–371, 1983

10 Störungen – eine erste Bekanntschaft

Verantwortung und Ziele

Die erste Bekanntschaft mit der Praxis kann eine kalte Dusche sein. Dieses Kapitel möchte das Wasser ein wenig vorwärmen. Sein Schwerpunkt liegt daher sowohl auf praktischen Beispielen wie auch auf der Vermittlung von Kenntnissen.

Wenn Sie dieses Kapitel durchgearbeitet haben, können Sie

1. die Störungen nennen, die bei gerontopsychiatrischen Bewohnern am häufigsten vorkommen und am auffälligsten sind;

2. Maßnahmen gegen die häufigsten Störungen beschreiben;

3. der Praxis einigermaßen vorbereitet gegenübertreten.

Der Übergang von der Schulbank zur harten Wirklichkeit ist für Auszubildende sehr abrupt. Dieses Kapitel möchte Ihnen einen Eindruck von der Realität vermitteln, indem es die bei gerontopsychiatrischen Bewohnern häufigsten Störungen beschreibt. Neben Grundwissen über diese Störungen finden Sie in diesem Kapitel auch viele Beispiele aus der Praxis. Damit möchten wir Sie ein wenig auf Situationen vorbereiten, die Ihnen vielleicht seltsam, unangenehm oder gar schockierend vorkommen.

Die Aufzählung ist nicht vollständig. Wir behandeln nur die Störungen, die für die Gerontopsychiatrie von Bedeutung sind. Im Teil III werden wir auf einige hier genannte Störungen näher eingehen. Dem Gedächtnis und den Gedächtnisstörungen widmen wir ein eigenes Kapitel.

10.1 Störungen des Bewußtseins

Das Bewußtsein ermöglicht es uns, Reize aus der Umwelt und aus dem eigenen Körper wahrzunehmen und zu verarbeiten. Die Instrumente dafür bilden die Sinnesorgane, während die Erkenntnis, daß die Umwelt und wir existieren, aus dem Bewußtsein kommt. Mit dem Bewußtsein erfahren wir Wahrnehmungen, Gefühle, Stimmungen und uns selbst.

10.1.1 Die wichtigsten Bewußtseinsstörungen

Wir unterscheiden zwei Hauptformen von Bewußtseinsstörungen: reduziertes Bewußtsein und eingeengtes Bewußtsein.

Reduziertes Bewußtsein

Tagsüber ist das Bewußtsein klar; nachts, wenn wir schlafen, ist es natürlicherweise reduziert. Ein reduziertes Bewußtsein ist nur dann eine Störung, wenn es zur unerwünschten Zeit auftritt und den Betroffenen behindert. In diesem Fall ist die Klarheit auch am Tag geringer, und der Bewohner fühlt sich schläfrig oder benommen; manchmal ist er sogar bewußtlos. Je nach der Schwere der Symptome können wir drei Arten des reduzierten Bewußtseins unterscheiden:

- *Schlafsucht*, auch *Somnolenz* genannt. Der Bewohner neigt ständig zum Einschlafen, läßt sich aber leicht wecken.

- *Schwere Benommenheit* oder *Sopor*. Der Bewohner befindet sich in tiefem Schlaf, und nur starke Reize können ihn wecken.

- *Bewußtlosigkeit* oder *Koma*. Es ist kein Bewußtsein vorhanden. Der Bewohner läßt sich auch durch starke Reize nicht wecken.

Schlafsucht und schwere Benommenheit werden Ihnen in der Gerontopsychiatrie häufiger begegnen, Bewußtlosigkeit fast nie. Je stärker das Bewußtsein reduziert ist, desto schwerer ist der Bewohner gestört.

Eingeengtes Bewußtsein

Während ein Bewohner mit reduziertem Bewußtsein weniger wach und klar ist, nimmt ein Bewohner mit eingeengtem Bewußtsein bestimmte Dinge in der Außen- und Innenwelt klar und deutlich wahr, andere jedoch nur unzureichend. Die Bewußtseinseinengung betrifft also die Breite des Bereichs, innerhalb dessen wir wahrnehmen.

Ein eingeengtes Bewußtsein kann ebenfalls natürliche Ursachen haben. Wenn wir uns sehr konzentrieren, ist das Bewußtsein auf natürliche Weise eingeengt. Auch beim Tagträumen und unter Hypnose ist das Bewußtsein eingeengt. Einerlei, welche Ursachen ein eingeengtes Bewußtsein hat – wir können damit durchaus leistungsfähig sein, sofern wir uns auf eine Sache konzentrieren – wir können jedoch die Richtung unserer Aufmerksamkeit nicht mehr steuern.

Eine übliche, wenn auch ungenaue Bezeichnung für ein krankhaft eingeengtes Bewußtsein ist Verwirrtheit. In der Gerontopsychiatrie geht es vor allem um zwei bestimmte Formen: um die Desorientiertheit und um das Delirium.

10.1.2 Desorientiertheit

Verwirrtheit ist eine unangenehme Erfahrung. Menschen mit gutem Orientierungsvermögen wissen instinktiv, aus welcher Richtung sie gekommen sind und wohin sie gehen müssen. Wer dagegen an Desorientiertheit leidet, verirrt sich oft im Raum oder in der Zeit, oder er erkennt Personen nicht mehr. Das machen die folgenden Beispiele deutlich.

Frau Mateman sieht müde aus. Sie ist schon geraume Zeit durch die Gänge des Pflegeheims gewandert, und schließlich spricht sie einen Pfleger an:
„Sagen Sie, wie heißt diese Straße?"
„Meinen Sie die Anschrift des Pflegeheims?"
„Des Pflegeheims? Ich muß nach Hause, aber ich finde den Weg nicht."
„Ich glaube, Sie sind ein bißchen verwirrt, Frau Mateman. Sie wohnen schon einige Zeit hier im Heim."
„Was reden Sie da? Wie kommen Sie denn darauf? Ich kenne Sie gar nicht." Unvermittelt dreht sie sich um und geht weiter, immer noch auf der Suche.

Herr Bekker wird abends vor dem Schlafengehen immer etwas unruhig. Schwester Zwart, die regelmäßig Nachtdienst hat, schaut immer bei ihm vorbei. Neulich war er um 2 Uhr morgens hellwach. Er stand auf, zog sich an und wollte zur Arbeit gehen. In diesem Augenblick kam Schwester Zwart, die gerade hatte nachsehen wollen, ob er schlief. „Herr Bekker", rief sie, „was machen Sie denn? Wissen Sie, wieviel Uhr es ist?"

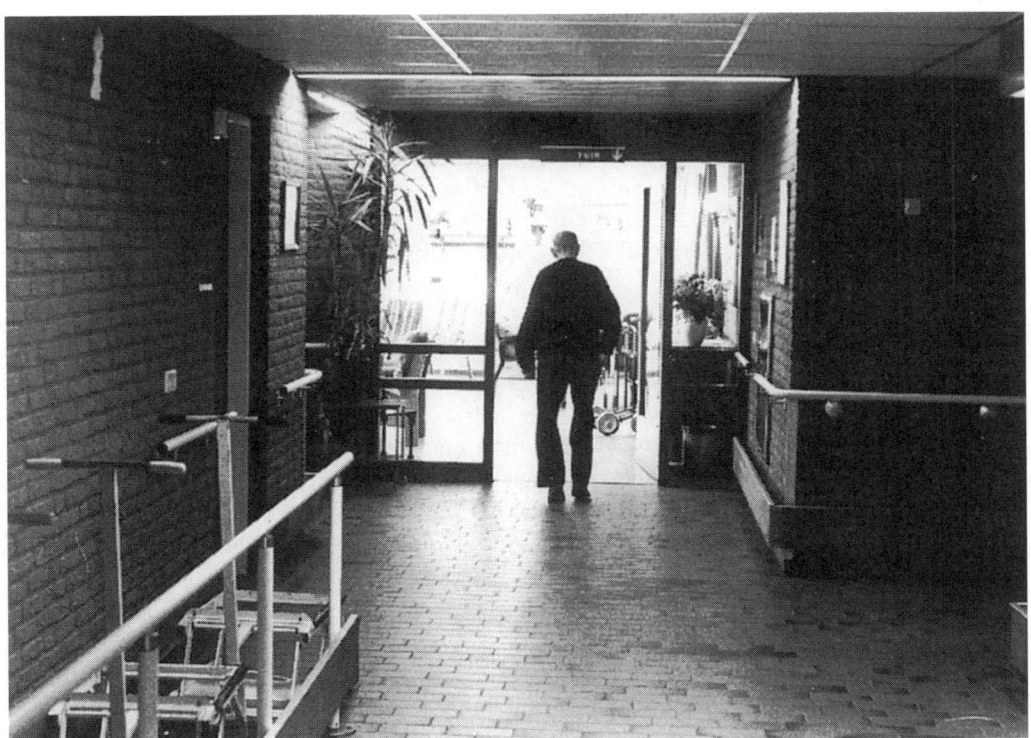

Abb. 10.1   Verirrt ...

„Ja, natürlich. Ich muß mich beeilen. Wir fangen um 8 Uhr an." Für Schwester Zwart war diese Szene nicht neu, und sie wußte, was er wollte.

„Sie irren sich, Herr Bekker. Es ist erst 2 Uhr. Kommen Sie doch mit zur Uhr im Gang." Nachdem er das getan hatte, mußte sie ihm auch ihre Armbanduhr zeigen und mit ihm ans Fenster gehen, damit er sehen konnte, daß es Nacht war. Erst dann war er überzeugt. Am nächsten Tag war er sehr müde und nickte immer wieder im Stuhl ein. Schwester Zwart hatte den Kolleginnen und Kollegen von seinen nächtlichen Eskapaden berichtet, und sie bemühten sich nun, ihn am Tag wach zu halten. Darum schlief er in der folgenden Nacht besser.

Frau Jolink ist seit einigen Monaten ein wenig durcheinander. Ab und zu sieht man sie auf dem Flur mit einem anderen Bewohner am Arm, den sie für ihren Mann hält. Während der Besuchszeit kommen ihr Mann und ihre zwei Söhne und sehen Frau Jolink Hand in Hand mit einem Mitbewohner im Wohnzimmer sitzen. Herr Jolink erschrickt so sehr, daß er gleich wieder geht. Die beiden Söhne bleiben, aber als sie die Mutter ansprechen, schaut diese sie überrascht an.

„Was gibt's?" fragt sie.

„Wir wollten dich mal besuchen", sagt der ältere.

„Kenne ich Sie? Sind Sie vielleicht von der Familie Overtoom? Eigentlich habe ich jetzt keine Zeit. Ich muß noch viel mit meinem Mann besprechen."

Eine Schwester beobachtet die Szene und kommt zur Hilfe. Sie spricht eine Weile mit Frau Jolink, und schließlich akzeptiert diese die „zwei Männer" als ihre Söhne – aber sie zweifelt immer noch.

Frau Vrijman ist 88 Jahre alt. Heute abend beim Essen hat sie es plötzlich sehr eilig. Kaum hat sie ein halbes Butterbrot mit Marmelade gegessen, steht sie auf und fragt einen Pfleger nach ihrem Mantel. Der Pfleger versteht sie nicht richtig und fragt, was sie vorhat.

„In die Schule will ich. Was denn sonst? Es ist schon spät, und gestern war ich auch nicht pünktlich. Der Lehrer war sehr zornig." Der Pfleger versucht sie davon zu überzeugen, daß eine Dame in ihrem Alter nicht mehr zur Schule gehen muß. Frau Vrijman lacht darüber und behauptet, sie sei doch erst 15. „Spaß muß sein", sagt sie. „Aber nun muß ich mich beeilen."

Formen der Desorientiertheit

Frau Mateman leidet an *räumlicher Desorientiertheit*. Sie weiß nicht, wo sie ist.

Eine *zeitliche Desorientiertheit* stellen wir bei Herrn Bekker fest. Mitten in der Nacht denkt er, er müsse zur Arbeit. Es kommt auch vor, daß ein Bewohner nicht mehr weiß, welchen Tag, welche Woche, welchen Monat oder welches Jahr wir haben, oder daß er die Jahreszeiten verwechselt.

Frau Jolink und Frau Vrijman leiden an *personenbezogener Desorientiertheit*. Davon gibt es zwei Formen:

–   Desorientiertheit in bezug auf die eigene Person (Frau Vrijman) und
–   Desorientiertheit in bezug auf andere Personen (Frau Jolink).

Frau Jolink erkennt Menschen aus ihrer Umgebung nicht mehr, nicht einmal ihren Mann und ihre Kinder. Frau Vrijman hält sich für jung, obwohl sie 88 Jahre alt ist. Manche Bewohner können sich nicht mehr an den eigenen Namen erinnern.

Die räumliche Desorientiertheit ist die leichteste Form. Dann folgen die zeitliche Desorientiertheit und die Desorientiertheit in bezug auf andere Menschen. Am schwersten ist die Desorientiertheit in bezug auf sich selbst.

Behandlung

Desorientiertheit ist unheilbar. „Helfen" hat hier eine andere Bedeutung als etwa bei einem Knochenbruch. Wir versuchen dem Bewohner beizubringen, wie er mit seiner Störung am besten umgeht, damit er sich trotzdem so weit wie möglich selbst versorgen kann. Mehr über den Umgang mit Desorientierten erfahren Sie in Kapitel 14.

Ob Sie „mitspielen" hängt von der Schwere der Desorientiertheit ab. Die Wahrheit sagen hilft nur, wenn der Bewohner sich dadurch nicht verletzt fühlt, und wenn er nicht zu stark desorientiert ist. In schweren Fällen ist es sinnlos und kann sogar schaden.

Wichtig ist, daß das gesamte Personal sich gegenüber einem Desorientierten gleich verhält. Das heißt natürlich nicht, daß alle Bewohner über einen Kamm geschoren werden.

Hilfreich sind „Realitätsstützen", die der Gedankenwelt des Bewohners angepaßt sind. Alles, was deutlich erkennbar ist, bildet eine Stütze für das noch vorhandene Orientierungsvermögen, z. B. Schilder, Wegweiser und Farben. Auch Uhren an wichtigen Punkten sind nützlich; es sollten jedoch Uhren sein, mit denen ältere Menschen sich auskennen, also keine Digitaluhren.

10.1.3 Delirium

Etwa 40 % aller Bewohner von somatischen und gerontopsychiatrischen Pflegeheimen fallen mindestens einmal ins Delirium. Es handelt sich dabei um einen Verwirrtheitszustand, für den folgende äußerliche Symptome typisch sind:

- Der Bewohner ist desorientiert, meist zeitlich. Bei einem schweren Delirium kommen auch die anderen Formen der Desorientiertheit vor.
- Der Bewohner ist unkonzentriert. Man muß ihm die gleichen Fragen immer wieder stellen, und es kann sein, daß er seine Antwort ständig wiederholt.
- Der Bewohner spricht unzusammenhängend. Er kann seine Gedanken nicht mehr ordnen und verliert schnell den Faden.
- Das Kurzzeitgedächtnis (s. Kap. 11) ist schlecht. Neue Eindrücke kann der Bewohner kaum speichern.
- Der Bewohner ist häufig ängstlich und verspannt, meist auch unruhig und „zappelig". Er fummelt an seinen Kleidern herum, zupft an den Decken und bringt alles durcheinander. Manche Bewohner sind jedoch apathisch.
- Etwa die Hälfte der Betroffenen leidet an Halluzinationen (s. Kap. 10.5).

Ein Delirium kann verschiedene Ursachen haben. Es geht meist vorüber, kann jedoch auch zu bleibenden Störungen führen, beispielsweise zum Demenzsyndrom (s. Kap. 12). Wir behandeln das Delirium hier als Bewußtseinseinengung, es geht jedoch oft auch mit einer Trübung des Bewußtseins einher. Gehen Sie mit einem Bewohner im Delirium genauso um wie mit einem Desorientierten.

10.2 Bewegungsstörungen und Störungen des Handelns

Wenn ein Bewohner sich zuviel und zu schnell bewegt und „wie gehetzt" handelt, sprechen wir von Agitiertheit. Andererseits gibt es auch Bewegungshemmungen, die in schweren Fällen zu völliger Bewegungslosigkeit (Stupor) führen.

Andere Störungen betreffen mehr die Art der Bewegungen und des Handelns. Beispiele hierfür sind Aggressivität und Impulsivität. Wenn keine Koordination mehr vorhanden ist, sprechen wir von Apraxie.

10.2.1 Apraxie

Herr De Wit kleidet sich morgens meist selbst an. Er pflegt lange vor dem Kleiderschrank zu stehen und zu überlegen, was er anziehen soll. Heute holt er zuerst seine Krawatte und versucht, sie anzulegen, aber es will ihm nicht gelingen. Eine Pflegerin weist ihn darauf hin, daß er vergessen hat, sein Hemd anzuziehen. Mit ihrer Hilfe schafft er es schließlich, Hemd und Krawatte anzuziehen.

Die Pflegerin geht wieder, und Herr De Wit zieht sich weiter an, bis ihm nur noch Socken und Schuhe fehlen. Er probiert den linken Schuh am rechten Fuß und merkt, daß er nicht paßt. Also versucht er es mit dem anderen Fuß. Danach bindet er den rechten Schuh, ohne ihn anzuziehen, und geht etwas unbeholfen aus dem Zimmer.

Apraxie – die Unfähigkeit, zielgerichtet und koordiniert zu handeln – kommt in der Gerontopsychiatrie sehr oft vor. Der Bewohner kann die Gliedmaßen zwar recht gut bewegen, aber nicht richtig gebrauchen. Seine Muskeln sind gesund, aber die Nerven können nicht mehr für die notwendige Koordination sorgen.

Apraxie macht sich am frühesten bei der Selbstversorgung bemerkbar. Die einfachsten Dinge werden zum Problem. Die Kranken waschen sich mit dem Handtuch und trocknen sich mit dem Waschlappen ab. Männer kommen kahlgeschoren an den Tisch, Frauen haben zwei Röcke übereinander an. Aber auch die Arbeit im Haushalt (Staubsaugen, Fensterputzen, Kochen, Blumengießen) und das gesellschaftliche Verhalten (Besuchemachen, Wählen, die Teilnahme am Vereinsleben) sind stark gestört.

Apraxie geht auch mit Gedächtnisstörungen einher. Die Kenntnis einer Fertigkeit verschwindet aus dem Gedächtnis, oder der Bewohner kann die benötigte Information nicht mehr abrufen. Manchmal ist vor allem der *Bewegungsplan* nicht mehr vorhanden, also der Überblick über die Gesamtheit und die Reihenfolge von Handlungen.

Behandlung

Versuchen Sie weiterhin, den Bewohner zur Selbstversorgung anzuhalten. Vielleicht sparen Sie Zeit, wenn Sie alles selbst machen. Der Bewohner hat dann jedoch das Gefühl, nichts mehr zu können, und die Folge ist, daß er immer abhängiger wird. Der erste Schritt besteht darin, den Bewohner vom Nutzen der Selbstversorgung zu überzeugen. Wenn Sie das nicht tun, wird er Ihre Weigerung, ihn ganz oder teilweise anzukleiden, als Unlust oder Faulheit auslegen.

Gezielte Beobachtung ist notwendig, um festzustellen, welches die wirklichen Probleme sind.

Überlegen Sie, welches Ziel Sie erreichen wollen. Sind Sie damit zufrieden, daß Herr X sich allein waschen kann? Kann Frau Y lernen, beim Essen nicht zu kleckern, oder ist das zuviel verlangt?

10.2.2 Enthemmmtes Verhalten

Herr Lansing ist heute abend ziemlich ausgelassen. Als Schwester Andringa ins Zimmer kam, um ihm beim Waschen zu helfen, schwatzte er pausenlos und sang sogar aus vollem Halse ein Lied. Nachdem er sich mehr oder weniger allein den Oberkörper gewaschen hatte, mußte Schwester Andringa ihn unten waschen. Während sie ihn wusch, begann er Witze zu reißen. Die Schwester schätzte sein Verhalten richtig ein und klopfte ihm mit der Bemerkung auf die Schulter: „Na, na, Sie sind wohl in Ihrer zweiten Jugend." Herr Lansing faßte diese Worte wohl als Ermutigung auf, denn er griff ihr an den Busen und versuchte sie an sich zu ziehen. Sie erschrak, riß sich los und lief aus dem Zimmer.

Frau Van den Berg sitzt im Wohnzimmer und wartet auf die Zeitung, die jeden Augenblick gebracht werden kann. Sie ist jedoch nicht die einzige. Als die Zeitung endlich da ist, kommt ein anderer Bewohner ihr zuvor und fängt an zu lesen. „Mistkerl! Dreckiger Hurensohn!" schreit sie. Ein paar Bewohner schauen erschrocken auf. Sie kennen Frau Van den Berg, und dennoch ... Sie ist jetzt nicht mehr zu bremsen. Eine Flut obszöner Schimpfworte bricht aus ihr hervor. Die Schwester, die die Zeitung gebracht hat, kommt zurück, als sie auf dem Flur den Lärm hört. Sie sieht, daß andere Bewohner sich um die Frau bemühen, fürchtet, daß daraus eine Rauferei entstehen könnte und beschließt, Hilfe zu holen.

Hemmungen

In unserem täglichen Leben erfahren wir immer wieder, daß wir nicht alles sagen oder tun dürfen, was uns in den Sinn kommt. Wir richten uns nach Normen, Werten und Sitten, die uns vorschreiben, was sich gehört. So ist es zum Beispiel nicht akzeptabel, jemanden anzufassen, mit dem man keine intime Beziehung hat. Und ausschelten darf man einen anderen Menschen nur, wenn es einen triftigen Grund dafür gibt.

Vielleicht würden wir uns gern anders verhalten, aber es gibt Hemmungen, die uns daran hindern: eine gewisse Unsicherheit, ein Unbehagen, eine Unruhe, die uns sagt, daß es so nicht geht oder daß sich das nicht schickt. Die Menschen sind unterschiedlich gehemmt. Es gibt spontane und zurückhaltende, redselige und stille, anschmiegsame und spröde Menschen.

Alkohol, Drogen und einige Medikamente können Hemmungen beseitigen, dann sprechen wir von *enthemmtem Verhalten*. Dies kommt auch bei Bewohnern gerontopsychiatrischer Institutionen vor, meist als Folge von Veränderungen im Gehirn. Andere Bewohner reagieren oft abweisend auf einen enthemmten Mitbewohner, so daß dieser mitunter isoliert wird.

Behandlung

Denken Sie daran, daß ein Bewohner sich nicht absichtlich enthemmt verhält. Er will Sie nicht ärgern oder in Verlegenheit bringen, sondern er hat sich nicht mehr in der Gewalt.

Fixieren Sie sich nicht auf die eine Seite der Persönlichkeit mit dem Stempel „enthemmt". Wenn Sie das Verhalten eines Menschen vor dem Hintergrund seiner Lebensgeschichte betrachten, fällt es Ihnen leichter, ihn zu verstehen.

Verbergen Sie Ihre Reaktion nicht. Schrecken oder Bestürzung müssen keine Verur-
teilung der ganzen Person bedeuten. Sie machen dem Bewohner jedoch klar, daß er zu
weit gegangen ist. Dies kann z. B. wichtig sein, wenn ein Mann sexuell enthemmt ist.
Sein Verhalten ruft bei Pflegerinnen nicht selten unklare Reaktionen wie z. B. Kichern
oder Nervosität hervor, die ein enthemmter Bewohner vielleicht als Ermutigung auffaßt.

Machen Sie nicht zuviel Aufhebens aus solchen Vorfällen, vor allem nicht, wenn
andere Bewohner dabei sind. Wenn Sie überreagieren, kann das für sie ein Grund sein,
dem enthemmten Bewohner den Rücken zu kehren.

In einem Pflegeheim darf man mehr Toleranz gegenüber enthemmtem Verhalten erwarten als „draußen". Greifen Sie nur ein, wenn andere, vor allem Mitbewohner, darunter leiden. Es kann zum Beispiel notwendig sein, einen enthemmten Bewohner vom
Schauplatz einer Szene zu entfernen. Dies muß taktvoll geschehen.

Sprechen Sie mit Kolleginnen und Kollegen. Gemeinsam finden Sie bessere Lösungen als allein, und Sie können dafür sorgen, daß alle einvernehmlich vorgehen.

10.2.3 Verlust der sozialen Angepaßtheit

Der Verlust der sozialen Angepaßtheit ist eines der ersten Symptome einer beginnenden
Demenz (s. Kap. 12). Die Betroffenen wissen nicht mehr, was sich gehört. Das kann be-
deuten, daß ein Bewohner schlampig herumläuft, in Anwesenheit anderer rülpst und
Winde fahren läßt, sich auf dem Flur auszieht oder in eine Ecke des Wohnzimmers uri-
niert. Auch das enthemmte Verhalten von Herrn Lansing und Frau van den Berg geht mit
Anstandsverlust einher.

10.3 Störungen der Kommunikation

10.3.1 Aphasie

Frau Van Udel und Frau Daalman teilen sich ein Schlafzimmer. Frau Van Udel kann sich
noch ziemlich gut selbst versorgen und hilft daher oft in der Abteilung aus. Sie schenkt
beispielsweise Kaffee oder Tee ein. So auch heute morgen.

„Möchten Sie Kaffee oder Tee?" fragt sie ihre Zimmergenossin.

„Äh, ja ... tja ... nun ja", antwortet Frau Daalman. Sie runzelt die Stirn und rutscht unruhig auf dem Stuhl hin und her. Frau Van Udel geht zum Kaffeewagen und kommt mit
einer Tasse Kaffee zurück, die sie Frau Daalman vorsetzt.

„Trinken Sie nur. Sie haben anscheinend einen rauhen Hals. Man merkt's am Sprechen."

Frau Daalman ist anscheinend nicht zufrieden. Aber sie stammelt nur: „Äh, ja, ja ... ja ...
äh ..." Frau Van Udel versteht sie nicht und geht achselzuckend weg. Als Nellie, das Kü-
chenmädchen, 10 Minuten später vorbeikommt, sieht sie die zerbrochene Tasse in einer
Kaffeepfütze vor Frau Daalman auf dem Boden liegen.

Herr Brands ist ein fröhlicher Mann von 81 Jahren, der gern ein Späßchen macht.
Manchmal ist er jedoch schwer zu verstehen. Pfleger Henk hilft ihm heute morgen beim
Duschen.

„Hat das Wasser die richtige Temperatur, Herr Brands?" fragt er.

„Esis wenau gie ich's maben höchte", antwortet Herr Brands. Er bringt die Worte durch-einander und vermischt sie. Henk hält ihn an der Schulter und schaut ihn prüfend an. Nach seinem Gesicht zu urteilen, hat das Wasser die richtige Temperatur.

Die Bewohner in diesen Beispielen haben Mühe, sich korrekt auszudrücken. Wenn die Ursache dieser Schwierigkeit ein Hirnschaden oder eine Gehirnblutung ist, sprechen wir von *Aphasie*. Bei Aphasie sind die Sprechwerkzeuge völlig in Ordnung.

Es gibt verschiedene Arten der Aphasie. Manchmal kennt und versteht der Bewoh-ner die Worte, die ein anderer spricht, findet aber selbst nicht die richtigen Worte. Er kann also nicht mehr vollständig über den Wortschatz verfügen, der in seinem Gedächt-nis gespeichert ist. Das nennen wir *Wortfindungsstörung*.

Manche Bewohner wissen zwar, was sie sagen wollen, aber das Gehirn kann nicht mehr die richtigen Worte bilden. Bei dieser *motorischen Aphasie* sind die Muskeln der Zunge, der Lippen und des Kehlkopfes gesund, lassen sich aber nicht steuern und koordi-nieren.

Andere Bewohner leiden an *Worttaubheit*. Sie sind außerstande, die Worte, die sie hören, zu erkennen und zu verstehen. Diese Form heißt *sensorische Aphasie*. Das Gehör ist gut, die Muskeln und Sprechwerkzeuge sowie deren Steuerung sind intakt, aber der bzw. die Betroffene kann bestimmte Laute nicht mehr so zusammenfügen, daß daraus verständliche Worte werden.

Die Versuchung ist groß, Menschen mit Aphasie für weniger intelligent zu halten. Mitunter ist die Intelligenz tatsächlich verringert, doch ebensooft bleibt sie erhalten. Im letzteren Fall ist die Krankheit besonders frustrierend: Man will, aber man kann nicht. Depression, Angst, Labilität und – vor allem bei Männern – Aggression können die Fol-ge sein.

Behandlung

Falsche Reaktionen der Betreuenden können bei den Bewohnern leicht zu Enttäuschung oder Bösartigkeit führen. Nicht verstanden zu werden ist eine schmerzliche Erfahrung.

- Stellen Sie kurze Fragen, die sich mit „ja" oder „nein" beantworten lassen. Frau Udel stellte Frau Daalman eine Doppelfrage: „Möchten Sie Kaffee oder Tee?"
- Sehen Sie dem Betroffenen ins Gesicht, und achten Sie auf seine Reaktionen.
- Seien Sie geduldig und ruhig. Eile überträgt sich meist auf den Bewohner und stört die Kommunikation.
- Benutzen Sie neben der Sprache auch andere Mittel der Verständigung. Frau Van Udel hätte Frau Daalman eine Tasse Tee und eine Tasse Kaffee zur Auswahl geben können. Manchmal hilft es auch, wenn Sie etwas aufzeichnen oder schreiben.
- Seien Sie verständnisvoll.

10.3.2 Agnosie

Agnosie ist keine echte Kommunikationsstörung. Wir besprechen Sie jedoch an dieser Stelle, weil sie zu Kommunikations- und Kontaktstörungen führen kann.

Einem Bewohner mit Agnosie fällt es schwer zu erkennen, was er wahrnimmt. Seine Sinnesorgane sind in Ordnung; sie nehmen Signale auf und leiten sie an das Gehirn wei-ter – dort jedoch werden die Signale nicht in bewußte Wahrnehmungen umgesetzt. Das Gehirn besitzt durchaus eine Vorstellung des Wahrgenommenen, der Kranke kann jedoch

Signal und Vorstellung nicht verbinden. Der Bewohner sieht, kann das Gesehene jedoch nicht benennen; er hört, kann aber nicht sagen, was er hört. Die gleichen Schwierigkeiten können beim Fühlen, Schmecken und Riechen auftreten.

Die Agnosie des Gefühlssinnes heißt *taktile Agnosie*. Zum Gefühlssinn gehören auch der Tast-, der Temperatur- und der Schmerzsinn. Die beiden letzteren dienen unserer Sicherheit. Sie warnen uns beispielsweise, wenn das Essen zu heiß ist oder wenn wir uns schneiden. Bewohner mit taktiler Agnosie empfinden keinen Unterschied zwischen Heiß und Kalt und spüren keinen Schmerz. Die Betreuenden müssen bei ihnen also besonders wachsam sein.

10.4   Störungen im Gefühlsleben

Wir unterscheiden zwischen Stimmung und Affekt. *Stimmungen* halten längere Zeit an und haben weder einen deutlichen Anfang noch ein klar erkennbares Ende. Sie sind im Hintergrund vorhanden. Beispiele sind Trübsinn, Brummigkeit und Heiterkeit. Ein *Affekt* äußert sich heftiger. Er tritt plötzlich auf und dauert meist nicht lange. Wut, Angst, Verzweiflung und Ausgelassenheit sind Beispiele für Affekte.

Störungen sind in beiden Fällen möglich. Die Depression ist eine Störung der Gestimmtheit, Affektlabilität und Affektinkontinenz sind affektive Störungen.

10.4.1 Affektlabilität und Affektinkontinenz

Herr Zijlstra bittet die Dame zu seiner Rechten, ihm die Butter zu reichen. Da sie taub ist, reagiert sie nicht. Herr Zijlstra wird wütend: „Stellen Sie sich nicht dumm, Sie! Sie können doch wenigstens antworten."

Die Dame ißt unbeirrt weiter, und Herr Zijlstra ist nahe daran, zu explodieren. Da hört er den Mann gegenüber rülpsen. Herr Zijlstra bricht in dröhnendes Gelächter aus. Während er noch nach Luft schnappt, nimmt ein Tischgenosse die letzte Käsescheibe von der Platte. Herr Zijlstra hat noch keinen Käse gegessen. Sein Gesicht verdüstert sich, seine Mundwinkel zucken.

Die Tochter von Frau Hindeman ruft an und läßt ausrichten, daß sie heute nicht zu Besuch kommen kann. Pflegerin Wieny überbringt die Nachricht. Frau Hindeman hatte sich sehr auf den Besuch gefreut und bricht in Tränen aus. Wieny kann sie nicht trösten. Sie bleibt den ganzen Tag weinerlich und verdrossen.

Das erste Beispiel zeigt, wie jemand von einem Gemütszustand in den anderen fällt. Herr Zijlstra kann seine Gefühle offenbar nicht mehr steuern. Dieses Phänomen heißt *Affektlabilität*. Labilität bedeutet Unbeständigkeit.

Im zweiten Beispiel begegnen wir einer Frau, die ihre heftigen Gefühle nicht mehr im Zaum halten kann. Sie läßt sich von ihnen überwältigen und kann Weinkrämpfe nicht beenden. Dieses Unvermögen nennen wir *Affektinkontinenz*. Inkontinenz ist die Unfähigkeit, etwas aufzuhalten – Urin, Stuhl oder, in diesem Fall, Emotionen. Affektlabilität ist eine Störung, die bei Bewohnern gerontopsychiatrischer Institutionen recht häufig vorkommt. Affektinkontinenz ist etwas seltener.

10.4.2 Depression

Herr De Vries ist bei allen Betreuenden bekannt. Das kommt daher, weil sie keinen Rat mehr wissen. Seine Familie berichtet, er sei nie ein wirklich fröhlicher Mensch gewesen – aber jetzt steht es schlimm um ihn. Er spricht nicht, ißt sehr wenig und nur nach langem Drängen, sitzt den ganzen Tag da und starrt ins Leere. Niemand hat ihn je weinen sehen, aber es ist nicht zu übersehen, daß er lustlos, mutlos und niedergeschlagen ist. Dies war auch einer der Gründe für seine Aufnahme vor etwa eineinhalb Jahren.

Die langwierige, schwere Niedergeschlagenheit, an der Herr De Vries leidet, heißt Depression. Andere mögliche Beschwerden bei Depressiven sind ständige Müdigkeit und Schlaflosigkeit. Ein depressiver Bewohner ist lustlos und entwickelt keinerlei Initiative. Dies kann bei den Betreuern zu einem Gefühl der Machtlosigkeit führen.

Vermeiden Sie im Umgang mit Depressiven die „Kopf-hoch-Therapie": „Kopf hoch, Herr De Vries. Es gibt doch soviel Schönes im Leben. Das Wetter ist herrlich, und gleich kommt ein nettes Quiz im Fernsehen." Solche Worte und ihre zahllosen Varianten zeigen nur, daß der Sprecher mit leeren Händen dasteht. Herr De Vries findet das Leben nicht schön, und genau darin liegt sein Problem. Er kann die Sonne und die nette Quizsendung nicht mehr genießen. Eine Haltung, die von Akzeptanz, Verständnis und Mitgefühl zeugt, ist hier sinnvoller.

10.5 Störungen des Denkens und der Wahrnehmung

Denken und Wahrnehmen sind komplizierte Vorgänge, und sie sind bei Menschen, die in ein gerontopsychiatrisches Pflegeheim aufgenommen werden, oft gestört. Meist begegnen wir Wahnvorstellungen und Halluzinationen. Allerdings ist es häufig unmöglich zu entscheiden, ob ein Bewohner Halluzinationen hat oder nur verwirrt ist.

10.5.1 Wahnvorstellungen

Frau Theunissen betastet schon geraume Zeit ihre Hüfte und kneift sie. „Was ist denn los, Frau Theunissen – haben Sie Schmerzen?" erkundigt sich eine Pflegerin. „Als ob Sie das nicht wüßten", lautet die Antwort. „Jeder weiß doch, daß man mir voriges Jahr während der Hüftoperation einen Sender eingepflanzt hat." „Aber das bilden Sie sich doch nur ein", erwidert die Pflegerin. „Niemand hat einen Grund, so etwas zu tun." Frau Theunissen schaut die Pflegerin feindselig und mißtrauisch an. „Man will mich ausspionieren", sagt sie. „Und Sie gehören bestimmt dazu."

Eine *Wahnvorstellung* ist eine Störung des Denkens. Der Betroffene hat Ideen, die mit der Wirklichkeit nicht übereinstimmen. Er ist jedoch von der Richtigkeit seiner Ideen überzeugt und läßt sich nicht umstimmen. Frau Theunissen glaubt, in ihrer Hüfte stecke ein kleiner Sender, und kein vernünftiges Zureden kann sie vom Gegenteil überzeugen.

Es gibt viele verschiedene Wahnvorstellungen. Jemand hält sich vielleicht für Jesus oder für den Präsidenten der USA, oder er glaubt, man wolle ihn vergiften. Sowohl Allmachtsgefühle als auch Angst und Argwohn kommen vor. Wahnvorstellungen gehen oft mit Halluzinationen einher.

10.5.2 Halluzinationen

Pfleger Karel geht ins Wohnzimmer seiner Abteilung. Der Raum ist leer bis auf Herrn Driessen, der ein angeregtes Gespräch mit einem leeren Stuhl führt.

„Doch, doch, Sie kennen mich ja. Das geht schon in Ordnung." Er schweigt und betrachtet den Stuhl andächtig. Dann nickt er nachdenklich und sagt: „Ja, das geht natürlich auch. Daran habe ich nicht gedacht."

Karel kennt Herrn Driessen schon lange und weiß, was vorgeht. Er hat ihn schon oft mit Menschen Gespräche führen sehen, die nicht existieren, die Herr Driessen aber zu sehen und zu hören scheint.

Eine *Halluzination* ist eine Störung, bei der es zu Wahrnehmungen kommt, ohne daß die Sinne entsprechende Signale empfangen. Der Betroffene ist dennoch von der Realität seiner Wahrnehmungen überzeugt und läßt sich nicht belehren. Herr Driessen sieht und hört jemanden, der nicht da ist. Karel bemüht sich nicht, ihn aufzuklären – er weiß, daß dies sinnlos wäre.

Längst nicht alle Halluzinationen sind angenehm. Manche Menschen riechen zum Beispiel Schwefel und hören eine Stimme, die sie für die Stimme des Teufels halten. Andere spüren Ungeziefer über die Haut krabbeln. Es gibt unendlich viele Halluzinationen. Oft sind sie unbestimmt, und der Halluzinierende kann sie selbst nicht genau beschreiben. Auch bei Fieber und großer Müdigkeit können Halluzinationen auftreten.

Halluzinationen unterscheiden sich von *Illusionen*. Eine Illusion ist eine falsche Wahrnehmung, die sich berichtigen läßt. Ein Beispiel: Sie haben Spätdienst gehabt. Jetzt ist Ihre Arbeit beendet, und Sie radeln in der Dunkelheit nach Hause. Plötzlich fährt Ihnen der Schreck in die Glieder – vor dem Gebüsch dort steht jemand. Sie treten kräftiger in die Pedale, und dann sehen Sie zu Ihrer Erleichterung, daß der unheimliche Geselle ein Baumstamm ist, der von weitem wie ein Mensch aussah.

10.5.3 Behandlung

Ein Gespräch mit der Familie kann hilfreich sein. Mitunter spielen die Angehörigen eine Rolle in den Wahnvorstellungen oder Halluzinationen. Eine Klarstellung gegenüber der Familie kann dann möglichen Schuldgefühlen vorbeugen (etwa wenn der Bewohner seine Verwandten beschuldigt, ihn zu bestehlen).

Ihre Haltung zu einer Wahnvorstellung oder Halluzination sowie Ihre Reaktion darauf sollten von deren Inhalt abhängen. Wenn eine Bewohnerin den Arm über den Tisch streckt, um ihre nicht anwesende Tochter zu streicheln, oder wenn ein Bewohner Hühner gackern hört, besteht kein Grund einzugreifen.

Manchmal müssen Sie etwas unternehmen. Religiöse Menschen können beispielsweise Anstoß daran nehmen, daß ein Mitbewohner sich für den Papst hält. Sie können dann versuchen, die Aufmerksamkeit des kranken Bewohners abzulenken, indem Sie ein anderes Gesprächsthema anschneiden. Wenn eine Wahnvorstellung oder Halluzination große Angst auslöst, müssen Sie natürlich zunächst den Bewohner beruhigen.

In jedem Fall kann es nützlich sein, über den Inhalt einer Wahnvorstellung oder Halluzination zu sprechen. Manchmal, wenn ein Bewohner selbst zweifelt, können Sie ihm versichern, daß nichts da ist. Wenn ein Bewohner auf solche Einwände nicht reagiert, gehen Sie am besten auf seine Vorstellungen ein und verjagen beispielsweise gemeinsam mit ihm Ungeheuer.

10.5 Inkontinenz

Eine Störung ganz anderer Art ist die Inkontinenz, das heißt die Unfähigkeit, Urin und/oder Stuhl zurückzuhalten. Dafür kann es zahlreiche Ursachen geben, sowohl körperliche wie auch seelische. Eine simple Blasenentzündung kann ebenso zu Inkontinenz führen wie eine Lähmung oder Erschlaffung des Blasenschließmuskels. Es kommt aber auch vor, daß ein dementer Bewohner nicht mehr begreift, was bestimmte körperliche Signale bedeuten. Sogar eine Depression kann mit Inkontinenz einhergehen.

Einerlei, worin die Ursache liegt – der inkontinente Bewohner leidet an einer Störung, die seine Würde antastet. Scham ist eine einleuchtende Reaktion darauf. Darum hat der Bewohner ein Recht auf unser Verständnis. Er macht nicht absichtlich in die Hose oder ins Bett. Zeigen Sie ihm durch Ihre Haltung, daß Sie das verstehen.

Behandlung

In der allgemeinen Pflege werden die körperlichen Seiten der Inkontinenz behandelt: Hautpflege, Kleidung, Auffangmaterial und Katheter.

Gehen Sie als Pflegende nie davon aus, daß ein inkontinenter Bewohner „aufpaßt". Oft gelten für den Gang zur Toilette feste Zeiten, das heißt, die Bewohner „müssen", wenn es dem Personal gefällt. Wer alt oder verwirrt ist, kann sich jedoch nicht beherrschen, bis er „an der Reihe" ist, und er kann sich nicht auf Kommando erleichtern.

Manchmal sind organisatorische Lösungen möglich. In der Abteilung eines Pflegeheims beschloß man, zwei Teilzeit-„Toilettenfrauen" einzustellen, die von einer ausgebildeten Pflegerin eingearbeitet wurden. Sie zeigte ihnen, wie den einzelnen Bewohnern zu helfen sei. Jeden Bewohner, der ins WC wollte, brachten die Frauen sofort hin. Bald empfanden die Bewohner es als beruhigend, daß sie zu jeder gewünschten Zeit in die Toilette durften. Das feste Personal konnte sich mit den Bewohnern unterhalten, ohne daß diese plötzlich in die Toilette gehen wollten. Manche Bewohner trauten sich wieder, ein bißchen zu spielen oder etwas anderes zu unternehmen.

Weiterführende Literatur

Bücher

Bernlef, J.: *Hersenschimmen*. Querido, Amsterdam 1984

Duijnstee, M.: *Als je goed luistert, hoor je ze huilen*. Intro, Nijkerk 1985

Gilse, A. G.: *Ein beetje in de war*. De Horstink, Amersfoort, 1987

Horstink, H.: *Kun je me zeggen waar ik woon*. Van Loghum Slaterus, Deventer 1980

Heijl, W., und J. A. M. Kerstens: *Zorgverlening aan psychogeriatrische bewoners*. Bohn, Stafleu Van Loghum, Houten 1983

Jury, M., und D. Jury: *Een man wordt oud en sterft*. Bohn Stafleu Van Loghum, Houten 1982

Kuilman, M.: *Organische psychiatrie*. Bunge, Utrecht 1989

Reedijk, J. S.: *Psychogeriatrie*. Lemma, Utrecht 1991

Rhebergen, W.: *Op weg terug – een persoonlijke ontmoeting met demente verpleeghuisbewoners*. Bohn Stafleu Van Loghum, Houten 1983

Schouten, J., (Hrsg.): *Geriatrische lessen voor verpleegkundigen*. De Tijdstroom, Lochem 1981

Stam, F. C.: *Dementie*. Bohn, Scheltema & Holkema, Utrecht 1985

Vandereycken, W., C. A. L. Hoogduin und P. M. G. Emmelkamp (Hrsg.): *Handboek psychopathologie. Teil I.* Bohn Stafleu Van Loghum, Houten 1990

Welman, A. J.: *Hoofdstucken uit de klinische neuropsychologie.* Bohn, Scheltema & Holkema, Utrecht 1979

Zeitschriften und Diverses

Berg, C. J. van den et al.: *Gestoord gedrag?* (Heft 2, Jahrg. 7).

Buijssen, H.: Depressiviteit bij dementie. *TvV* 26/12/379–381, 1993

Buijssen, H.: Omgaan met agressieve demente mensen. *TvV* 26/9/278–281, 1993

Buijssen, H.: Achterdocht bij dementie. *TvV* 26/10/300–301, 1993

Buijssen, H.: Depressiviteit bij dementie. *TvV* 26/12/379–381, 1993

Buijssen, H.: Door das spoken doe ik geen oog dicht. Nachtelijke onrust bij dementie. *TvV* 27/1/12–13, 1994

Buijssen, H.: Dwaalgedrag bij dementerenden. *TvV* 27/2/5759, 1994. Stichting Bio-Wetenschappen en Maatschappij, Leiden 1985

Cahn, L. A.: Dementie bij bejaarden. *BKZ* 16/74–81, 1983

Claessens, W. L. M.: Dementie: een vaak ten onrechte gebruikt begrip. *BKZ* 18/96–101, 1985

Dharmaperwira-Prins, R. et al.: *Afasie. Een wegwijzer.* Stichting Afasie Nederland, Loosdrecht 1990

Godderis, J.: Depressie en de ouder wordende mens. *TvP* 25/303–327, 1984

Hes, J. Ph.: Ouderdom komt met vergeten – differentieel-diagnostische overpeinzingen. *TvP* 25/333–341, 1984

Informatiemap Afasie, Informatiemap Agressie, Informatiemap Dementie und Informatiemap Geheugen. Wetenschapslijn, Utrecht 1991

Janzing, J. G. E. et al.: De prevalentie van psychiatrische comorbiditeit bij dementie van het Alzheimer-type; een literatuuroversicht. *TvP* 35/9/590–600, 1993

Nonnekes, J.: Incontinentie. *MGZ* 11/26–43, 1983

Peeters, G.: Dementie: een moeilijk hanteerbar begrip. *TvV* I: 22/61–64; II: 22/86–89, 1989

Robben, P.: Paranoia bij ouderen. *Denkbeeld 1,* Nullnummer, 12–13, 1989

Warners, I.: Meegaan met de Tijd van demente bejaarden. *BKZ* 16/157–165, 1983

11 Das Gedächtnis

Verantwortung und Ziele

Bei vielen gerontopsychiatrischen Störungen spielt das Gedächtnis eine zentrale oder sekundäre Rolle. Wenn Sie das Verhalten der Bewohner verstehen möchten, müssen Sie daher die Wirkungsweise des Gedächtnisses kennen und Grundkenntnisse über Gedächtnisstörungen haben.
Wenn Sie dieses Kapitel durchgearbeitet haben, können Sie

1. *erläutern, welche Rolle das Gedächtnis im täglichen Leben spielt;*
2. *die drei Phasen der Informationsverarbeitung beschreiben;*
3. *die zwei verschiedenen Einteilungen des Gedächtnisses nennen;*
4. *die wichtigsten Gedächtnisstörungen beschreiben.*

11.1 Bedeutung des Gedächtnisses

Ein in der Literatur häufig genannter Amerikaner mit den Initialen H. M. litt an schwerer Epilepsie. 1950 wurde er am Schläfenlappen des Gehirns operiert, um ihn von seiner Krankheit zu heilen. Unglücklicherweise wurde dabei ein Teil des Gehirns beschädigt, der mit dem Gedächtnis zu tun hat. Die Folge war, daß H. M. nichts mehr länger als 15 Minuten behalten konnte. Er erinnerte sich zwar an das, was vor der Operation geschehen war, nicht jedoch an das, was sich danach ereignete. Einen Zeitungsartikel las er fünfmal hintereinander, ohne sich daran zu erinnern, daß er ihn bereits gelesen hatte. Die Ärzte, die ihn behandelten, mußten sich jedes Mal neu vorstellen.

Bei den meisten Krankheiten gerontopsychiatrischer Bewohner stehen Gedächtnisstörungen im Vordergrund. Um sie zu verstehen, müssen Sie zunächst etwas über das gesunde Gedächtnis wissen. Das Schicksal des H. M. zeigt, wie wichtig das Gedächtnis für unser tägliches Leben ist. Wir denken meist nicht daran, daß wir alles lernen müssen und daß alles Erlernte bis in die kleinsten Einzelheiten im Gedächtnis gespeichert ist.

Stricken, Radfahren, ein Butterbrot zu streichen, den Schulweg zu finden, Schwimmen, einen Brief zu schreiben – das sind einfache Vorgänge, die uns anfangs jedoch schwergefallen sind. Im Laufe der Zeit nimmt ein Mensch so viele Informationen auf, daß wir das Gedächtnis am besten mit einem großen Archiv vergleichen können. Das kleine Gehirn enthält Tausende von „Aktenordnern".

11.2   Verarbeitung von Gedächtnisinhalten

Trotz der stürmischen Entwicklung der Hirnforschung in den letzten Jahren wissen wir über das Gedächtnis längst nicht alles. Theorien gibt es allerdings genug, wenn sie sich auch manchmal noch widersprechen. Wilder Penfield, ein berühmter kanadischer Neurochirurg, war davon überzeugt, daß ein großer Teil des Gedächtnisses sich im Schläfenlappen befindet. Ein anderer Forscher, der Amerikaner Karl Lashley, fand Hinweise, die dagegen sprechen. Er stellte fest, daß das Gedächtnis „diffus" ist – mit anderen Worten: Es befindet sich überall im Gehirn. Merkwürdigerweise machten beide Wissenschaftler ihre Entdeckung zur gleichen Zeit, nämlich zwischen den Weltkriegen.

Heute nimmt man an, daß das visuelle Gedächtnis, das Bilder speichert, sich tatsächlich im Schläfenlappen befindet. Das verbale Gedächtnis, das Zahlen und Worte speichert, ist schwächer als das visuelle und wird von anderen Gehirnteilen gesteuert.

Die Verarbeitung von Informationen im Gedächtnis verläuft in drei Phasen, wie Abbildung 11.1 zeigt.

11.2.1 Eingabe

Die erste Phase, die Eingabe, umfaßt die Aufnahme und das Festhalten von Informationen. Beide Vorgänge werden durch *Interesse, Aufmerksamkeit, Stimmung, Fitneß* und die *Bedeutung des Wahrgenommenen* beeinflußt.

Stellen Sie sich vor, Sie wandern mit einigen Freunden an einem See entlang. Nach der Rückkehr erzählt jeder eine andere Geschichte. Einer der Wanderer ist Vogelkenner und berichtet ausführlich über die Bläßhühner, Pfeifenten und Teichrohrsänger auf dem See (Interesse). Der zweite war mit seinen Gedanken woanders – er dachte an ein bevorstehendes Examen. Er hat sich zwar umgeschaut, aber nichts gesehen (Aufmerksamkeit).

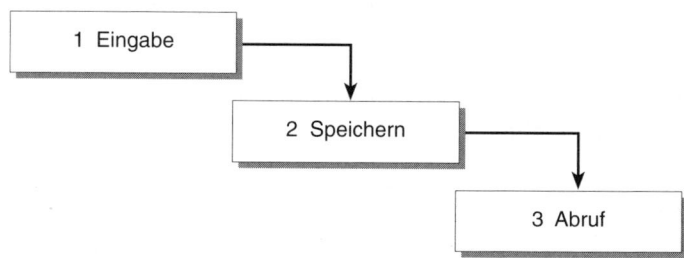

Abb. 11.1   Informationsverarbeitung im Gedächtnis

Der dritte ärgerte sich über die anderen und kann sich nur noch daran erinnern, wie lächerlich sie sich benahmen (Stimmung). Der vierte war so müde, daß er sich an fast gar nichts erinnert (Fitneß).

Die Bedeutung des Wahrgenommenen spielt eine besondere Rolle. In Neuguinea leben einige Stämme noch in der Steinzeit. Manche von ihnen haben noch nie einen Weißen gesehen. Würde man einen dieser Menschen eine Stunde lang in eine Großstadt versetzen, so könnte er von diesem Erlebnis nur wenige Einzelheiten berichten. Autos wären für ihn wohl Dinge, die sich von selbst bewegen, von den verschiedenen Modellen könnte er sich jedoch keine Vorstellung machen. Ein Fernsehgerät bliebe ihm als Kasten mit kleinen Menschen darin in Erinnerung. Ein Fotoapparat und ein Telefon hätten keinerlei Bedeutung für ihn, sofern er sie nicht wenigstens einmal benutzt hätte. Solche Dinge würde er also übersehen und vergessen.

11.2.2 Speichern

Der Eingabe folgt die zweite Phase, die Speicherung. Die aufgenommenen Informationen müssen aufbewahrt werden, bis wir sie wieder benötigen und ins Bewußtsein zurückrufen. Wie lange eine Erinnerung im Gedächtnis haftet, hängt vor allem von der Eingabe und somit von den gleichen Faktoren ab. Dinge, die einen starken Eindruck hinterlassen, bleiben ein Leben lang gespeichert. Beim Lernen ist das anders. Ein Fach, das Sie nicht interessiert, kostet Sie viel Energie. Wiederholung spielt dann eine große Rolle.

Lange Zeit nahm man an, daß das Gedächtnis alles aufzeichnet, was wir erleben. Demnach wären alle Informationen vorhanden, nur das Erinnern gelingt nicht immer. Der Umstand, daß Menschen sich unter Hypnose an Dinge erinnern, die sie längst „vergessen" hatten, scheint diese Auffassung zu bestätigen. In den USA erkennen Gerichte selbst Erklärungen an, die unter Hypnose abgegeben wurden. Damit wird man heute vorsichtiger, da sich „Erinnerungen" in einigen Fällen als Phantasieprodukte herausstellten. Außerdem lassen neuere neurologische Befunde darauf schließen, daß das Gedächtnis doch nicht alle Wahrnehmungen speichert (s. Kap. 11.3.3).

11.2.3 Abruf

Die dritte und letzte Phase der Verarbeitung von Gedächtnisinhalten bildet der Abruf, das Hervorholen des gespeicherten Materials. Dies ist normalerweise einfach. Der Gedächtnisinhalt ist nämlich geordnet, das bedeutet, eine Information ist mit der nächsten verknüpft. Wir alle haben es schon erlebt, daß ein bestimmtes Detail eine ganze Erinnerungskette auslöst. Der Geruch von Pfannkuchen mit Speck kann beispielsweise Bilder aus der Kindheit wachrufen.

Andererseits gibt es auch Erinnerungen, die uns „auf der Zunge liegen", aber nicht einfallen. Es sieht so aus, als könnten wir die richtige Schublade im Gedächtnis nicht finden – wir haben den Ort vergessen, an dem die Information gespeichert ist.

11.3   Arten des Gedächtnisses

Sehen wir uns die Speicherung von Informationen einmal näher an. Wir können uns das Gedächtnis als eine Art Archiv vorstellen. Eingehende und festgehaltene Informationen werden in großen Schränken aufbewahrt. Jeder Schrank hat Schubläden und Fächer, um den Inhalt zu ordnen. Wenn wir nun für die Einteilung in „Schubladen" zwei Maßstäbe ansetzen, nämlich die Dauer der Aufbewahrung und die Art der aufbewahrten Erinnerungen, so sieht das Gedächtnis aus, wie in Abbildung 11.2 schematisch dargestellt.

Diese Darstellung des Gedächtnisses soll lediglich dessen Verständnis erleichtern. Es ist unmöglich, das Langzeitgedächtnis einer bestimmten Stelle im Gehirn zuzuordnen. Diese vier Schubladen sind nicht streng voneinander abgegrenzt, sondern sie gehen ineinander über.

11.3.1 Kurzzeit- und Langzeitgedächtnis

Das Kurzzeit- und das Langzeitgedächtnis sind miteinander verbunden und speichern Fakten, Kenntnisse und Fertigkeiten, also *objektive* Informationen.

Das *Kurzzeitgedächtnis* kann eine sehr beschränkte Menge von Informationen für sehr kurze Zeit festhalten. Ein gutes Beispiel dafür ist die Suche nach einer Telefonnummer im Telefonbuch. Eine solche Nummer aus 8–9 Ziffern bewahren wir so lange im Kurzzeitgedächtnis auf, bis wir sie gewählt haben. Wenn wir eine halbe Stunde später erneut anrufen möchten, müssen wir die Nummer wieder heraussuchen.

Ohne das Kurzzeitgedächtnis würde das Gehirn mit unnötigen Einzelheiten überschüttet werden. Die Belastung wäre zu hoch. Der Name eines Bekannten würde uns nicht nur seine Adresse ins Gedächtnis rufen, sondern auch die Farbe der Schuhe, die er bei der letzten Begegnung trug, und ähnliche unwichtige Dinge. Wichtige Informationen würden in einer Flut von Details untergehen.

Das *Langzeitgedächtnis* speichert Informationen, die wir ein Leben lang benötigen: Sprachkenntnisse und Fertigkeiten wie Waschen, Anziehen, Essen, Radfahren und Autofahren. Meist benötigen wir viel Zeit und Übung, um etwas im Langzeitgedächtnis zu speichern. Schwimmen lernt man nicht in einer halben Stunde. Aber wer es einmal gelernt hat, verlernt es nie wieder und braucht sich nicht zu fürchten, wenn er ins Wasser fällt, selbst wenn er jahrelang nicht mehr geschwommen ist. Das Langzeitgedächtnis bewahrt Informationen zuverlässig auf.

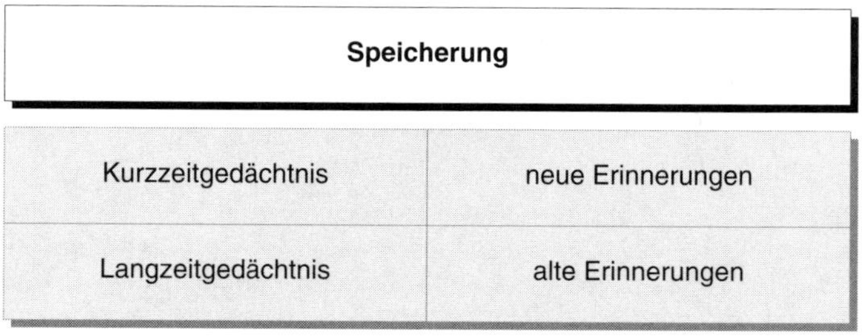

Speicherung	
Kurzzeitgedächtnis	neue Erinnerungen
Langzeitgedächtnis	alte Erinnerungen

Abb. 11.2   Die „Schubladen" des Gedächtnisses

11.3.2 Neu- und Altgedächtnis

Auch das Neu- und das Altgedächtnis sind miteinander verbunden. Diese zwei „Schubladen" bewahren *subjektive* Eindrücke auf, also Erfahrungen und Ereignisse, die eine persönliche Bedeutung für uns haben.

Ein Zeitungsbericht über einen schweren Verkehrsunfall ist zunächst eine Angelegenheit für das Kurzzeitgedächtnis. Ist jemand beruflich daran interessiert, kann die Information ins Langzeitgedächtnis gelangen. Wenn aber eines der Opfer ein Angehöriger ist, wird die Erinnerung im *Neugedächtnis* gespeichert.

Je größeren Eindruck das Ereignis macht, desto besser wird es im Neugedächtnis verankert. Der Besuch bei einer Tante in Australien vor 4 Monaten liefert heute noch lebhafte Erinnerungen. Dagegen fiele es uns schwer zu sagen, an welchen Tagen wir einen Freund, den wir oft treffen, letzte Woche gesehen haben.

Das Neugedächtnis umfaßt etwa ein Jahr. Ereignisse, die länger als ein Jahr zurückliegen, wandern ins *Altgedächtnis*, sofern sie genügend Eindruck gemacht haben. Das Altgedächtnis enthält unsere Lebensgeschichte; es wird daher um so umfangreicher, je älter wir werden. Darum können ältere Menschen uns ausführlich vom II. Weltkrieg oder von der Wasserknappheit des Jahres 1953 erzählen.

Wenn wir die beiden Schemata kombinieren, sieht das Gedächtnis aus, wie in Abbildung 11.3 schematisch dargestellt.

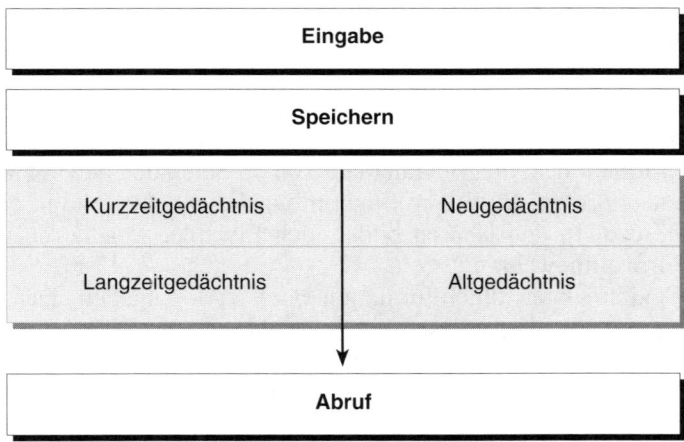

Abb. 11.3 Schematische Darstellung des Gedächtnisses

11.3.3 Physiologische Aspekte

Die Einteilung in vier „Schubladen" stützt sich auf zwei Kriterien: die Zeitdauer und die Art der Informationen (objektiv: Kurz- und Langzeitgedächtnis; subjektiv: Alt- und Neugedächtnis). Wenn wir nach den physiologischen Grundlagen des Gedächtnisses fragen, geht es darum, *wie* Informationen gespeichert werden. Hierbei kommen wir zu einer ganz anderen Einteilung:

- sensorisches Gedächtnis,
- unmittelbares Gedächtnis,
- semipermanentes Gedächtnis,
- permanentes Gedächtnis.

Alle Informationen erreichen uns über die Sinnesorgane, und die Nerven leiten sie an das Gehirn weiter. Diese Leitung geschieht sowohl in Form von elektrischen Impulsen als auch in Form von chemischen Botenstoffen, die wir Neurotransmitter nennen. Wenn der Reiz verschwunden ist, bleibt die Information noch etwa 0,5–4 Sekunden lang verfügbar. Dieses Stadium nennen wir *sensorisches Gedächtnis*. Es ist mit einem Echo vergleichbar.

Ein Sinnesreiz gelangt nur dann ins *unmittelbare Gedächtnis*, wenn er 4–30 Sekunden lang in Form eines elektrischen Impulses in den Nervenbahnen kreiste. Das unmittelbare Gedächtnis benutzen wir, wenn sofortiges oder automatisches Reagieren notwendig ist. Denken Sie an Sport oder an Autofahren. Während wir fahren, können wir uns mit anderen unterhalten, weil wir „automatisch" fahren. Eingehende Informationen, etwa eine rote Ampel, werden verarbeitet und lösen unmittelbare Reaktionen aus, die jedoch bald neuen Informationen Platz machen müssen und daher nicht lange gespeichert werden. Daran liegt es, daß Sie sich ein paar Minuten nach einem Unfall nicht mehr genau daran erinnern können, was geschehen ist. Fragt jemand Sie innerhalb von 30 Sekunden nach dem Unfall, fällt die Antwort Ihnen nicht schwer, weil die Information sich dann noch im unmittelbaren Gedächtnis befindet.

Das unmittelbare Gedächtnis ist eine Art Filter, der Informationen an das *semipermanente Gedächtnis* abgibt, wenn sie wichtig sind. In das semipermanente Gedächtnis gelangen auch Informationen, die Sie innerhalb von 30 Sekunden bewußt aus dem unmittelbaren Gedächtnis abrufen. In diesem Stadium wird die elektrische in eine chemische Information umgesetzt. In den Nerven bilden sich Eiweiße, welche die Information in verschlüsselter Form aufbewahren.

In diesem Stadium kann die Information noch verlorengehen. Der Eiweißaufbau wird z. B. unterbrochen, wenn wir erschrecken. Es dauert etwa 20 Minuten, bis die elektrischen Impulse in chemische Informationen umgesetzt sind. Wenn nichts dazwischenkommt, gelangt die Information danach ins *permanente Gedächtnis*.

11.4 Gedächtnisstörungen

11.4.1 Störungen der Eingabe

Das Gedächtnis verfällt allmählich. Zunächst ist eine seiner Funktionen nur leicht betroffen, später breitet sich der Verfall auf andere Funktionen aus und wird immer schlimmer. Die Eingabe ist meist die erste Funktion, die nachläßt. Neue Informationen werden nicht mehr gut festgehalten, während alte Gedächtnisinhalte noch zugänglich sind.

Störungen der Eingabe äußern sich als Vergeßlichkeit. Wer noch zu Hause wohnt, vergißt vielleicht, den Gashahn zuzudrehen. Ein Bewohner fragt womöglich, wo sein Besuch bleibt, obwohl er sich eben von ihm verabschiedet hat. Ein älterer Mensch mit Störungen der Eingabe weiß anfänglich, daß er vergeßlich wird. Wenn sein Gedächtnis jedoch weiter nachläßt, vergißt er auch das.

Störungen der Eingabe sind nicht dasselbe wie Störungen des Kurzzeitgedächtnisses, es sind vielmehr Lernstörungen: Es wird schwierig, Neues zu lernen. Ist das Kurzzeitgedächtnis gestört, gehen Informationen verloren, die bereits aufgenommen wurden.

11.4.2 Störungen des Speicherns

Störungen der Speicherung treten oft erst auf, wenn die Eingabe bereits gestört ist. Ein Bewohner, der immer weniger imstande ist, seinem Gedächtnis neue Informationen hinzuzufügen, verliert nun auch bereits gespeicherte Daten.

Die zuletzt gespeicherten Informationen gehen zuerst verloren. Das Kurzzeitgedächtnis und das Neugedächtnis lassen also zuerst nach, und erst später folgen das Langzeitgedächtnis und das Altgedächtnis. Wenn jemand ohne nähere Angaben über Gedächtnisstörungen spricht, sind meist Störungen des Speicherns gemeint.

11.4.3 Störungen des Abrufs

Es kommt vor, daß jemand Informationen nicht abrufen kann, obwohl die Eingabe noch weitgehend intakt ist und die Daten noch in den vier „Schubladen" des Gedächtnisses gespeichert sind. In diesem Fall sprechen wir vom *amnestischen Syndrom*. Dieser Ausdruck ist von dem Wort „Amnesie" abgeleitet, das Gedächtnisverlust bedeutet. Es ist kein Demenzsyndrom (s. Kap. 12). Im Gegensatz zum Demenzsyndrom heilt das amnestische Syndrom mit der Zeit immer aus.

Ältere Menschen leiden an diesen Störungen vor allem bei körperlichen Krankheiten wie Blasenentzündung, Lungenentzündung, schweren Darmstörungen und einer zeitweiligen schlechten Durchblutung des Herzens. Am auffälligsten ist die plötzlich auftretende Verwirrtheit und Unruhe. Manchmal bemerken wir zuerst die Verwirrtheit, und die körperliche Krankheit entdecken wir erst nach einer gründlichen Untersuchung. Betreuende müssen also daran denken, daß plötzlich auftretende Verwirrtheit ein Warnsignal ist. Sie tritt auch nach einschneidenden Veränderungen wie Umzug oder Verlegung im Heim auf. Wird die Ursache nicht beseitigt, kann die Störung dauerhaft werden. Störungen des Abrufs finden wir auch beim Demenzsyndrom.

11.4.4 Konfabulieren

Konfabulieren stammt von dem lateinischen Wort „fabula" (Geschichte) und bedeutet „Märchen erzählen" oder „Geschichten erfinden". Der Betreuer, der mit einem Bewohner plaudert, bekommt immer wieder Geschichten zu hören, die eindeutig „falsch" sind. Der Bewohner lügt jedoch nicht, sondern er füllt die Lücken in seinem Gedächtnis mit „erfundenen Geschichten" auf, um nicht in Verlegenheit zu geraten.

Weiterführende Literatur

Bücher

Dijkstra, S., S. D. Fokkema und J. H. de Swart: *Compendium van de psychologie. Teil III.* Coutinho, Muiderberg 1982

Gilling, D., und R. Brightwell: *Het menselijk brein.* Becht, Amsterdam 1982

Gilson, F. et al.: *Ik kan er niet opkomen. Geheugenstoornissen bij cerebrovasculair lijden.* In: J. J. F. Schroots et. al.: *Gezond zijn is ouder worden.* Van Gorcum, Assen 1989

Israel, L.: *Geheugenstoornissen en afhankelijkheid bij oudere mensen.* In: J. Munnichs und G. Uildriks (Hrsg.): *Psychogerontologie.* Bohn Stafleu Van Loghum, Houten 1989

Nickolson, V. J.: *Onthouden en vergeten.* Van Gorcum, Assen 1980

Olst, E. H., A. Kok und J. F. Orlebeke: *Inleiding in de psychofysiologie.* Van Loghum Slaterus, Deventer 1980

Plaats, J. J. van der et al.: Geheugentraining bij ouderen. Hulpverlening aan vergeetachtige ouderen. In: J. Munnichs und G. Uildriks (Hrsg.): *Psychogerontologie.* Bohn Stafleu Van Loghum, Houten 1989

Raaijmakers, J., und M. Abbenhuis: *Learning and memory in demented patients.* In: G. M. M. Jones und B. Miesen (Hrsg.): *Care-giving in dementia.* Tavistock/Routledge, London 1992

Vester, F.: *Hoe wij denken, leven en vergeten.* Bosch & Keunig, Baarn 1981

Voorn, P.: *Psychologie van het dagelijks leven.* Ambo, Baarn 1983

Wiegersma, S. et al.: *Geheugen voor woordseries bij senile dementie.* In: J. F. Schroots et al. (Hrsg.): *Gezond zijn ist ouder worden.* Van Gorcum, Assen 1989

Zeitschriften und Diverses

Binnendijk, D.: Idereen weet toch das Bach geen telefoon had. *Het Parool* 25.3.1989

Broers, G.: Waar zit ons geheugen? *Intermediair* 25/6/53–57, 1989

Buijssen, H.: Herinnert u zich nog? *TvZ* 104/5/142–145, 1994

Diesfeldt, H. F. A.: Dementie en veroudering. *Nederlands Tijdschrift voor de Psychologie* 14/21–35, 1987

Draaisma, D.: Het geheugen lijkt op een hologram. *De Volkskrant* 10.8.1985

Hes, J. Ph.: Ouderdom komt met vergeten – differentieel-diagnostische overpeinzingen. *Tijdschrift voor Psychiatrie* 25/333–341, 1983

Informatiemap geheugen. Wetenschapslijn, Utrecht

Lynch, G.: De chemische databank van het geheugen. *Kaos* Nr. 12, November 1987

Nouws, A., und T. Nouws: Geheugen-, denk- en oriëntatietraining bij ouderen in verzorgingshuizen. *TvV* 25/6/178–183, 1992

Osborn, C. L.: Reminiscentie: wanneer het verleden het heden verzacht. *Verpleegkundig Perspectief* 6/3/42–52, 1990

Rietveld, W. J. et al.: *Het geheugen* (Heft Nr. 4, Jahrgang 3). Stichting Bio-Wetenschappen en
    Maatschappij, Leiden 1979
Schellekens, H.: Geheugen blijft de computer de baas. *Het Parool*, 25.3.1989
Vroon, P.: Hoe weet und zo snel dat u het niet weet. *De Volkskrant* 29.12.1984

12 Demenzsyndrome

Verantwortung und Ziele

Die meisten Bewohner gerontopsychiatrischer Institutionen sind demente ältere Menschen, daher sind Grundkenntnisse über die Demenz und ihre häufigsten Formen sowie über die Demenzsyndrome wichtig für Betreuende in solchen Pflegeheimen.

Dieses Kapitel schließt an das Kapitel über Gedächtnisstörungen (Kap. 11) an. Auch bei der Erörterung der Demenzsyndrome liegt der Schwerpunkt auf den Störungen des Gedächtnisses und ihren Folgen für die Selbstversorgung des Bewohners und seine Kontaktmöglichkeiten. Die beiden letzten Begriffe stehen im Mittelpunkt der Arbeit in gerontopsychiatrischen Pflegeheimen.

Wenn Sie dieses Kapitel durchgearbeitet haben, können Sie

1. *die wichtigsten Merkmale und Ursachen des Demenzsyndroms beschreiben;*
2. *Grundkenntnisse über die Alzheimer-Krankheit und die Multiinfarktdemenz in Worte fassen und die wichtigsten Unterschiede zwischen beiden nennen;*
3. *drei spezifische Demenzsyndrome beschreiben;*
4. *zu jedem Syndrom angeben, welche Folgen es für die Selbstversorgung und die Kontaktmöglichkeiten des Bewohners hat.*

12.1   Demenz und Demenzsyndrom

Welche Aussagen sind richtig?

- Demenz ist unheilbar.
- Nur alte Menschen erkranken an Demenz.
- Die Ursache der Demenz liegt im Gehirn.
- Demenz und Alzheimer-Krankheit sind dasselbe.

Alle sind falsch! Einige dieser Behauptungen werden wahr, wenn man sie ein wenig umformuliert, z. B. durch Einfügen der Worte „oft" oder „manchmal".

Allgemein gesprochen bedeutet Demenz das Nachlassen der geistigen Funktionen, manchmal früh, manchmal spät. Die Ursachen können ganz verschieden sein. Einige Formen der Demenz sind heilbar, beispielsweise jene, bei denen das Gehirn nicht geschädigt wird. Die meisten Dementen sind tatsächlich ältere Menschen, die Krankheit tritt jedoch auch bei jüngeren Menschen auf, mitunter vor dem 60. oder gar vor dem 50. Lebensjahr. Menschen, die ein Down-Syndrom („Mongolismus") haben, können in jungen Jahren dement werden, einige schon um das 30. Lebensjahr. Sie erkranken an einer „Demenz vom Alzheimer-Typ". Auch Alkoholiker und AIDS-Kranke können früh dement werden. Bestimmte Formen der Demenz verlaufen in Schüben – der Zustand bessert und verschlechtert sich abwechselnd. Viele Leute glauben, Demenz und Alzheimer-Krankheit seien dasselbe. Dies liegt wohl daran, daß die Alzheimer-Krankheit die bekannteste und häufigste Form der Demenz ist.

12.1.1   Symptome und Definition

Der Begriff „Demenz" ruft viel Verwirrung und Mißverständnisse hervor. Demenz bildet keine eigenständige Krankheit, sondern eine Gruppe von Symptomen, die miteinander zusammenhängen und bei bestimmten Krankheiten auftreten. Aus diesem Grund und um alle Mißverständnisse zu beseitigen, sprechen wir lieber vom „Demenzsyndrom". Den Ausdruck „Demenz" wenden wir auf spezifische Formen der Demenz an.

Folgende Symptome sind typisch für das Demenzsyndrom:

- *Gedächtnisstörungen*, vor allem Störungen der Eingabe sowie des Kurz- und Langzeitgedächtnisses;
- *Störungen des abstrakten Denkens*, also des Planens, Problemlösens und Vorausdenkens;
- *Störungen des Urteilsvermögens*, also der Beurteilung von (gesellschaftlichen) Situationen und des kritischen Denkens (auch mangelnde Einsicht in die Krankheit fällt darunter);
- *kortikale Herdsymptome*, das heißt, Störungen der höheren Funktionen der Hirnrinde (Aphasie, Apraxie, Agnosie);
- *Persönlichkeitsveränderungen*, z. B. Mißtrauen, Reizbarkeit und Aggressivität;
- *Desorientiertheit in bezug auf Ort, Zeit und Personen;*
- *Konzentrationsstörungen.*

Nicht jedes Demenzsyndrom weist alle Symptome auf. Gedächtnisstörungen sind immer vorhanden und für den praktischen Umgang mit dem Bewohner am bedeutsamsten. Desorientiertheit und Konzentrationsstörungen sind eng mit Gedächtnisstörungen verbunden und daher in den meisten Fällen ebenfalls vorhanden. Von den übrigen Merkmalen ist mindestens eines vertreten.

Von einem Demenzsyndrom sprechen wir nur, wenn die Symptome so schwer sind, daß sie die Arbeit und die gesellschaftlichen Kontakte beeinträchtigen. Wenn wir diese Bedingungen und die genannten Symptome zusammenfassen, kommen wir zu der folgenden Definition des Demenzsyndroms:

Ein Demenzsyndrom ist ein Zustand, bei dem die geistigen Funktionen so stark nachgelassen haben, daß der Kranke sich nicht mehr selbständig versorgen und mit anderen nicht mehr angemessen kommunizieren kann.

12.1.2 Ursachen

Wie entsteht ein Demenzsyndrom? Verschiedene *körperliche* Krankheiten können damit einhergehen. Wir unterscheiden dabei zwischen Krankheiten innerhalb und außerhalb des Schädels.

Zu den Krankheiten im Inneren des Schädels, die zu einer Demenz führen können, zählen wir die primären degenerativen Erkrankungen des Gehirns, Geschwulste und Gefäßstörungen. Bei einer primären degenerativen Erkrankung des Gehirns geht Hirngewebe verloren, oder die Nerven werden geschädigt. Beispiele sind die Alzheimer-, Pick-, Parkinson- und Huntington-Krankheit sowie die Multiple Sklerose. Geschwulste sind Gehirntumore, subdurale Hämatome und Gehirnabszesse. Ein Beispiel für ein Demenzsyndrom als Folge von Gefäßstörungen ist die Multiinfarktdemenz, die wir weiter unten ausführlicher besprechen.

Auch Krankheiten anderer Organe können ein Demenzsyndrom hervorrufen, z. B. Infektionen der Harnwege und der Lungen, Stoffwechselstörungen (Hypoglykämie, Unterfunktion der Schilddrüse, der Nebenschilddrüsen oder der Nebennieren, Leber- und Nierenfunktionsstörungen, Anämie), Mangel an Vitamin B_{12}, B_1, B_2 oder Folsäure, Vergiftungen (Kohlenmonoxid, Blei, Arzneimittel), Herzrhythmusstörungen und Herzschwäche. Viele dieser Krankheiten lassen sich gut oder leidlich gut behandeln, und bei einer Genesung verschwindet auch das Demenzsyndrom.

Seelische und gesellschaftliche Faktoren tragen ebenfalls dazu bei, daß ein vorhandenes, aber noch verborgenes Demenzsyndrom erkennbar wird. Es sind keine selbständigen Ursachen, wenn sich jedoch die Gesundheit verschlechtert, nehmen die Symptome an Ausprägung zu. Beispielsweise fällt bei einer Aufnahme ins Krankenhaus oder bei einem Umzug die vertraute Umgebung plötzlich weg, und das kann ein latentes Demenzsyndrom zu Tage bringen. Andere verstärkende Faktoren sind Einsamkeit, geistige Inaktivität, Konflikte wie z. B. Streit mit den Kindern, und ein Mangel an Sinnesreizen, z. B. bei schlecht sehenden oder hörenden Menschen, aber auch wenn jemand die Wohnung nicht mehr verläßt, Zeitung und Fernsehen ignoriert und nicht zum Fenster hinausschaut.

Außerdem können diese seelischen und gesellschaftlichen Faktoren die Ursache für Störungen sein, die dem Demenzsyndrom verblüffend ähnlich sind, sich aber als andere Krankheiten herausstellen. Bei älteren Menschen kann beispielsweise eine Depression oder ein Angstzustand sehr dem Demenzsyndrom ähneln. Meist liegt eine Kombination von Faktoren vor. Ein älterer Mann verliert seine Frau; er zieht sich zurück, bricht alle Kontakte ab, kommt nicht mehr aus dem Bett, unternimmt nichts mehr und verwahrlost.

Mit der Zeit bietet sich dann ein Bild, das an ein Demenzsyndrom erinnert, und es ist sogar möglich, daß ein Arzt die falsche Diagnose stellt.

Vorübergehende Demenzsyndrome ohne erkennbare körperliche Ursache nannte man früher *Pseudodemenz*. Dieser Ausdruck klang bald nach Simulation und wurde dadurch gefährlich. Galt ein Bewohner einmal als pseudodement, bestand kein Grund mehr, nach Ursachen zu suchen, und darum wurde er auch nicht mehr behandelt. Übrigens ist es auch bei der „echten" Demenz nicht so einfach, die Ursache eindeutig festzustellen (s. u.). „Pseudodemenz" ist daher ein irreführender Begriff, den wir meiden sollten.

12.2 Alzheimer-Krankheit und Multiinfarktdemenz

Die meisten Dementen leiden an der Alzheimer-Krankheit oder an einer Multiinfarktdemenz. Die meisten Opfer fordert die Alzheimer-Krankheit. In den Niederlanden leiden etwa 300 000 Menschen ab 65 Jahren an einer Demenz und ungefähr 60 % davon an der Alzheimer-Krankheit. An zweiter Stelle folgt die Multiinfarktdemenz mit etwa 10–20 %. Ebenfalls 10–20 % der Betroffenen haben beide Krankheiten. Die übrigen Demenzsyndrome haben verschiedene Ursachen, von denen wir einige genannt haben.

12.2.1 Alzheimer-Krankheit

Die Alzheimer-Krankheit gehört zu den primären degenerativen Erkrankungen des Gehirns. Bei dieser Art von Krankheiten gehen Gehirnzellen verloren, und das Gehirn verändert sich so, daß seine Funktionen beeinträchtigt sind. Die Ursachen der Erkrankung sind bislang nicht bekannt. Untersucht man das Gehirn eines Verstorbenen mit Alzheimer-Krankheit, findet man *senile Plaques* (eiweißhaltige Ablagerungen) und *Neurofibrillen* (feinste Fäserchen innerhalb der Nervenzellen). Wie beides entsteht, ist unklar. Eigentlich kann man erst nach dem Tod mit Sicherheit sagen, ob jemand an Alzheimer-Krankheit litt oder nicht. Anhand des Verhaltens und der sichtbaren Symptome können wir die Diagnose jedoch mit einer Wahrscheinlichkeit von achtzig Prozent stellen.

Die Alzheimer-Krankheit beginnt *schleichend*. Anfangs fallen die Veränderungen kaum auf. Der Patient wird vergeßlich und verhält sich sonderbar. Erst später kann die Familie sagen, wann diese Symptome begonnen haben. Im täglichen Leben kommt der Kranke noch zurecht, da sein Langzeitgedächtnis noch intakt ist. Allerdings fühlt er sich mitunter unbehaglich, niedergeschlagen und mürrisch, wahrscheinlich, weil er merkt, daß sich etwas in ihm verändert, ohne daß er weiß, was es ist.

Der Verlauf ist *progressiv*, das heißt, die Störungen werden immer schwerer, zahlreicher und umfangreicher. Der Patient wird desorientiert, zunächst in bezug auf Orte, dann in bezug auf die Zeit und auf Personen. Es fällt ihm zunehmend schwerer, die richtigen Worte zu finden und Dinge zu tun, die früher Routine für ihn waren. Im Endstadium spricht er fast nicht mehr und muß vollständig gepflegt werden. Es kommt auch zu körperlichen Veränderungen: Die Muskeln werden immer steifer, und der Bewohner geht gebeugt und mit kleinen Schritten (der Parkinson-Krankheit ähnliche Symptome). Außerdem magert er ab und wird inkontinent.

Es gibt zwei Formen der Alzheimer-Demenz, eine *frühe* und eine *späte*. Die frühe oder präsenile Form ist selten, sie tritt zwischen dem 50. und 70. Lebensjahr auf und verläuft schnell und heftig. Aphasie, Agnosie und Apraxie kommen bei dieser Form viel häufiger vor als bei der Spätform. Meist stirbt der Kranke nach 2–5 Jahren.

Die späte oder senile Form ist als Altersdemenz bekannt. Sie tritt vom 70. Lebensjahr an auf und verläuft weniger stürmisch. Die der Parkinson-Krankheit ähnlichen Symptome sind bei dieser Form fast nie zu sehen. Nach dem 90. Lebensjahr ist die Gefahr, an der Alzheimer-Krankheit zu erkranken, recht gering.

12.2.2 Multiinfarktdemenz

Wenn ein Blutgerinnsel (Embolus) ein Blutgefäß im Gehirn verstopft oder wenn das Gefäß an einer schwachen Stelle bricht, stirbt das umgebende Nervengewebe ab. Wir sprechen dann von einem Schlaganfall oder von einem zerebralen Gefäßverschluß. Das Absterben des Gehirngewebes nennen wir *Hirninfarkt*. Mit dem Alter steigt auch das Risiko, einen Hirninfarkt zu erleiden. Die Blutgefäße werden starrer, das Herz wird schwächer, und Bluthochdruck und Blutgerinnsel kommen häufiger vor.

Hirninfarkte können so klein sein, daß sie mitunter unbemerkt bleiben und keine erkennbaren Folgen haben. Zahlreiche kleine Infarkte im Gehirn können sich jedoch im Laufe von Jahren zu einer Multiinfarktdemenz summieren (multi = viel). Sie beginnt *plötzlich*, und ihr Verlauf ist *wechselhaft*, das heißt, mit guten und schlechten Momenten und mit Symptomen, die manchmal eine Zeitlang verschwinden. Eine Multiinfarktdemenz kann jahrelang unverändert bleiben.

Neben den üblichen Symptomen des Demenzsyndroms sehen wir bei der Multiinfarktdemenz unter anderem noch neurologische Symptome (Ausfallerscheinungen). Sie hängen davon ab, wo die Infarkte sich ereignet haben und wie umfangreich sie sind. Beispiele sind gesteigerte Reflexe, Muskelschwäche, Sprech- und Schluckstörungen, zwanghaftes Lachen und Weinen. Auf der seelischen Ebene tritt Affektlabilität auf: Der Bewohner fällt von einer Emotion in die andere. Affektlabilität ist etwas anderes als zwanghaftes Lachen und Weinen, die beide ohne begleitende Emotionen auftreten.

Auch die Intelligenz wird beeinträchtigt, jedoch nicht so gleichmäßig wie bei der Alzheimer-Krankheit. Manches gelingt dem Bewohner noch recht gut, manches nicht. Die Einsicht in die Krankheit bleibt bei der Multiinfarktdemenz oft viel länger erhalten; der Bewohner weiß also, daß er verfällt. Es ist wichtig, das zu wissen, weil man mit einem Menschen, der weiß, daß er krank ist, anders umgehen muß.

Um das Verständnis zu erleichtern, haben wir die Unterschiede zwischen der Alzheimer-Krankheit und der Multiinfarktdemenz in der folgenden Tabelle 12.1 übersichtlich dargestellt.

Tab. 12.1   Unterschiede zwischen Alzheimer-Krankheit und Multiinfarktdemenz (modifiziert nach G. J. Zwanikken (Hrsg.): *Psychiatrie*, Wetenschappelijke Uitgeverij Bunge, Utrecht 1990)

Merkmal	Alzheimer-Krankheit (senile Form)	Multiinfarktdemenz
Geschlecht	zweimal soviel Frauen wie Männer betroffen	mehr Männer als Frauen betroffen
Beginn	später, schleichend	früher, plötzlich
Verlauf	langsame, allmähliche Verschlechterung	sprunghafte Verschlechterung mit teilweiser Genesung; längerer Stillstand möglich
Krankheitseinsicht	nein	ja
Demenz	global	teilweise
Neurologische Symptome	im Spätstadium Aphasie, Agnosie und Apraxie (kortikale Symptome)	Sprech- und Schluckstörungen, gesteigerte Reflexe, zwanghaftes Lachen und Weinen (Herdsymptome)
vorausgehende Krankheiten	keine bestimmten Krankheiten	Bluthochdruck, Diabetes, Herzleiden
Behandlung	nur symptomatisch	Bluthochdruck

12.3   Drei Demenzsyndrome näher betrachtet

Wenn wir das Wort *Krankheit* hören, denken wir an bestimmte Ursachen und Symptome und an einen bestimmten Verlauf. Beispiele sind die bereits besprochene Alzheimer-Krankheit und die Multiinfarktdemenz. Ursache, Symptome und Verlauf gehören zusammen und bilden eine Einheit. Unter einem *Syndrom* verstehen wir vor allem die Erscheinungsform einer Krankheit, eine Gruppe zusammenhängender Symptome. Über Ursache und Verlauf sagt dieser Begriff meist nichts.

Die folgenden Demenzsyndrome besprechen wir in der Reihenfolge des Schweregrades, also das leichteste zuerst. Nicht jeder demente Bewohner macht nacheinander alle Symptome durch. Ob dies geschieht, hängt vor allem von der Grunderkrankung ab. Wie bereits gesagt, kann eine Multiinfarktdemenz wechselhaft verlaufen, während die Alzheimer-Demenz im großen und ganzen die hier genannte Reihenfolge einhält.

Wir werden vor allem auf die Gedächtnis- und Kommunikationsstörungen sowie auf Störungen der alltäglichen Verrichtungen eingehen. Dafür gibt es zwei Gründe: Erstens sind diese Symptome meist am auffälligsten, und zweitens sind sie für die Betreuung im Pflegeheim am wichtigsten.

12.3.1 Amnestisches Demenzsyndrom

Es handelt sich weder um ein amnestisches noch um ein Demenzsyndrom, sondern um ein amnestisches Demenzsyndrom. Das amnestische Syndrom haben wir in Kapitel 11 bei den Gedächtnisstörungen behandelt. Es ist gekennzeichnet durch einen Abbau des

Gedächtnisses, der nichts mit Demenz zu tun hat. Hier sprechen wir über Beschwerden, die mit Demenz einhergehen, zumindest im Anfangsstadium.

Ein Bewohner mit einem amnestischen Demenzsyndrom hat vor allem Probleme mit Gedächtnisstörungen, wobei besonders die Eingabe und allmählich auch die Speicherung betroffen sind. Kurz nach der Speicherung gelingt der Abruf noch gut, mit der Zeit jedoch weniger gut. Die Störungen betreffen hauptsächlich Neu- und Kurzzeitgedächtnis, weniger Alt- und Langzeitgedächtnis. Das bedeutet, daß der Bewohner vor allem zeitlich desorientiert ist, mitunter auch in bezug auf Orte und Personen, besonders in Situationen, die für ihn neu sind. In einer vertrauten Umgebung findet er sich meist noch sehr gut zurecht.

Ein Bewohner mit einem amnestischen Demenzsysndrom kann sich im wesentlichen selbst versorgen. Bei alltäglichen Verrichtungen braucht er nur ein wenig Unterstützung. Er leidet nicht an Sprechstörungen und ist daher nicht behindert, was Kontakte und Kommunikation betrifft. Psychologische Tests zeigen meist, daß die Intelligenz noch nicht reduziert ist. Solche Bewohner bleiben auf einer Abteilung für Betreuungsbedürftige. Obwohl die Gedächtnisstörungen langsam zunehmen, kann der Zustand ziemlich lange unverändert sein.

Wir können die Kranken in zwei Hauptgruppen einteilen:

1. Bewohner mit Krankheitseinsicht (vor allem bei Multiinfarktdemenz, manchmal auch bei der Alzheimer-Krankheit im Anfangsstadium);
2. Bewohner ohne Krankheitseinsicht (Korsakow-Syndrom, Alzheimer-Krankheit).

Die erste Gruppe hat es besonders schwer. Diese Menschen merken, daß ihr Zustand sich verschlimmert und daß sie vergeßlich werden. Dies bereitet ihnen großen Kummer, und sie suchen Hilfe bei den Betreuenden. Die Motivation für Therapien aller Art ist bei ihnen recht stark. Konfabulieren treffen wir bei ihnen nicht an.

Die Betroffenen der zweiten Gruppe konfabulieren und haben wenig oder keine Einsicht in ihre Krankheit. Die Bewohner sind sich ihrer Gedächtnisstörungen und Orientierungsprobleme nicht bewußt und fragen sich oft, was sie im Pflegeheim zu suchen haben – es ist doch „alles in Ordnung". Es ist daher nicht überraschend, daß sie wenig motiviert sind, was die Therapie angeht. Sie halten sie für unnötig.

12.3.2 Globales Demenzsyndrom

Beim globalen Demenzsyndrom begegnen wir den gleichen Gedächtnisstörungen wie beim amnestischen Demenzsyndrom; sie sind jedoch schwerwiegender. Alt- und Langzeitgedächtnis sind ebensostark beeinträchtigt wie Neu- und Kurzzeitgedächtnis. Die Folge ist, daß die Betroffenen Fertigkeiten verlieren, auch solche, die sie im Alltag benötigen. Die meisten Bewohner mit diesem Syndrom benötigen daher Hilfe bei der Versorgung. Sie bleiben in der Regel in einer Abteilung für Versorgungsbedürftige, im Anfangsstadium oft auch in einer Abteilung für Betreuungsbedürftige. Bewohner mit einem fortgeschrittenen globalen Demenzsyndrom gehören in eine Abteilung für Pflegebedürftige.

Das Wort global bedeutet „allgemein" oder „im großen und ganzen". Hier weist es darauf hin, daß nicht nur das Gedächtnis, sondern auch andere intellektuelle Fähigkeiten beeinträchtigt sind. Daher haben die Kranken Schwierigkeiten beim Sprechen und somit auch bei der Kommunikation. Besonders auffallend sind Wortfindungsprobleme. Der Verfall der Intelligenz äußert sich im Verlust von Kenntnissen und Fertigkeiten. Die Krankheit verläuft schneller als das amnestische Demenzsyndrom. Anfangs tritt auch Konfabulieren auf, legt sich jedoch, wenn der Zustand des Kranken sich verschlechtert. Desorientiertheit in bezug auf Zeit, Ort und Personen tritt ebenfalls auf. Diese Bewohner haben oft keine Einsicht in ihre Krankheit und sind darum schlecht motiviert, was die Behandlung angeht. Meist handelt es sich um Menschen, die an der Alzheimer-Krankheit im fortgeschrittenen Stadium leiden.

12.3.3 Aphasisch-apraktisches Demenzsyndrom

Aphasisch ist von Aphasie, apraktisch von Apraxie abgeleitet. Menschen, die an diesem Demenzsyndrom leiden, haben es also nicht nur mit Störungen des Gedächtnisses und der Orientierung zu tun, sondern auch mit Aphasie und Apraxie. Wir unterscheiden zwei Gruppen von Betroffenen.

Die Kranken der ersten Gruppe leiden vor allem an (motorischer) Aphasie, Apraxie und zugleich an Gedächtnis- und Intelligenzstörungen. Wer an motorischer Aphasie erkrankt ist, vermag nicht die richtigen Worte zu bilden. Er weiß, was er sagen will und versteht meist auch, was andere sagen, kann jedoch die Muskeln der Zunge, der Lippen und des Kehlkopfes nicht mehr steuern und koordinieren. Manche alltäglichen Verrichtungen gelingen ihm noch recht gut, andere nicht mehr, je nachdem, welche Anteile des Gehirns geschädigt sind. Menschen, die zu dieser Gruppe gehören, behalten noch lange Zeit ein gewisses Maß an Einsicht in die Krankheit; sie leiden meist an einer Multiinfarktdemenz.

Bei der zweiten Gruppe stehen vor allem (sensorische) Aphasie und Apraxie im Vordergrund. Wer an sensorischer Aphasie erkrankt ist, versteht gesprochene und geschriebene Worte nicht. Obwohl er die Muskeln der Zunge, der Lippen und des Kehlkopfes beherrscht, gelingt es ihm nicht, aus Lauten Worte zu formen. Die Gedächtnis- und Intelligenzstörungen gleichen denen des globalen Demenzsyndroms. Die meisten Kranken leiden an der Alzheimer-Krankheit, sind desorientiert, was Zeit, Ort und Personen betrifft, und haben wenig oder keine Einsicht in ihre Krankheit.

Bewohner mit einem aphasisch-apraktischen Syndrom bleiben je nach Schwere ihrer Störungen in einer Abteilung für Versorgungs- oder Pflegebedürftige. Im allgemeinen verschlechtert ihr Zustand sich immer mehr.

12.4 Aufgabe

Lesen Sie die folgenden Beispiele gut durch, und beantworten Sie folgende Fragen:

*   Welche Symptome erkennen Sie?
*   Wer hat welches Demenzsyndrom?
*   Wie sieht es mit der Krankheitseinsicht der Bewohner aus?

12.4.1 Herr Globach

Die Schwester hat Herrn Globach in den Pyjama geholfen. Jetzt steht er vor dem Waschbecken, um sich die Zähne zu putzen. Aber die verflixte Zahncreme will nicht aus der Tube heraus.

„Sehen Sie mal", sagt die Schwester. „Der Verschluß ist noch drauf." Herr Globach schafft es, die Tube zu öffnen. Er drückt ein wenig Zahncreme auf die Bürste und putzt sich die Zähne. Als er fertig ist, kann es die Schwester gerade noch verhindern, daß er die Zahnbürste in den Abfallkorb wirft. Er dreht sich um und will ins Bett kriechen.

„Das ist das Bett von Herrn Schipper", sagt die Schwester. „Ihr Bett ist hier." Herr Globach schaut sie verdutzt an.

„Aber ... äh, gestern Abend habe ich in diesem Bett geschlafen. Man hat mir ein Einzelzimmer ... äh ... ge... versprochen. Sie können doch nicht einfach jemanden in meinem Zimmer unterbringen. Ein komisches ... äh ... Hotel ist das."

„Herr Globach, Sie irren sich. Sie sind ein bißchen verwirrt. Das hier ist wirklich Ihr Bett."

„Also ... so etwas ist mir noch nicht passiert. Das gibt es doch nicht. Ich will mit ... dem ... Dri-, dem Dri- ... Du liebe Güte."

„Dem Direktor?"

„Ja, den möchte ich sprechen."

12.4.2 Frau Afferden

„Frau Afferden, möchten Sie auch eine Tasse Tee?" Frau Afferden nickt. Sie spricht nicht mehr viel. Sie scheint die richtigen Worte nicht mehr zu finden. Was steht denn da auf dem Tisch? Sie hebt es auf und betrachtet es aufmerksam.

„Würden Sie bitte die Tasse richtig halten?" sagt die Stimme. „So kann ich nicht einschenken." Frau Afferden nickt abwesend und kneift das Ding kräftig. Es ist hart. Sie blickt auf. Da ist wieder dieses Mädchen mit dem bekannten Gesicht. Wie hübsch sie in ihren weißen Kleidern aussieht. Das Mädchen schaut sie an.

„Bitte stellen Sie die Tasse wieder auf den Tisch", sagt sie, „damit ich einschenken kann." Wovon spricht sie eigentlich?

„Wamei?" sagt Frau Afferden. „Wamei."

12.4.3 Frau Ammerstol

Frau Ammerstol sieht bedrückt aus.

„Fehlt Ihnen was, Frau Ammerstol?" fragt ein Pfleger.

„Ja, eigentlich schon. Aber Sie dürfen mich nicht auslachen. Ich finde mein Zimmer nicht."

„Soll ich mit Ihnen gehen? Kommen Sie." Zusammen gehen sie den Flur entlang.

„Ich trau' mich nicht, die Frau in meinem Zimmer zu fragen. Wie heißt sie doch gleich? Sie sagt, daß ich sie zwanzigmal am Tag frage. Das stimmt doch nicht, oder?"

„Vielleicht nicht ganz so oft", sagt der Pfleger. „Aber fragen kostet ja nichts."

„Mein Gedächtnis ist nicht mehr so gut. Aber ich komme wenigstens noch gut allein zurecht. Der Frau in meinem Zimmer muß man beim Anziehen helfen, und sie will ihre Tabletten nicht nehmen."

Weiterführende Literatur

Bücher

Bloemendal, G.: *Demente bejaarden.* Intro, Nijkerk 1983

Buijssen, H., und T. Razenberg: *Dementie. Een praktische handreiking voor de omgang met Alzheimer-patiënten.* Boom, Meppel 1991

Feil, Naomi: *De validation-methode in de praktijk.* Lemma, Utrecht 1994

Fiolet, J.: *Dementie.* Lundbeck, Amsterdam 1992

Haar, H. W. ter: *Dementie, een vergeten aandoening.* Bohn, Scheltema & Holkema, Utrecht 1991

Heijl, W., und J. A. M. Kerstens: *Zorgverlening aan psychogeriatrische bewoners.* Bohn, Scheltema & Holkema, Utrecht 1988

Jones, G. M. M., und B. M. L. Miesen (Hrsg.): *Care-giving in dementia. Research and applications.* Tavistock/Routledge, London 1992

Kuilman, M.: *Organische psychiatrie.* Wetenschappelijke uitgeverij Bunge, Utrecht 1989

Mace, N. L., und P. V. Rabins: *Een dag van 36 uur.* Wetenschappelijke uitgeverij Bunge, Utrecht 1987

Munnichs, J., und G. Uildriks (Hrsg.): *Psychogerontologie.* Bohn Stafleu Van Loghum, Houten 1989

Reedijk, J. S.: *Psychiatrie.* Lemma, Utrecht 1992

Reedijk, J. S.: *Psychogeriatrie.* Lemma, Utrecht 1991

Rhebergen, W.: *Op weg terug – een persoonlijke ontmoeting met demente verpleeghuisbewoners.* Bohn Stafleu Van Loghum, Houten 1983

Stam, F. C.: *Dementie.* Bohn, Scheltema & Holkema, Utrecht 1985

Vandereycken, W. et al. (Hrsg.): *Handboek psychopathologie.* Teil I. Bohn Stafleu Van Loghum, Houten 1990

Welman, A. J.: *Hoofdstukken uit de klinische neuropsychologie. Afasie, apraxie, agnosie.* Bohn, Scheltema & Holkema, Utrecht 1979

Zwanikken, G. J. (Hrsg.): *Psychiatrie.* Wetenschappelijke uitgeverij Bunge, Utrecht 1990

Zeitschriften und Diverses

Buijssen, H.: Achterdocht bij dementie. *TvV* 27/10/300–301, 1993

Buijssen, H.: Herinnert u zich nog? *TvZ* 104/5/142–145, 1994

Cahn, L. A.: Dementie bij bejaarden. *BKZ* 16/74–81, 1983

Claessens, W. L. M.: Dementie; een vaak ten onrechte gebruikt begrip. *BKZ* 18/96–101, 1985

Derix, M., und F. Gilson: Dementie in al haar facetten. *Denkbeeld*, September/2–7, 1993

Gilson, F.: Dementie. Analyse van een vaak misbruikt begrip. *Intermediair* 16, Nr. 30, 1980

Graaff, W. J. de, und P. E. M. Hupkens: Dementie als huisartsgeneeskundige opgave. *Huisarts en wetenschap* 28/Ergänzung H & P 9, 1985

Hall, G. R., und K. C. Buckwalter: Zorgplanning naar ziektefase bij Alzheimer-patiënten. *Verpleegkundig Perspectief* 8/2/33–39, 1992

Hauser, S.: Celslitjage en dementie. *Intermediair* 22/Nr. 3/23–27, 1986

Hes, J. Ph.: Ouderdom komt met vergeten. Differentieel-diagnostische overpeinzingen. *TvP* 25/333–341, 1984

Horn, G. H. M. M. ten: Epidemologisch onderzoek naar dementie. *TvZ* 43/2/55–57, 1989

Horsman, L. Th., und W. van Tilburg: Pseudodementie, een achterhaald begrip. *TvP* 26/458–471, 1984

Informatiemap dementie. Wetenschapslijn, Utrecht 1991Köhler, W.: De ziekte van Alzheimer. *NRC Handelsblad* 14.3.1991

Peeters, G.: Dementie: een moeilijk hanteerbaar begrip. *TvV* I: 22/61–64; II: 22/86–89, 1989

Souder, E.: Diagnostiseren van dementie: actuele ontwikkelingen. *Verpleegkundig Perspectief* 9/1/
    45–55, 1993
Warners, I., Meegaan met de tijd – van demente bejaarden. *BKZ* 16/157–165, 1983
Wiel, M. van der: Bejaarde wordt vaak te snel dement verklaard. *Dagblad Tubantia* 7.5.1984

Teil III
Der Umgang mit Bewohnern

13 Umgang mit dem anderen

Verantwortung und Ziele

Trotz aller guten Vorsätze, mit denen Sie das Pflegeheim betreten, besteht täglich die Gefahr, daß Sie sich beim Umgang mit Bewohnern in einem der zahlreichen Fallstricke verfangen. Wenn Sie damit fertig werden wollen, dürfen Sie sich nicht scheuen, auch Ihre eigene Einstellung in Frage zu stellen. In diesem Kapitel führen wir einige Begriffe ein, die Ihnen nützlich sein können.

Wenn Sie dieses Kapitel durchgearbeitet haben, können Sie

1. *einige der vielen Faktoren beschreiben, die zur Bildung der Identität beitragen;*
2. *erläutern, wie Menschen einander durch ihr Verhalten beeinflussen;*
3. *einige Gedanken über Ihre eigenen Schwächen formulieren, die beim Umgang mit Bewohnern eine Rolle spielen.*

Dieses Kapitel behandelt einige allgemeine Aspekte des Umgangs mit Bewohnern. Wir stellen die Frage, was dabei schiefgehen kann und warum. Wir alle haben in der Abteilung mit dem Vorsatz angefangen, unser Bestes zu geben – und schon nach einer halben Stunde gab es Ärger mit einem Bewohner. Oder wir glaubten entdeckt zu haben, wie man am besten mit einem Bewohner umgeht – und am nächsten Tag klappte unsere Methode nicht mehr. Kurzum, es läuft nicht immer so, wie wir es gerne hätten.

Aufgabe

Versuchen Sie, bevor Sie weiterlesen, sich an eine Situation zu erinnern, in der Sie mit einem Bewohner nicht so umgegangen sind, wie Sie eigentlich wollten. Schildern Sie vor allem, was geschehen ist, nicht die vermeintlichen Gründe dafür, daß etwas schiefging. Wenn Sie dieses Kapitel durchgearbeitet haben, prüfen Sie, ob der behandelte Stoff auf die Situation anwendbar ist. Kommt Ihnen etwas bekannt vor? Wäre es auch anders gegangen?

Entscheidend ist, wie Sie und der andere sich verhalten. Wenn Sie den Umgang mit dem Bewohner in den Griff bekommen wollen, müssen Sie wissen, was hinter Ihrem Verhalten steckt. Warum verhalten Sie sich so und nicht anders, und warum verhält sich ein Mann oder eine Frau so und nicht anders?

Auf den nächsten Seiten werden wir folgende Themen behandeln:

- der Bewohner als Individuum,
- das Verhältnis zwischen Bewohnern und Betreuenden,
- Selbsterkenntnis.

13.1   Der Bewohner als Individuum

13.1.1 Identität

Wer ist der Bewohner, mit dem wir jeden Tag zu tun haben? Was für ein Mensch ist er? Die Antwort beschreibt die *Identität* des Bewohners. Unter Identität verstehen wir das Selbstbild, die Summe aller Verhaltensweisen, Fertigkeiten, Kenntnisse, Eigenschaften und Persönlichkeitsmerkmale, die einen Menschen von einem anderen unterscheiden. Probleme im Umgang mit anderen entstehen, wenn wir uns über die Identität des Menschen, mit dem wir umgehen, nicht im klaren sind oder nicht genügend Rücksicht darauf nehmen. Wenn wir das Verhalten des anderen verstehen wollen, müssen wir wissen, wer er ist und wie er so geworden ist.

Der Begriff „Selbstbild" weist darauf hin, daß die *Vorstellung*, die jemand von sich selbst hat, sein Verhalten bestimmt. Wir können also sagen, daß jeder zum Teil dafür verantwortlich ist, wer er ist. Selbstverständlich formen uns auch *Erbfaktoren* und die *Lebenserfahrung* zu dem, was wir sind. Die Identität steht somit nicht für alle Zeiten fest. Sie entwickelt sich und verändert sich ständig, z. B. dadurch, daß unsere Erfahrungen unsere Vorstellungen beeinflussen.

13.1.2 Elemente der Identität

Aus welchen Bausteinen besteht die Identität? Wie machen wir anderen deutlich, wer und was wir sind? Das hängt davon ab, was für uns wichtig ist. Es ist unmöglich, alle Elemente aufzuzählen, hier folgen jedoch einige, die für die meisten Menschen bedeutsam sind:

- *Eigentum.* Der eine hat zu Hause keinen ordentlichen Stuhl, wohl aber einen Sportwagen, in dem er sich gerne sehen läßt; der andere hat ein paar Dutzend Bücher im Regal, die ihn in den Augen seiner Mitmenschen zu einem belesenen und gebildeten Mann machen.
- *Arbeit.* Wenn wir einen Menschen kennenlernen, lautet eine unserer ersten Fragen: „Welchen Beruf haben Sie?"

- *Religion.* Die Religionsgemeinschaft, der ein Mensch angehört, kann in dessen Leben eine große Rolle spielen. Manche Leute verkehren nur mit Glaubensgenossen oder geben sich große Mühe, andere zu bekehren.

- *Erfahrung, Wissen* und *Ausbildung.* Was wir wissen, können und getan haben, entscheidet darüber, wie wir uns selbst sehen.

- *Werte und Normen.* Werte sind die Maßstäbe, die der Mensch benutzt, um sein Verhalten und das Verhalten anderer zu beurteilen (Ehrlichkeit, Solidarität mit Schwächeren, Friedfertigkeit, Fleiß). Normen sind die Regeln, die den Werten entspringen (Gefundenes muß man zurückgeben; teile mit anderen; Schlagen ist verboten; man muß pünktlich zur Arbeit erscheinen etc.).

- *Das Äußere.* Kleider machen Leute, sagt man. Dicke Menschen sind gesellig, glauben manche. Ob das wirklich so ist, ist unerheblich – wer daran glaubt, verhält sich entsprechend.

13.1.3 Einige praktische Beispiele

Im Umgang mit einzelnen Bewohnern müssen Sie als Betreuerinnen und Betreuer Rücksicht auf ihre Persönlichkeit nehmen, also auf die Bausteine ihrer Identität. In Pflegeheimen, die sich nicht darum kümmern, muß jeder, ohne Ausnahme, die Hausordnung einhalten. Lesen Sie die folgenden Beispiele, und überlegen Sie, welche Fehler gemacht werden.

Herr Evers will nicht „Herr" genannt werden, sondern nur Evers. Er hat sein Leben lang als Bauer auf seinem eigenen Hof gearbeitet. Es war ein herrliches Leben, sagt er – den ganzen Tag draußen und immer etwas zu tun. Seine drei Söhne, alle im mittleren Alter, arbeiten ebenfalls auf dem Hof. Finanziell ging es ihm recht gut, jedenfalls so gut, daß er neben dem Bauernhof ein neues Wohnhaus bauen konnte. Nun ist er seit etwa 8 Monaten im Pflegeheim und wird immer unruhiger und reizbarer. Ein Beschäftigungstherapeut versucht, ihn fürs Modellieren zu interessieren.

„Das ist doch keine Arbeit. Das sind Kindereien", schnaubt Evers. „Ich will rausgehen."
„Aber die Schwester ist doch heute morgen eine halbe Stunde mit Ihnen spazieren gegangen."
„Vergessen Sie's", sagt Evers resigniert. Heute hat es wieder nicht geklappt. Und am Morgen hat die Nachtschwester ihn auch noch ins Bett zurückgeschickt, weil 6 Uhr keine Zeit zum Aufstehen sei.

Frau Muilwijk stammt aus einer streng religiösen Familie. Sie hat ihre eigenen Ansichten darüber, was sich gehört. Für das Personal ist sie keine angenehme Dame. Von Pflegern hält sie nichts – die gehören nicht in ein Pflegeheim. Und die Mädchen sehen immer so unschicklich aus: nackte Beine unter viel zu kurzen Uniformröcken. Soeben hilft eine Pflegerin ihr beim Waschen. Das findet Frau Muilwijk schrecklich – sie steht unbekleidet vor so einem jungen Ding. Und als sie ausgezogen ist, läßt die Schwester sie allein und kommt nach einer Weile mit einem Kollegen zurück.

Welche Elemente ihrer Identität sind diesen Bewohnern wichtig? Wie sollten die Betreuenden darauf Rücksicht nehmen?

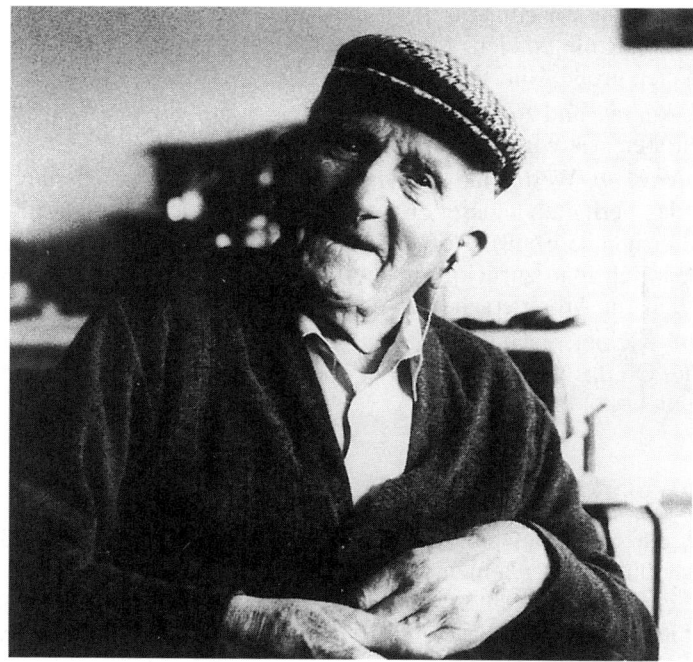

Abb. 13.1   Kein „Herr" Evers, sondern nur Evers

13.2   Kommunikation zwischen Bewohnern und Betreuenden

Psychologie, Psychiatrie und Kommunikationsforschung kennen eine Menge verschiedener Theorien, die erklären wollen, wie Menschen miteinander umgehen. Wir möchten hier die Transaktionsanalyse vorstellen, nicht weil sie besser wäre als andere Theorien, sondern weil sie übersichtlich und leicht zu verstehen ist. Die folgenden Erläuterungen sind zu kurz, um ein genaues und vollständiges Bild zu liefern, aber vielleicht werden Sie dadurch neugierig und beschäftigen sich näher damit.

13.2.1 Rollen

Jeder spielt im Umgang mit anderen verschiedene Rollen, und zu jeder Rolle gehören andere Spielregeln, die wir von Kindheit an bewußt oder unbewußt lernen. Wir lernen auch, daß man in der einen Rolle ein anderes Verhalten von uns erwartet als in der anderen. Eine Betreuerin (auch eine Rolle) kann zu anderen Tageszeiten in folgende Rollen schlüpfen: Mutter, Gattin, Freundin und Nachbarin.

Mitunter verhalten wir uns in einer Rolle, wie wir es von einer anderen Rolle kennen. Sie können beispielsweise ein wenig kindisch mit Ihrem Mann umgehen oder eine Bewohnerin als Freundin betrachten. Die Gründe dafür sind Ihnen meist nicht bewußt.

Wir sind uns nicht im klaren darüber, für welches Verhalten wir uns in einer bestimmten Situation entscheiden.

13.2.2 Drei Grundhaltungen

Alles, was wir tun (Aktion) ruft bei anderen eine Reaktion hervor. Die Aktion des einen und die Reaktion des anderen fassen wir unter der Bezeichnung „Transaktion" zusammen, und davon hat die Transaktionsanalyse ihren Namen.

Aktion und Reaktion stehen nicht beziehungslos nebeneinander. Mütterliches Verhalten bewirkt, daß der oder die andere sich wie eine Tochter oder ein Sohn verhält. Im wesentlichen gibt es drei (Re)aktionstypen oder Rollen, und in fast allen Situationen sind einige ihrer Elemente erkennbar:

- Kind,
- Erwachsener,
- älterer Mensch.

Das Kind

Wer sich wie ein „Kind" verhält, ist spontan und natürlich. Andere Eigenschaften, die zu dieser Rolle gehören, sind Gehorsam (oder das Gegenteil), Neugier, Suche nach Schutz usw.

Die Kindhaltung kann sich unterschiedlich äußern: durch Schmollen, Jähzorn, Begeisterung, Nägelkauen, kindliche Sprache, Launenhaftigkeit und Sätze, die mit „Ich wünschte, daß ..." oder „Das ist mir doch egal ..." anfangen. Auch das Sprechen in Superlativen gehört dazu: „Das ist das Wunderbarste, was es für mich gibt."

Der Erwachsene

Wer als Erwachsener reagiert, versucht zu verstehen und abzuwägen. Er stellt zuerst Fragen, prüft die Situation sachlich und zieht dann Schlußfolgerungen. Er vermeidet heftige Emotionen und bemüht sich, verständnisvoll und aufgeschlossen zu sein.

Typisch für diese Haltung sind sehr bewegliche Augen, ein lebhaftes Gesicht, viele Gebärden mit Händen und Armen, eine selbstsichere Stimme und Fragen nach der Meinung des anderen. Der „Erwachsene" gebraucht häufig Worte wie „verhältnismäßig" oder „relativ", die Realismus erkennen lassen, sowie Formulierungen wie „meiner Meinung nach" und „wenn ich es richtig verstehe".

Der ältere Mensch

Wer sich als „Älterer" gibt, kann gebieterisch, aber auch beruhigend, verständnisvoll und besorgt auftreten. Der „Ältere" glaubt oft, er wisse es besser als andere, und er hat strenge Normen und Wertvorstellungen, die nicht angetastet werden dürfen. Er äußert Lob und Tadel sehr offen.

Diese Haltung ist am Kopfschütteln, an demonstrativ verschränkten Armen, hochgezogenen Brauen und am gehobenen Zeigefinger erkennbar. Typische Worte und Ausdrükke sind „immer", „nie", „Was soll man denn von dir denken?", „Vergiß nie ...", „Ich verbiete dir ...", „Lange geht das nicht mehr gut mit dir", „So, Opa/Oma" und „Ich bin dir nicht böse, ich ärgere mich nur".

13.2.3 Wechselwirkungen zwischen den Grundhaltungen

Ein Mensch ist nicht Kind, Erwachsener oder älterer Mensch, sondern er spielt je nach Situation eine *Rolle*. Die eine Haltung ist nicht besser als die andere. Alle haben ihre Vor- und Nachteile. Es mag Ihnen zwar wünschenswert vorkommen, sich immer erwachsen zu geben, aber Sie würden dadurch viel Spontaneität verlieren und bald ein langweiliger Mensch werden.

Es geht darum, daß Sie durch eine bestimmte Haltung bei anderen bestimmte Reaktionen auslösen. Dies kann bedeuten, daß Sie mit jemandem immer wieder die gleichen Probleme haben, weil Sie beide in bestimmten Verhaltensmustern feststecken. Wer sich verhält, als sei er abhängig wie ein Kind, drängt beispielsweise anderen die Rolle des Älteren auf. Kindliches Verhalten kann aber auch kindliches Verhalten auslösen.

Der Erwachsene fordert den anderen im Grunde auf, sich ebenfalls erwachsen zu verhalten. Das kann einige Zeit dauern, doch wenn der eine auf seiner Rolle beharrt, bleibt dem anderen letztlich keine Wahl. Der Ältere zwingt dem anderen eine Kindrolle auf oder bringt ihn dazu, die gleiche Rolle zu spielen, was die Gefahr eines Streites erheblich vergrößert.

Aufgabe

Lesen Sie die folgenden Schilderungen, und versuchen Sie herauszufinden, welche Transaktionen sich zwischen den Beteiligten abspielen.

Ina und Josien, zwei Pflegende, machen mit einigen Bewohnern einen Spaziergang. Ina ist ein wenig albern. Sie zieht Grimassen und macht Geräusche, über die sie selbst lachen muß. Es dauert nicht lange, bis sie Josien angesteckt hat und beide kichernd und lachend weitergehen. Frau Mathies schaut sie an, lächelt und schüttelt den Kopf. Herr Faasse ärgert sich ein bißchen. Nach einer Weile kann er sich nicht mehr beherrschen und sagt barsch: „Jetzt reicht es aber. Benehmt euch wieder wie normale Menschen!"

„Ach", sagt Frau Mathies, „laß sie doch. Das schadet nichts."
Frau de Ruyter hat Besuch gehabt. Sie hat Blumen bekommen und will sie in eine Vase stecken. Aber es gelingt ihr nicht so recht.
„Schwester, würden Sie mir bitte helfen?"
„Gern. Welche Vase möchten Sie haben?"
„Nehmen Sie die hier."
„Soll ich sie kurz schneiden oder lang lassen? Hübsche Blumen sind das. Haben Sie sie von Ihrer Familie bekommen?"

13.3 Selbsterkenntnis

Jede Betreuerin und jeder Betreuer nimmt eigenes inneres Gepäck mit zur Arbeit. Wir alle haben unsere Schwächen. Daß wir in der Pflege arbeiten, bedeutet nicht, daß wir ein Superpfleger oder eine Superpflegerin sind.

Jeder Beruf stellt seine eigenen Anforderungen. Ein Buchhalter muß genau arbeiten, und von uns Pflegenden darf man erwarten, daß wir den Umgang mit Bewohnern nicht mit persönlichen Problemen belasten. Dafür brauchen wir Selbsterkenntnis, und diese erlangen wir unter anderem, indem wir viel Erfahrung in der Praxis sammeln und uns während der Ausbildung – aber auch danach – intensiv am Unterricht und an Kursen beteiligen, die sich mit Gesprächstechnik, Persönlichkeitsbildung, gesellschaftlichen Fertigkeiten und dergleichen befassen.

Aus einem Buch können wir wenig über Selbsterkenntnis lernen. Dennoch wollen wir das Thema nicht übergehen, sondern einige Punkte ansprechen und dadurch zum Nachdenken und zum Gespräch anregen.

13.3.1 Sympathie und Antipathie

Wenn Sie auf der Straße jemandem begegnen, den Sie nicht mögen, können Sie auf die andere Seite gehen. Und wenn abends jemand klingelt, und Sie haben keine Lust, Besuch zu empfangen, können Sie eine Jacke anziehen, die Tür öffnen und sagen: „Wie schade, ich muß gleich weg." Aber einem Bewohner müssen Sie jeden Tag beim Essen und Trinken und bei tausend anderen Dingen helfen, einerlei, ob er Ihnen sympathisch ist oder nicht. Es besteht die Gefahr, daß die „netten" Bewohner mehr Zuwendung erfahren, als sie brauchen, während die „lästigen" und „nörgelnden" Bewohner gemieden werden.

Seien Sie sich dieser Gefahr bewußt. Manchmal gibt es eindeutige Gründe für die Sympathie oder Antipathie. Einen Bewohner finden Sie vielleicht deshalb nett, weil er mit allem einverstanden ist. Ein anderer ist Ihnen lästig, weil er dauernd Wünsche hat, die zwar vernünftig sind, aber mehr Arbeit bedeuten. Prüfen Sie Ihre Motive genau.

13.3.2 Bedürfnis nach Sicherheit

Bekannte und erprobte Arbeitsmethoden haben den Vorteil, daß wir wissen, zu welchen Ergebnissen sie führen. Wir riskieren nichts, wenn wir sie anwenden. Oder doch? Es gibt in der Tat so etwas wie *Innovationsfurcht* – Angst vor Veränderungen und Neuerungen. Symptome dafür sind Bemerkungen wie „Warum sollten wir es anders machen?", „Das machen wir schon seit Jahren so" oder „So geht es doch auch".

Ein weiteres Indiz für diese Angst ist die Vorliebe für Putzen und Verschönern. Solange wir mit den Händen beschäftigt sind, können wir unangenehme Situationen und den Umgang mit Bewohnern nebst ihren schwierigen Fragen meiden: „Schwester, glauben Sie, daß ich verrückt werde?", „Mir wird es wohl nie mehr besser gehen, oder?", „Wann kommt meine Mutter zu Besuch?" (die schon lange tot ist).

13.3.3 Flucht

Sie können sich dem Umgang mit Bewohnern auch entziehen, indem Sie ständig beschäftigt sind. Arbeit im Haushalt ist eine beliebte Art der „Flucht", und es gibt noch viele andere Dinge, in die Sie sich flüchten können: Besprechungen, Kontakte mit Kolleginnen und Kollegen, Notlügen, Spiele, eine autoritäre Haltung.

Dies alles ist nicht unbedingt schlecht. Manches in dieser Liste gehört zur Arbeit, oder es schadet nicht oder ist sogar notwendig. Wenn Sie jedoch ständig vor dem normalen Umgang mit den Bewohnern fliehen, ist etwas gründlich schiefgegangen.

13.3.4 Sich verstecken

Jeder neigt mitunter dazu, sich hinter Beschlüssen oder der Autorität anderer zu verstecken. Schon kleine Kinder tun es: „Warte nur, wenn mein großer Bruder kommt!" Auch auf der Abteilung begegnen wir dieser Haltung:

„Frau Mast, Sie müssen die Arznei nehmen. Der Arzt sagt, sie ist wichtig für Sie."
„Herr Akkerman, wenn Sie damit nicht aufhören, muß ich die Abteilungsschwester holen."
„Frau Vester, ich möchte nicht mehr darüber sprechen. So sind nun mal die Regeln hier. Ich habe sie nicht gemacht."

Versuchen Sie, die Gründe für Maßnahmen, die Einnahme von Medikamenten und die Hausordnung sooft wie möglich zu erklären, selbst wenn Sie es jeden Tag tun müssen. Der Kontakt mit den Bewohnern kann davon nur profitieren.

Weiterführende Literatur

Bücher

Berne, E.: *Mens erger je niet.* Bakker, Amsterdam, 1983

Donner, J. H.: *Als schrijver moet je veel lijden.* Bert Bakker, Amsterdam, 1988

Harris, T. A.: *Ik ben o. k., jij bent o. k.* Ambo, Bilthoven, 1973

Heijl, W., und J. A. M. Kerstens: *Zorgverlening aan psychogeriatrische bewoners.* Bohn, Scheltema & Holkema, Utrecht 1988

Iersel, J. van, J. Westerink und C. Seur: *Omgangskunde. Theorie, vaardigheden en beroepshouding.* Lemma, Utrecht 1992

Keukens, R., und H. van Pernis: *Agogiek voor gezondheidszorg en verpleegkunde.* Bohn Stafleu Van Loghum, Houten 1992

Kouwenhoven, M. (Hrsg.): *Transaktionele Analyse in Nederland. Teil I und II.* Algemeen Nederlands Instituut voor Transaktionele Analyse, Ermelo, 1983, II: 1985

Miesen, B.: *Als ik dat geweten had. Thema's in de omgang met dementerende ouderen. Een werkboek.* Bohn Stafleu Van Loghum, Houten 1985

Valkenburg, T.: *Mensen in de ouderdom. Helpen en hulpverlening.* Bohn Stafleu Van Loghum, Houten 1985

Valkenburg, T.: *Omgaan met ouderen die hulp nodig hebben.* Bohn Stafleu Van Loghum, Houten 1987

Verhey, R. W. A.: *Psychogeriatrische verpleegkunde in de praktijk.* Nijgh en Van Ditmar, Rijswijk 1994

Welten, J. B. V. et al.: *De psychogeriatrische patiënt.* Spruyt, Van Mantgem & De Does, Leiden 1986

Zeitschriften

Abraham, I. L.: Verouderen en verplegen. *Verpleegkunde* 6/4/181–184, 1992

Astill-McNish, S.: Empathie-oefeningen voor geriatrisch verpleegkundigen. Spelenderwijs leren zorgen. *Verpleegkundig Perspectief* 1/3/373–381, 1985

Boumans, N. P. G., und A. Harmsen: Taken van verzorgenden in een verpleeghuis. *Verpleegkunde* 8/2/92–104, 1993

Cobbenhagen, J. M.: Aandacht voor aandacht. *TvZ* 38/18/548–551, 1985

Jongh, A. J. C. M. de: Volwassen worden in het verpleeghuis. *TvZ* 103/17/567–570, 1993

Kouwenhoven, M.: Het ist even (ver)wennen. *Strook* 2/51–58, 1980

Piepenbrink, R.: Alledaagse machtsuitoefening door psychiatrisch verpleegkundigen. *TvZ* 38/5/147–151, 1985

Smith, G.: Weerstanden tegen veranderingen in de geriatrische zorgverlening. *Verpleegkundig Perspectief* 3/337–350, 1987

Warners, I.: Zin in verplegen. *BKZ* 17/122–130, 1984

Winger, J. M., und K. Smyth-Staruch: De weg naar arbeidsvreugde bij de verzorging van de oudere patiënt. *Verpleegkundig Perspectief* 3/300–307, 1987

Winters, W.: Tijd van leven. Ouder worden in Nederland, vroeger en nu. *TvV* 26/4/121–123, 1993

Wippo, E., und A. Schaake: Hoor eens zuster? *Senior* 34/98–100, 1988

14 Umgang mit desorientierten Bewohnern

Verantwortung und Ziele

Ein Mensch, der nicht weiß, wer er ist, wo er ist, wer der andere ist und in welcher Zeit er lebt, ist entwurzelt. Der Bewohner einer gerontopsychiatrischen Institution muß meist ohne diese Wurzeln leben. Als Betreuer gehören Sie zu jener Gruppe von Menschen, die als einzige 24 Stunden am Tag im Pflegeheim anwesend ist. Darum sind Sie die Stütze und der Beschützer der desorientierten, verwirrten Bewohner. Für Sie ist es am leichtesten, den Bewohnern zu helfen, damit sie sich in der Realität zurechtfinden oder die subjektive Realität der emotionalen Erinnerungen ertragen. Wenn Sie dieses Kapitel durchgearbeitet haben, können Sie

1. *drei Methoden des Umgangs mit desorientierten Bewohnern nennen und beschreiben, für welche Bewohner sich jede Methode am besten eignet;*
2. *die drei Komponenten des Realitätsorientierungstrainings beschreiben;*
3. *angeben, wie man dem Bewohner helfen kann, sich besser zu orientieren;*
4. *die wichtigsten Ausgangspunkte der Validation nennen;*
5. *die vier Stadien der Verwirrtheit nach Naomi Feil beschreiben;*
6. *einige praktische Hinweise zur Anwendung der Validation geben.*

14.1 Desorientiertheit

Desorientiertheit ist ein Problem, das viele Bewohner gerontopsychiatrischer Institutionen kennen. Meist ist sie die Folge von Gedächtnisstörungen, die typisch für Demenzsyndrome sind. Das volkstümliche Wort dafür ist Verwirrtheit. Desorientiertheit wirkt sich sehr negativ auf die Selbständigkeit aus. Ein desorientierter Bewohner ist auf die Pflege anderer angewiesen. Wenn man die Arten der Desorientiertheit nach dem Schweregrad einteilt, ergibt sich diese Reihenfolge:

- *räumliche Desorientiertheit,* das heißt, der Betroffene weiß nicht, wo er ist;
- *zeitliche Desorientiertheit,* das heißt, der Betroffene hat keine Vorstellung von der Zeit;
- *personenbezogene Desorientiertheit,* das heißt, der Betroffene erkennt andere nicht mehr und/oder weiß nicht mehr, wer er ist, wie alt er ist, wie er heißt.

In den Kapiteln 10, 11 und 12 erfahren Sie mehr über Verwirrtheit, Desorientiertheit und Gedächtnisstörungen.

Es gibt verschiedene Methoden, mit desorientierten Menschen umzugehen. Wir behandeln hier das Realitätsorientierungstraining und die Validation.

14.2 Realitätsorientierungstraining (ROT)

14.2.1 Ursprung, Ziele und Indikationen

Im Realitätsorientierungstraining (ROT) finden wir die wichtigsten Elemente anderer Methoden wieder. Der Unterschied besteht darin, daß die einzelnen Elemente beim ROT zu einem zusammenhängenden Ganzen vereinigt sind. Abgesehen von der positiven Wirkung auf desorientierte Bewohner ist ROT auch für die Betreuenden übersichtlich.

ROT ist eine Therapieform, die in der Praxis entstanden ist. Es ist also nicht für jemanden gedacht, der hinter einem Schreibtisch sitzt und kein Verständnis für die Praxis hat. Zum erstenmal angewendet wurde es in den 50er und 60er Jahren in den USA, und zwar bei gerontopsychiatrischen Patienten, die hauptsächlich an Verwirrtheit litten. In den 70er und frühen 80er Jahren gelangte ROT auch in die Niederlande. Allmählich wurde es von einigen Pflegeheimen übernommen und an die Situation in den Niederlanden angepaßt.

ROT will vor allem die noch vorhandenen Möglichkeiten des Bewohners fördern und so weit wie möglich verhindern, daß sein Zustand sich weiter verschlechtert. Dahinter steht die Idee, daß die Desorientiertheit neben körperlichen auch seelische und gesellschaftliche Ursachen hat. Wenn die Ursache eine Hirnschädigung ist, können weder ROT noch andere Therapien heilen. Seelische und gesellschaftliche Probleme wie Inaktivität und Vereinsamung tragen jedoch oft zur Entstehung und Zunahme der Verwirrtheit bei, und darauf hat ROT einen positiven Einfluß.

Das zweite Ziel des ROT ist die Förderung des Wohlbefindens und der Selbständigkeit des Bewohners. Ein verwirrter Bewohner, der mit der Wirklichkeit besser zurechtkommt, fühlt sich wohler und ist weniger abhängig von anderen. Kritiker bemängeln häufig, das sei schwer zu beweisen und zu messen. Das ist richtig; dem steht jedoch die Tatsache gegenüber, daß die Bewohner beim ROT soviel Zuwendung erhalten, daß positive Ergebnisse nicht ausbleiben können: „Sie interessieren sich hier sehr für mich. Ich bin also wichtig."

Beim ROT werden dem Bewohner ständig Reize aus der Umgebung angeboten, die ihm bei der Orientierung helfen. Unter Umgebung verstehen wir einerseits das Gebäude und seine Einrichtung, andererseits die Mitbewohner, das Personal und die Familie. ROT besteht aus drei Komponenten:

- aus der Haltung der Betreuenden,
- aus dem 24-Stunden-ROT und
- aus ROT in der Gruppe.

Anfangs wurden alle desorientierten Bewohner mit ROT behandelt. Dies stellte sich jedoch als zu schwierig heraus. Heute wendet man es vor allem auf die leichteren Fälle an. Bewohner, die am Gruppen-ROT teilnehmen, erfüllen im Idealfall folgende Voraussetzungen:

- Sie sind betreuungsbedürftig.
- Sie mögen einander.
- Sie können gut sehen und hören.
- Sie sind nicht unruhig, aggressiv oder zu reizbar.
- Sie sind nicht zu dominant.
- Sie können sich verbal äußern (Wortfindungs- oder Benennungsstörungen schaden jedoch nicht).

In der Praxis sind diese Kriterien meist zu streng. In Pflegeheimen gibt es nur wenige Bewohner, die sie vollständig erfüllen. Außerdem lehrt die Erfahrung, daß auch einige Versorgungsbedürftige vom ROT in der Gruppe profitieren.

14.2.2 Haltung der Pflegenden

Die Haltung oder Einstellung des Pflegepersonals ist der schwierigste Teil des ROT. Es gibt keine einfachen Regeln, nach denen Sie sich jederzeit richten könnten. Der Erwerb der richtigen Haltung erfordert Zeit, Überlegung und Gespräche mit anderen.

Zunächst einmal müssen alle Betreuerinnen an den Nutzen des ROT *glauben*. Sie müssen darauf vertrauen, daß es anregend wirkt, wenn Betreuerinnen und Betreuer die Eigenverantwortung des Bewohners und seine noch vorhandenen Fähigkeiten fördern.

Zweitens muß *Einvernehmen* zwischen allen Betreuenden herrschen. Alle müssen wissen, wie sie mit den einzelnen Bewohnern umgehen sollen. Klare Absprachen können auch verhindern, daß eine Betreuerin bzw. ein Betreuer heute so und morgen so reagiert. Dazu sind viele gemeinsame Gespräche und Teamwork notwendig. Natürlich darf das Team die Einheitlichkeit nicht übertreiben. Es muß ein Spielraum für die Persönlichkeit jeder Betreuerin bzw. jedes Betreuers bleiben.

Drittens muß das Personal hilfsbereit, aber nicht schulmeisterlich sein. Machen Sie dem Bewohner klar, daß das Lernen noch nicht vorbei ist, daß er noch bestimmte Fähigkeiten besitzt – selbst wenn er sein Vertrauen in diese Fähigkeiten verloren hat – und daß andere ihn noch nicht abgeschrieben haben. Dann fühlt er sich akzeptiert, und sein Selbstwertgefühl nimmt zu.

Nutzen Sie im Umgang mit Bewohnern jede Gelegenheit, sie in Kontakt mit der Realität zu bringen. Dazu gehört, daß Sie vieles andauernd wiederholen. Im Team können Sie einen Psychologen konsultieren. Das Team kann sich gemeinsam überlegen, wie man mit einem Bewohner so umgeht, daß er davon profitiert.

14.2.3 24-Stunden-ROT

Beim 24-Stunden-ROT geht es darum, dem Bewohner den ganzen Tag über Informationen über Zeit, Ort und Personen zu liefern. Sowohl das Gebäude nebst seinen Einrichtungen als auch die Betreuenden müssen den Bewohner ständig über die Realität informieren.

Die Informationen müssen in die Gedankenwelt des Bewohners passen, da dieser sehr vom Schweregrad seiner Verwirrtheit und von seiner Biographie abhängig ist. Unterrichten Sie sich über die Vorgeschichte des Bewohners – so, wie er sie selbst erzählt (Anamnese) und so, wie seine Angehörigen sie erzählen (Fremdanamnese). Die ROT-Informationen können Schilder, Farben, Zeichen und ähnliche Dinge vermitteln. Nachfolgend finden Sie einige Beispiele.

Hilfsmittel für die zeitliche Orientierung
Das wichtigste Hilfsmittel für die zeitliche Orientierung sind Uhren mit gut erkennbarem Zifferblatt und deutlichen Zeigern. Eine Uhr, die schlägt, ist noch besser, weil sie zusätz-

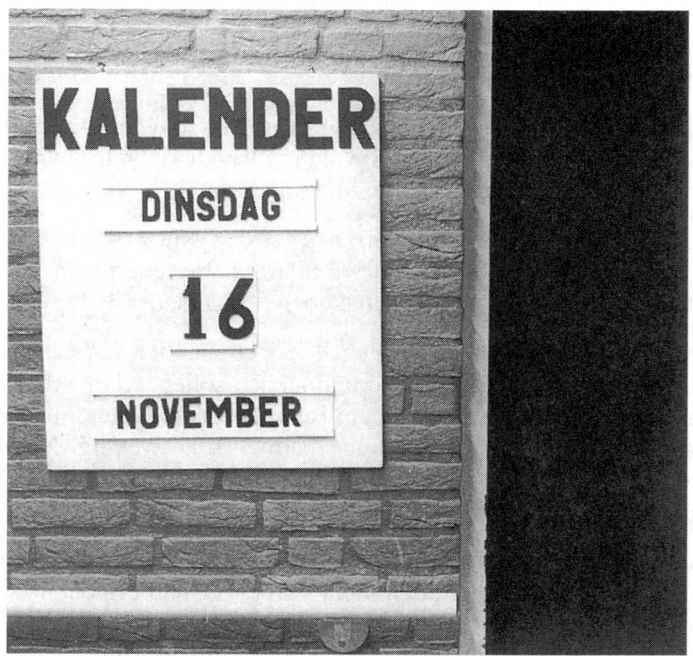

Abb. 14.1   Ein Hilfsmittel für die zeitliche Orientierung

lich das Gehör anspricht. Die Uhr muß an einem zentralen Platz, z. B. im Wohnzimmer, hängen. Stellen Sie einen Wecker mit Leuchtzifferblatt neben das Bett, damit der Bewohner auch nachts über die Uhrzeit Bescheid weiß. Digitaluhren sind (noch) zu modern und passen nicht in die Gedankenwelt älterer Menschen.

Kalender mit Bildern, die zur Jahreszeit passen, sind ein weiteres Hilfsmittel. Nützlich sind auch Kalender, von denen man jeden Tag ein Blatt abreißt. Sie zeigen das Datum deutlich an. Eine weitere Möglichkeit zeigt Abbildung 14.1.

Ferner helfen Schultafeln mit dem Datum, dem Speiseplan und besonderen Nachrichten. Das Essen ist ein wichtiger Teil des Tages. Eine solche Tafel erweckt daher das Interesse der Bewohner.

Holen Sie die Jahreszeiten ins Pflegeheim, im Herbst beispielsweise durch Pilze und Äste mit roten und gelben Blättern, an Weihnachten durch einen Christbaum und an Ostern durch Osterhasen. Es gibt viele Möglichkeiten, aber alles, was Sie benutzen, sollte ins Auge fallen. Ein Teich im Garten ist ein gutes Hilfsmittel, um die Jahreszeiten zu erkennen: Kaulquappen, Seerosen, Eis ...

Fördern Sie eine übersichtliche Tages- und Wocheneinteilung, die sich nach dem Rhythmus der Natur richtet. Dazu gehören möglichst feste Zeiten zum Aufstehen, Essen und Kaffeetrinken. Andere Fixpunkte, die Zeit und Tag kennzeichnen, sind der Sonntags-

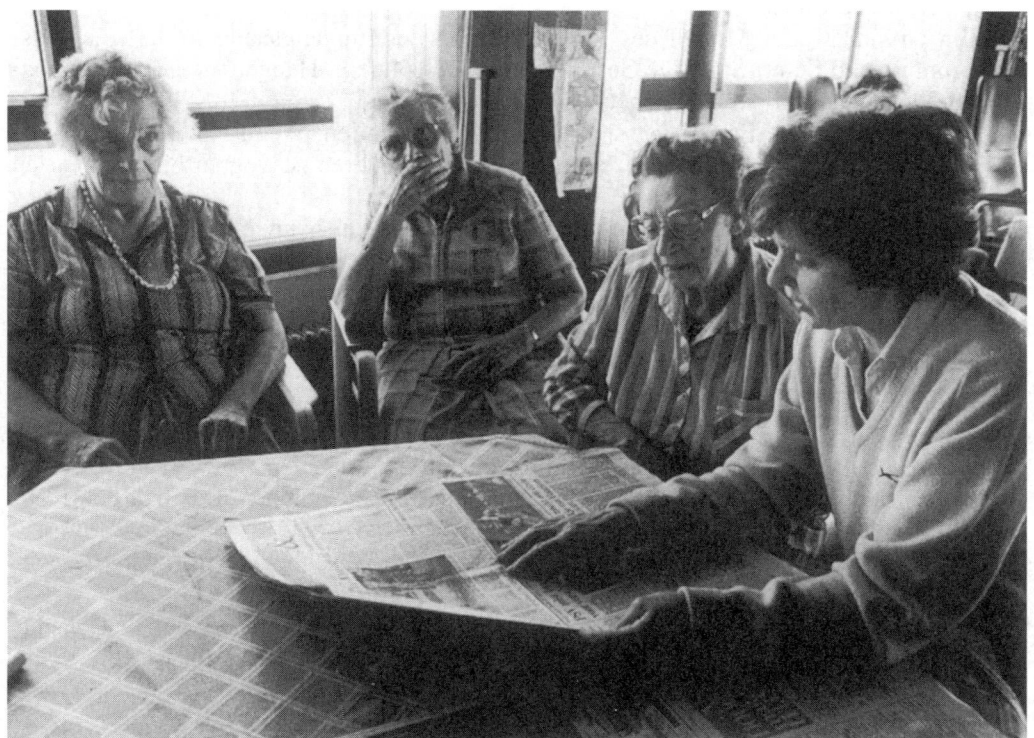

Abb. 14.2   ROT in der Gruppe

gottesdienst, ein Schnäpschen an Feiertagen sowie Werktags- und Sonntagskleider. Aktivitäten wie Physiotherapie, Beschäftigungs- und Musiktherapie sowie Gesprächsgruppen sollten an bestimmten Tagen zu bestimmten Zeiten stattfinden.

Sorgen Sie für neue Zeitungen, Zeitschriften und Fernsehzeitschriften im Wohnzimmer. Entfernen Sie alte Blätter, um Verwirrung zu verhindern.

Hilfsmittel für die örtliche Orientierung

- An allen Türen sollten deutlich erkennbare Worte oder Symbole angebracht sein, z. B. das Bild eines Bettes, die angeben, was sich hinter der Tür befindet.
- Kennzeichnen Sie das Bett, den Nachttisch und den Kleiderschrank durch Dinge, die dem Bewohner gehören (Tagesdecke, Fotos, eine Bürste oder Namensschilder).
- In jeder Abteilung kann der Fußboden eine andere Farbe haben. Auch die Einrichtung der Wohnzimmer sollte verschieden sein.
- Die Ausstattung sollte die Funktion eines Raumes widerspiegeln. Das Wohnzimmer sollte aussehen wie ein Wohnzimmer, der Gang wie ein Gang und das Schlafzimmer wie ein Schlafzimmer.
- Die Abteilung muß Ecken und Winkel aufweisen, in die man sich zurückziehen kann. Dadurch wird sie leichter erkennbar, und zudem verhindert eine gemütliche, geschlossene Atmosphäre, daß Bewohner sich verirren.
- Wegweiser in den Gängen helfen den Bewohnern, das WC, ihre Abteilung oder andere Orte zu finden.
- Ein Grundriß oder Modell des Pflegeheims in der Eingangshalle fördert die Ortskenntnis und liefert Stoff für Gespräche mit Bewohnern. Hängen sie an gut sichtbaren Plätzen Luftbilder des Gebäudes auf.
- Ermuntern Sie die Bewohner, sich gegenseitig zu helfen. Wenn ein Bewohner wissen möchte, wo die Toilette ist, können Sie einen anderen Bewohner bitten, ihm den Weg zu zeigen.
- Geben Sie jedem Bewohner ein Notizbuch mit seinem Namen sowie dem Namen und der Anschrift des Pflegeheims und der Abteilung.

Hilfen für das Personengedächtnis

- Sprechen Sie den Bewohner mit seinem Namen an, und gebrauchen Sie diesen häufig. Auch die Betreuenden sollten einander beim Namen nennen.
- Hängen Sie Geburtstagskalender mit den Namen von Mitbewohnern auf. Jeder Bewohner kann auch seinen eigenen Kalender mit Geburtstagen von Angehörigen benutzen. Helfen Sie Bewohnern, Glückwunschkarten zu schicken. Das hält den Kontakt mit der Familie aufrecht.
- Nutzen Sie Spiegel. Ein Ankleidespiegel neben dem Waschbecken hilft dem Bewohner, sich selbst zu erkennen.
- Stellen Sie Fotos von Angehörigen oder Freunden des Bewohners auf den Nachttisch oder den Kleiderschrank. Fragen Sie den Bewohner ab und zu, wer die Leute sind.

Wenn Sie gut beobachten, können Sie sich mit etwas Einfallsreichtum selbst zahllose andere Hilfsmittel ausdenken. Scheuen Sie sich nicht, etwas in der Praxis auszuprobieren – wenn es nicht klappt, schadet es nicht. Weisen Sie die Bewohner oft auf die Hilfsmittel hin. Sie sollen ihnen helfen, sich selbst zu helfen. Sprechen Sie regelmäßig mit Ihren Kolleginnen und Kollegen über die vorhandenen Hilfsmittel und über neue Ideen. Beziehen Sie die Familie in das Gespräch ein, wenn es um einzelne Bewohner geht. Die Angehörigen kennen den Bewohner am besten und machen oft brauchbare Vorschläge.

14.2.4 ROT in der Gruppe

Teilen Sie die Bewohner in kleine Gruppen, die einige Male in der Woche oder sogar am Tag in speziell dafür bestimmten Räumen tagen. Ein bzw. eine TherapeutIn oder AltenpflegerIn leitet die Zusammenkunft.

Die unterschiedlichen Aktivitäten haben stets das Ziel, Kontakt mit der Wirklichkeit herzustellen. Die Bewohner können z. B. im Kreis sitzen und der Reihe nach ihren Namen nennen und versuchen, die Namen der anderen zu lernen. Sie können gemeinsam über die Tagesnachrichten und den Wetterbericht sprechen, ein großes Kreuzworträtsel an einer Tafel lösen oder auf einem Grundriß die Abteilungen des Heims zeigen.

All diese und viele andere Aktivitäten in der Gruppe fördern den Gebrauch der Sinnesorgane, der Motorik, des Gedächtnisses und der gesellschaftlichen Fertigkeiten. Wenn der Bewohner seine noch vorhandenen Möglichkeiten nutzt, kommt das seiner Orientierung zugute. Die Praxis hat gezeigt, daß es wichtig ist, alle drei Aspekte der Orientierung zu fördern. Wenn das 24-Stunden-ROT nicht durch die richtige Haltung des Personals und durch Gruppenübungen ergänzt wird, sind die Ergebnisse weniger gut.

14.3 Validation – verwirrte Bewohner bestätigen

14.3.1 Ursprung der Validation

Validation ist die Schöpfung der amerikanischen Sozialarbeiterin Naomi Feil. Ihre Methode, mit verwirrten Bewohnern umzugehen, heißt im Englischen „validation therapy" oder „validation/fantasy therapy". Das englische Wort „validation" bedeutet Bestätigung und in diesem Zusammenhang die Bestätigung der Erlebniswelt und der Gefühle verwirrter älterer Menschen sowie die Erkenntnis, daß deren Phantasiewelt für sie die Wirklichkeit darstellt.

In den 60er Jahren sammelte Naomi Feil Erfahrungen mit ROT für verwirrte Bewohner. Die Resultate enttäuschten sie. Schon nach einigen Jahren war sie davon überzeugt, daß ROT sich nicht für alle Verwirrten eignet. Ihr fiel auf, daß viele ältere Verwirrte sich noch weiter in ihre emotionalen Erinnerungen zurückzogen, wenn man sie nach den Regeln des ROT mit dem Hier und Jetzt konfrontierte. Offenbar brauchen diese alten Menschen ihre Erinnerungen, Emotionen und Phantasiewelten, um mit dem Leben fertig zu werden. Daher beschloß Naomi Feil, auf den emotionalen Unterton der Erinnerungen einzugehen, und diese Methode erwies sich als erfolgreich.

14.3.2 Ausgangspunkte für die Validation

Jedes Verhalten, einerlei, wie sonderbar es ist, hat eine Bedeutung.

Wenn eine Betreuerin bzw. ein Betreuer sagt: „Herr Luyten redet verworrenes Zeug", bedeutet dies im Grunde: „Ich verstehe Herrn Luyten nicht." Wenn es gelingt, durch die Verpackung, also durch das äußere Verhalten hindurch die Botschaft zu sehen, wird der Sinn der Worte erkennbar.

Naomi Feil nennt als Beispiel eine Bewohnerin, die nach Hause möchte, um das Essen für ihre Kinder zu bereiten. Nach den Regeln des ROT müssen Sie ihr erklären, daß sie nicht nach Hause kann, daß sie im Pflegeheim wohnt und daß ihre Kinder erwachsen sind und selbst für sich sorgen. Die Validation ist anderer Ansicht: Die Bewohnerin möchte vielleicht weg aus dem Pflegeheim, oder sie war eine fürsorgliche Mutter, die ihre Kinder vermißt. Der Betreuer muß, indem er immer wieder Fragen stellt, auf das Gefühl eingehen, das die Grundlage der Worte ist. Dabei hilft ihm seine Kenntnis der Lebensgeschichte der Bewohnerin. Er fragt zum Beispiel: „Wohnen Sie nicht gerne hier?" oder „Können Sie gut kochen, und kochen Sie gerne?" Indem er so auf das Erleben des älteren Menschen eingeht, kann er die Botschaft entschlüsseln, die im Verhalten verborgen ist.

Verwirrtheit und Demenz haben in der letzten Phase des Lebens einen Sinn.

Nach Naomi Feil sind vor allem jene Älteren verwirrt, die früher die Gewohnheit hatten, die Augen vor (bestimmten) Konflikten und Problemen zu schließen. In der Sprache der Psychologen heißt das „Leugnen als Abwehrmechanismus gebrauchen". Leugnen kostet viel Energie, die ältere und demente Menschen nicht mehr haben. Die nicht gelösten Konflikte, z. B. mit Kindern oder Eltern, und früheren Probleme lassen sich nicht mehr verdrängen und kommen ans Tageslicht. Der Ältere kehrt immer öfter in die Vergangenheit zurück, um den Kopf über Wasser zu halten. Das Verhalten, das wir dann wahrnehmen, nennen wir Verwirrtheit, wir können jedoch darin auch einen Versuch sehen, mit alten Problemen fertig zu werden. Schlägt der Versuch fehl, ist Demenz die Folge. Die zentrale Aufgabe in der letzten Lebensphase heißt nach Naomi Feil also „verarbeiten oder vegetieren".

Für Naomi Feil ist der seelische Hintergrund der Verwirrtheit viel wichtiger als die körperlichen Aspekte, die wir als Ursache oder Mitursache sehen. Sie behauptet sogar, daß viele Bewohner gerontopsychiatrischer Institutionen zu Unrecht als „dement" diagnostiziert werden.

Bei verwirrten Älteren ersetzen emotionale Erinnerungen das rationale Denken.

Wir können auch sagen: Verwirrte Ältere tauschen das Heute und die „Logik des Kopfes" für das Gestern und die „Logik des Herzens" ein. Für den Älteren ist das notwendig, meint Naomi Feil, weil das Hier und Jetzt für ihn zu schmerzlich ist. Ein älterer Mensch kann sich aus folgenden Gründen in die Vergangenheit flüchten:

- um unverarbeitete Konflikte zu lösen, indem er Gefühle äußert, die er bisher verdrängt hat;

- um vergangene Freude erneut zu erleben;
- um ein Gefühl der Nutzlosigkeit oder Langeweile mit Erinnerungen an frühere, sinnvolle Tätigkeiten zu vertreiben;
- um der unangenehmen Wirklichkeit des Heute und dadurch allem, was er in gesellschaftlicher, geistiger und materieller Hinsicht verloren hat, zu entfliehen.

14.3.3 Die vier Stadien der Verwirrtheit nach Naomi Feil

Die Validation ist nicht für jeden älteren Verwirrten gleich gut geeignet. Naomi Feil unterscheidet vier Stadien der Verwirrtheit, die sie nach den auffälligsten Merkmalen benennt: leichte Verwirrtheit, zeitliche Verwirrtheit, wiederholende/ständige Bewegungen und Vegetieren (s. Abb. 14.3). Das Verhalten eines Bewohners läßt sich vielleicht verschiedenen Stadien zuordnen, ein bestimmtes Stadium tritt jedoch deutlicher hervor.

Naomi Feil meint, die Validation sei für alle Stadien der Verwirrtheit geeignet. Unserer Meinung nach profitieren vor allem Menschen im *zweiten* und *dritten Stadium* davon. Für jene im ersten und vierten Stadium gibt es bessere Methoden, in denen wir allerdings Elemente der Validation wiederfinden.

Stadium 1: leichte Verwirrtheit
Menschen im ersten Stadium sind betreuungsbedürftig. Sie sind ab und zu verwirrt und merken es. Dadurch werden sie mitunter ängstlich und mißtrauisch. Sie leugnen andere starke Gefühle und wehren sich gegen Veränderungen. Die wichtigsten alltäglichen Verrichtungen, wie sich zu waschen, anzuziehen und zur Toilette zu gehen, bewältigen sie allein oder mit minimalen Anweisungen. Sie haben noch ein gutes Gefühl für das, was sich in der Gesellschaft gehört. Lücken im Gedächtnis füllen sie durch Konfabulieren. Menschen in diesem dritten Stadium lassen sich gerne an den richtigen Ort und an die richtige Zeit erinnern. Für sie ist ROT eine gute Methode, solange es mit dem notwendigen Takt angewandt wird.

Stadium 2: zeitliche Verwirrtheit
Im zweiten Stadium leben die Menschen mehr in ihren Erinnerungen, bald in der Gegenwart, bald in der Vergangenheit. Sie vergessen Namen, Gesichter und Orte. Gefühle äußern sie ohne Hemmungen. Mit den Erinnerungen kommen auch unverarbeitete Emotionen und Probleme hoch. Diese Menschen reden gerne über ihre Erinnerungen, haben aber Schwierigkeiten, die richtigen Worte zu finden. Spielen wird schwierig, weil sie die Regeln vergessen. Ihre Sachen bewahren sie oft am falschen Platz auf. Über Berührungen freuen sie sich.

Stadium 3: wiederholte/ständige Bewegungen
Im dritten Stadium geht die Fähigkeit, sich mit Worten zu verständigen, allmählich verloren. Die Betroffenen sprechen zwar noch, aber anderen fällt es schwer, sie zu verstehen. Gefühle drücken sie meist symbolisch aus. Das ständige Wiederholen von Worten, Lauten oder Bewegungen macht ihnen oft Spaß. Reize aus der Umwelt dringen nur schwer zu ihnen durch. Diese Menschen haben Freude an Berührungen, Musik und Bewegung.

	Stadium 1 Leichte Verwirrtheit	Stadium 2 Zeitliche Verwirrtheit	Stadium 3 Wiederholte Bewegungen	Stadium 4 Vegetieren
Anweisungen für die Grundpflege	– Fragen sollten mit einem „Wie", „Was", „Wo" oder „Wann" beginnen. – Berühren Sie diese Menschen so wenig wie möglich. – bewahren Sie soziale Distanz	– benutzen „Gefühlswörter" wie merken, fühlen – berühren Sie sie, und halten Sie Augenkontakt	– Berühren Sie die Menschen, und halten Sie Augenkontakt. – Passen Sie Ihren Gang dem der Kranken an.	– Imitieren Sie ihre Bewegungen. – Versuchen Sie, ihre Fähigkeit der Reizwahrnehmung zu stimulieren.
ORIENTIERUNG	– kennen die Zeit – halten an der Realität des Jetzt fest – sind sich ihrer Verwirrtheit bewußt und fühlen sich davon bedroht	– haben keine Vorstellung vom Zeitablauf – vergessen Tatsachen, Namen und Orte – haben mehr Mühe, die richtigen Worte zu finden	– schotten sich gegen die meisten Reize von außen ab – haben ihr eigenes Zeitgefühl	– erkennen Angehörige, Besucher, alte Bekannte nicht mehr – haben keine Zeitvorstellung
KÖRPERLICHE MERKMALE Muskeln	– verspannte, harte Muskeln – schnelle, direkte Bewegungen – zielgerichtete Schritte	– sitzen aufrecht, aber entspannt – träge, nicht ruckartige Bewegungen, tänzelnde Schritte	– stark nach vorn gebeugte Haltung – wiederholen Bewegungen aus der Jugend – ruhelos; gehen gemessenen Schrittes	– schlaff, schwach – wenig Bewegungen – häufiges Bewegen der Finger
Stimme	– laut, vorwurfsvoll, oft quengelnd – können singen	– tief und selten laut – singen und lachen gern	– melodiös – sprechen langsam und sicher – wiederholen Laute aus der Jugend	
Augen	– hell und glänzend – gezielter, guter Augenkontakt	– hell, nicht zielgerichtet – niedergeschlagen, Augenkontakt bewirkt Erkennen	– meist geschlossen	– geschlossen – meist ausdrucksloses Gesicht
GEFÜHLE	– leugnen Gefühle – tragen meist Dinge von großem persönlichem und symbolischem Wert bei sich (Spazierstock, Decke, Börse, Pullover)	– verschieben Erinnerungen und Gefühle aus dem Gestern ins Heute	– zeigen sexuelle Gefühle offen, z. B. durch Selbstbefriedigung	– schwer zu beurteilen – keine Selbstbefriedigung

Abb. 14.3 Die vier Stadien der Verwirrtheit nach Naomi Feil. Dieses Schema ist als Plakat erhältlich bei NZI (afdeling verkoop publikaties), Postbus 9697, NL-365 GR Utrecht unter der Bestellnummer 88.582. Es kostet hfl. 2,- pro Stück. Nur schriftliche Bestellungen werden angenommen.

Fortsetzung

	Stadium 1 Leichte Verwirrtheit	Stadium 2 Zeitliche Verwirrtheit	Stadium 3 Wiederholte Bewegungen	Stadium 4 Vegetieren
PERSÖNLICHE VERSORGUNG	– sind meist nicht in- kontinent – bewältigen die Grundversorgung selbst – bevorzugen persön- liche Anweisungen	– sind sich ihrer In- kontinenz bewußt – legen persönliche Dinge oft an den falschen Platz – folgen eigenen Verhaltensregeln	– sind sich ihrer In- kontinenz nicht bewußt – können manch- mal noch allein essen – brauchen meist Hilfe beim Anzie- hen und Waschen	– versuchen nicht mehr, Inkontinenz zu unterdrücken – sind (fast) völlig pflegeabhängig
KOMMUNI- KATION	– reagieren positiv auf Bekannte und Menschen mit fester Rolle/Funktion – reagieren negativ auf weniger bekann- te Leute	– reagieren auf eine besorgte Stimme und auf Berüh- rung – lächeln, wenn man sie grüßt	– haben einen be- schränkten Wort- schatz und wie- derholen ständig die gleichen Wor- te – erfinden mitunter eigene Worte und produzieren Wortbrei – hören nicht auf andere und spre- chen nicht mit ih- nen	– meist keine Kom- munikation mehr – reagieren noch auf wiederholt angebotene Reize (Geräusche, Bil- der, Gerüche, Be- rührungen)
GEDÄCHTNIS UND INTELLIGENZ	– können lesen und schreiben (sofern das Sehvermögen gut ist) – halten Regeln ein	– können lesen, aber die Schrift ist unlesbar – stellen eigene Re- geln auf	– haben kein Inter- esse am Lesen und Schreiben – alte Erinnerungen und universelle Symbole sind meist sinnvoll	– schwer zu beur- teilen
HUMOR	– bei manchen ver- schlechtert sich der Humor	– wollen nicht spie- len – ihre Stimmung ist nicht immer klar	– lachen gerne und oft unerwartet	– schwer zu beur- teilen

Betreuerinnen und Betreuer können dabei nonverbale Kommunikation benutzen: Intonation, Gebärden und Gesichtsausdruck.

Stadium 4: Vegetieren

Menschen in diesem Stadium sind pflegebedürftig. Sie bleiben oft im Rollstuhl oder im Bett. Die Umwelt dringt kaum zu ihnen durch, und von ihrem Ich ist nicht mehr viel übrig. Angehörige und alte Freunde erkennen sie nicht mehr. Für diese Menschen ist die Aktivierung durch Sinnesreize geeignet (s. Kap. 15).

14.3.4 Validation in der Praxis

Validation kann man individuell oder in Gruppen anwenden. Die individuelle Methode beruht auf der Haltung der Betreuenden, die 24 Stunden am Tag in der Lage sein müssen, eine bestätigende Haltung in praktisches Tun umzusetzen. Die Gruppenvalidation läuft nach einem festen Schema ab. Wichtig ist, daß man die 24-Stunden-Validation *und* die Gruppenvalidation nutzt; sie unterstützen und ergänzen einander.

Gruppenvalidation

Die Gruppensitzungen nutzen den Umstand, daß verwirrte Bewohner einander helfen können. Sie sind etwa gleich alt und haben viele Probleme, Erinnerungen und Erfahrungen gemeinsam.

Die Teilnehmer befinden sich im zweiten oder dritten Stadium der Verwirrtheit. Sie sitzen im Kreis, ohne den Tisch, der beim ROT in der Mitte steht. Die Zusammenkünfte finden mindestens einmal, besser zweimal in der Woche statt, und zwar immer zur gleichen Zeit und im selben Raum. Eine Sitzung dauert 20–60 Minuten. Feste Bestandteile sind Musik, Bewegung, ein Gruppengespräch und etwas Gutes zu essen und zu trinken. Gesprächsthemen sind unter anderem typische Konflikte, die spontan in der Gruppe entstehen, allgemeine Konflikte, mit denen viele ältere Verwirrte im Pflegeheim zu kämpfen haben, oder andere Themen, die Gelegenheit bieten, über Gefühle zu sprechen.

Die Zusammenstellung der Gruppe muß bestimmte Bedingungen erfüllen. Eine Gruppe hat 5–10 Mitglieder, darunter einen Bewohner im Stadium 2 als Leiter, eine Bewohnerin im Stadium 2, die als Mutterfigur auftritt, 4–5 Bewohner im Stadium 2, die gerne reden, und nicht mehr als 2 Bewohner im Stadium 3.

Als Betreuende kommen ein Pfleger bzw. eine Pflegerin und/oder ein bzw. eine BeschäftigungstherapeutIn in Frage, die jeweils als GruppenleiterIn bzw. AssistentIn tätig werden. Die Betreuenden sitzen ebenfalls im Kreis; sie nehmen an den Aktivitäten teil und begleiten und steuern sie. Die Zusammenkünfte sind für die Betreuenden gute Gelegenheiten, um unter der Leitung einer bereits erfahrenen Person eigene Erfahrungen mit der Validation zu sammeln.

Die Betreuenden teilen zu Beginn jedem Gruppenmitglied eine eigene Aufgabe oder Funktion zu und nehmen dabei Rücksicht auf Neigungen, Interessen, Erfahrungen und Lebensgeschichte. Jemand kann zum Beispiel die Gruppe begrüßen und die Sitzung eröffnen. Ein anderer kann das Protokoll führen, mit dem Singen beginnen oder Essen verteilen. Ein Bewohner, dem seine Aufgabe nicht gefällt, bekommt eine andere. Nach einiger Zeit erfüllt jeder Teilnehmer eine bestimmte Rolle, die zu seiner Persönlichkeit und seiner Biographie paßt.

Der Verlauf der Zusammenkunft folgt einem festen Schema:

1. Der Gruppenleiter begrüßt und berührt alle.
2. Der Vorsitzende – ein Bewohner, der der natürliche Leiter ist – begrüßt die Gruppe und erklärt die Sitzung für eröffnet.
3. Die Gruppe singt das Eröffnungslied. Dabei halten sich alle an den Händen.

4. Nun folgt das Gruppengespräch. Anschließend wird vereinbart, über welches Thema man das nächste Mal spricht.
5. Alle beteiligen sich an den gemeinsamen Aktivitäten.
6. Die Gruppe singt das Schlußlied, wobei sich alle an den Händen halten.
7. Der Vorsitzende schließt die Sitzung.
8. Zum Abschluß essen die Teilnehmer einen Happen und trinken etwas.

Diese Beschreibung erweckt den Eindruck, daß die Zusammenkunft schön ordentlich verläuft. In Wirklichkeit dürfte es etwas unruhiger zugehen. Alles geschieht auf dem Niveau der Bewohner, die einander immer wieder korrigieren. Daß der Vorsitzende ständig abschweift, daß der Kaffee mit einem Fußbad serviert wird und daß Herr Woldring einen Marsch singt, wenn die Gruppe das Schlußlied anstimmt – das alles ist nicht wichtig. Es kommt nur darauf an, daß die Bewohner Gefühle teilen und austauschen und in der Gruppe Geborgenheit finden.

Richtlinien für die Haltung des Personals
Die nachfolgenden Richtlinien gelten für die 24-Stunden-Validation und für Gruppentreffen. Denken Sie daran, daß die Validation für Menschen im zweiten und dritten Stadium der Verwirrtheit bestimmt ist.

- *Widersprechen Sie verwirrten Bewohnern nicht.* Es ist sinnlos, einen verwirrten Bewohner darauf hinzuweisen, daß seine Mutter nicht mehr lebt. In seiner Welt lebt sie, und wenn Sie das bestreiten, fühlt der Bewohner sich zurückgewiesen.
- *Lassen Sie sich bei Ihren Reaktionen von den Gefühlen leiten, die aus den Äußerungen des Bewohners sprechen.* Ein Bewohner sagt möglicherweise etwas, was auf den ersten Blick unverständlich ist, etwa: „Ich muß noch den Garten umgraben." Aber durch Mimik und Gestik drückt er Gefühle aus, z. B.: „Ich fühle mich hier so nutzlos." Die Gefühle sind der Schlüssel zur verborgenen Botschaft. Bestätigen Sie die Gefühle des Bewohners, und stellen Sie ihm spezifische Fragen.
- *Stellen Sie Fragen, die mit einem „Wie", „Was", „Wo" oder „Wann" anfangen. Meiden Sie Fragen, die mit einem „Warum" beginnen, und andere Fragen, die sich auf Gründe oder Ursachen beziehen.* Erstere liefern Antworten, die Ihnen einen Einblick in die Erlebniswelt des Verwirrten geben. Letztere verlangen dagegen logisches Denken, und genau diese Fähigkeit geht bei Dementen zuerst verloren.
- *Suchen Sie die Erklärung für „unsinnige" Worte in der Lebensgeschichte des Bewohners.* Die neuen Worte, die ein Verwirrter sich manchmal ausdenkt, sind oft aus Teilen anderer Wörter zusammengestellt, die für den Bewohner eine besondere Bedeutung haben.
- *Nutzen Sie nonverbale Methoden der Kommunikation.* Menschen im zweiten oder dritten Stadium der Verwirrtheit reagieren auf nonverbale Signale wie enges Beieinandersitzen, Berühren, Augenkontakt und eine warme, freundliche Stimme.
- *Gehen Sie in Gesprächen auf „Lebensthemen" ein,* beispielsweise auf das Verhältnis des Bewohners zu seinen Eltern oder Geschwistern, auf angenehme oder unangenehme Erlebnisse in der Jugend, auf Ereignisse, die sein Leben veränderten (Umzug, neuer Beruf, Todesfälle), auf die Ausbildung und die berufliche Laufbahn, auf die Beziehung mit dem Ehegatten, Verliebtheit und Sexualität, auf Religion und auf die

Erziehung. Solche Themen helfen dem Bewohner, seine Erinnerungen mit Leben zu erfüllen und seine Gefühle zu äußern.

- *Sprechen Sie die Sprache des Bewohners.* Achten Sie darauf, welche Worte, Ausdrücke und Redensarten er benutzt, und bedienen Sie sich in den folgenden Gesprächen der gleichen Sprache. So stimmen Sie sich auf die Wellenlänge des Bewohners ein und stellen schneller einen guten Kontakt her. Sie können auch die letzten Worte des Bewohners wiederholen: „... und darum kann ich hier nicht bleiben. Wenn ich mich beeile, erwische ich noch den Bus. Sie schaffen es einfach nicht ohne mich." „Schaffen sie es wirklich nicht ohne Sie, Frau Moelker?"

- *Imitieren Sie die Bewegungen des Bewohners.* Wenn er mitten im Wohnzimmer sein Hemd aufknöpft, können Sie einige Knöpfe an Ihrer Kleidung öffnen, um ihm bewußt zu machen, was er tut. Ahmen Sie nicht nur die Bewegungen nach, sondern auch die Atmung, den Augenaufschlag, den Gesichtsausdruck, die Stimme – wenn möglich alles.

Indem Sie den Bewohner imitieren und seine Sprache sprechen, können Sie schnell Kontakt zu ihm herstellen. Voraussetzung ist jedoch, daß Sie nicht nachäffen, sondern daß Ihre guten Absichten deutlich werden. Andernfalls denkt der Bewohner womöglich, Sie wollten ihn hänseln. Seien Sie also vorsichtig beim Imitieren.

Sprechen Sie die Sprache des Bewohners

Wir alle haben fünf Sinne, aber bei fast jedem Menschen spielt einer dieser Sinne die Hauptrolle beim Denken, Wahrnehmen, Tun und Lassen. Wer visuell veranlagt ist, lernt am besten mit den Augen, durch Sehen und Lesen. Es gibt jedoch Menschen, für die das Gehör (zuhören und nachsprechen) oder der Tastsinn (fühlen und tun) am wichtigsten sind. Tastsinn, Geruch und Geschmack gehören in dieser Übersicht zusammen.

Meist sind wir uns der Vorliebe für einen bestimmten Sinn nicht bewußt, wenn sie auch in unserer Wortwahl durchschimmert. Wer visuell veranlagt ist, benutzt beispielsweise viele Ausdrücke wie „Das siehst du falsch" oder „So wie ich es sehe". Diesen Umstand können Sie in der Kommunikation mit Bewohnern nutzen. Achten Sie auf die Wortwahl des Bewohners, und finden Sie heraus, auf welchen Sinn sie hindeutet. Benutzen Sie von da an die gleichen Worte, wenn Sie mit dem Bewohner sprechen.

Die folgende Aufstellung zeigt, welche Worte auf den bevorzugten Sinn schließen lassen. Achten Sie auf den *allgemeinen Wortgebrauch.* Wenn ein Bewohner über einen kratzenden Pullover klagt, heißt das natürlich nicht, daß er vornehmlich auf den Tastsinn eingestellt ist.

Umgang mit Bewohnern im ersten Stadium

Menschen im ersten Stadium der Verwirrtheit reagieren positiv auf Orientierungshilfe. Für sie ist ROT daher gut geeignet. Naomi Feil hat aufgrund ihrer Erfahrung einige zusätzliche Hinweise formuliert, die wir nachfolgend wiedergeben. Was den Umgang mit extrem dementen Bewohnern angeht, so verweisen wir auf Kapitel 15.

- *Stellen Sie keine direkten Fragen über Gefühle.* Menschen im ersten Stadium der Verwirrtheit versuchen, allzu starke Gefühle zu verdrängen, und sie finden Fragen

Gehör	Gesicht	Tastsinn/Geruch/Geschmack
sagen	dunkel	stechen
sprechen	beschreiben	deuten
schreien	Blick	tasten
(Unter)ton	glutvoll	kühl
singen	Porträt	(un)gleichmäßig
jammern	hell	schütteln
plappern	glänzen	verschmelzen
streiten	durchforschen	flach
klingen	Einblick	sanft
donnern	neblig	biegen
schnarchen	matt	werfen
still	erscheinen	rauh
Musik	zeigen	heiß
schildern	Licht	greifen
verbalisieren	widerspiegeln	Spannung
Geräusch	vage	reichen
schneidend	beobachten	zittern
(Dis)Harmonie	häßlich	pressen
piepsen	sichtbar	fassen
Stimme	verstecken	hantieren
Lärm	Übersicht	(ein)packen
erzählen	Fleck	stinken
(be)lauschen	Bild	massieren
flüstern	trübe	anfühlen
melodiös	starren	stampfen
brummen	Perspektive	geschmacklos
(Bei)Klang	blendend	glatt
Debatte	blinken	kräftig
kreischen	spionieren	schwer
knirschen	spähen	schmerzhaft
schimpfen	Abbildung	drängen
reden	Diagramm	reiben
(Auf)schrei	Schimmer	berühren
zischen	farbig	abschießen

über Gefühle oft aufdringlich. Sie dürfen zwar mit ihnen über Gefühle sprechen, aber nur auf indirekte, neutrale, nicht zu persönliche Art.

- *Halten Sie Abstand.* Warten Sie, bis der Bewohner selbst die Initiative ergreift. Sprechen Sie ihn mit dem Familiennamen, nicht mit dem Vornamen an.
- *Nehmen Sie es dem Bewohner nicht übel, wenn er vorwurfsvoll oder mißtrauisch ist.* Menschen im ersten Stadium der Verwirrtheit merken, daß ihr Gedächtnis und ihr logisches Denkvermögen nachlassen. Das kann Angst und Panik auslösen.
- *Fragen Sie „Wie?", „Was?", „Wo?" und „Wann?", aber nicht „Warum?".* Darüber haben wir oben schon gesprochen.
- *Achten Sie auf das Äußere der Bewohner.* Sie schätzen hübsche Kleider und ein gutes Erscheinungsbild.
- *Lassen Sie diese Menschen soviel wie möglich mit anderen Bewohnern im ersten Stadium der Verwirrtheit umgehen.* Die Gesellschaft von Menschen auf dem gleichen Niveau tut allen gut.

14.4   Kein ROT und keine Validation?

Das Realitätsorientierungstraining und die Validation sind heute in der Pflege bekannt. Viele Pflegeheime wenden eine der beiden Methoden oder beide an. Es besteht also durchaus die Möglichkeit, daß auch in Ihrem Pflegeheim mit ROT und/oder Validation gearbeitet wird.

Sollten Sie jedoch in einem Pflegeheim tätig sein, in dem man ROT und/oder Validation nicht kennt, finden Sie in diesem Kapitel genügend Hinweise für den Umgang mit desorientierten, verwirrten Bewohnern. Sowohl im Abschnitt 14.2 über ROT als auch im Abschnitt 14.3 über Validation finden Sie Vorschläge, die Sie selbst anwenden können, auch ohne organisierte Formen des ROT und der Validation. Einige der Aktivitäten, die für das Gruppen-ROT empfohlen werden, sind auch auf Individuen anwendbar – denken Sie beispielsweise an Gespräche über Tagesnachrichten. Dasselbe gilt für Aktivitäten innerhalb der Validation in der Gruppe.

Seien Sie zu den weniger desorientierten Bewohnern möglichst ehrlich, und gebrauchen Sie im Umgang mit stärker Desorientierten vor allem Ihr Einfühlungsvermögen. Diese Menschen benötigen keine Korrektoren, sondern Betreuerinnen und Betreuer, die ihnen verständnisvoll zuhören. Zum Schluß sei noch angemerkt, daß Kapitel 6 über das soziotherapeutische Klima gut an dieses Kapitel anschließt und zu dessen Verständnis beitragen kann.

Weiterführende Literatur

Bücher

Eysma, I. D.: *Realiteitsoriëntatietraining (ROT): Effectief in combinatie met cognitieve functietraining?* Dissertation, Nijmegen 1980

Feil, N.: *Validation.* Versluys, Almere 1989

Feil, N.: *Validation therapy with late-onset dementia populations.* In: G. M. M. Jones und B. M. L. Miesen: *Care-giving in dementia.* Tavistock/Routledge, London 1992

Feil, N.: *De validation-methode in de praktijk.* Lemma, Utrecht 1994

Gilse, A. G. van: *Een beetje in de war.* De Horstink, Amersfoort 1987

Hoogerwerf, A.: *Ik ben verdwaald. Dementie, wat ist dat?* Verpleeghuiscentrum, Postfach 283, Zutphen 1981

Jansen op de Haar, M., und E. van Woerkom: *Realiteitsoriëntatietraining. Een heroriëntatie op desoriëntatie.* De Tijdstroom, Lochem 1985

Kooij, C. van der, und I. Warners: *Waar het om gaat in een psychogeriatrisch verpleeghuis.* Nationaal Ziekenhuisinstituut, Postfach 9697, Utrecht 1987

Reedijk, J. S.: *Psychogeriatrie.* Lemma, Utrecht 1991

Verhey, R. W. A.: *Psychogeriatrische verpleegkunde in de praktijk.* Nijgh & Van Ditmar, Rijswijk 1994

Woods, B.: *What can be learned from studies on reality orientation?* In: G. M. M. Jones und B. M. L. Miesen: *Care-giving in dementia.* Tavistock/Routledge, London 1992

Zeitschriften

Beernink-Geurts, W. A. M.: Sociotherapie in het psychogeriatrisch verpleeghuis. *Gerontologie* 12/ 20–27, 1981

Buijssen, H.: Door dat spoken doe ik geen oog dicht. Nachtelijke onrust bij dementie. *TvV* 27/1/ 12–13, 1994

Buijssen, H.: Dwaalgedrag bij dementerenden. *TvV* 27/2/57–59, 1994

Buijssen, H.: Herinnert u zich nog? *TvZ* 104/5/412–415, 1994

Eysma, I. D.: Realiteitsoriëntatietraining: een voorlopige evaluatie. *TVGG* 13/107–113, 1982

Feil, N., und V. de Klerk-Rubin: Vraagtekens bij validation? *TvZ* 101/2/44–46, 1991

Gorissen, J. P.: Een onderzoek naar het effect van realiteitsoriëntatietraining op een groep psychogeriatrische patiënten. *TVGG* 16/235–238, 1985

Goudie, F., und G. Stokes: Omgang met verwarde ouderen. *Verpleegkundig Perspectief* 6/2/45–50, 1990

Heeswijk, A. van, und B. Soogelee: Leren „beter worden". (Über ROT) *TvZ* 41/15/468–473, 1987

Jones, G.: Validation Therapy. Een andere benadering voor de psychogeriatrische bewoner. *TvV* 21/94–100, 1988

Klerk-Rubin, V. de: Groepsvalidation in de praktijk. *TvV* 27/3/97–101, 1994

Kooij, C. van der: Dertig jaar Reality Orientation. Een verpleegkundige evaluation. *Verpleegkunde* 4/4/216–224, 1988

Kooij, C. van der: Zijn waar de patiënt ist, Validation Therapy. *Senior* Nr. 14/298–302, 1988

Kooij, C. van der: *Validation: een „nieuwe" benadering.* Vortrag, gehalten am 30. September 1988

Kooij, C. van der: Doorbraak in de psychogeriatrische zorg? Validation Therapie. *Denkbeeld* 1/2/ 29–31, 1989

Kooij, C. van der: Validation: de veranderende kracht van een praktijktheorie. *TvZ* 101/10/339– 343, 1991

Kooij, C. van der: Validation. Oefenen in de praktijkzorg. *TvV* 26/10/294–299, 1993

Luyten, J. Realiteitsoriëntatietraining voor psychogeriatrische bewoners. *Maandblad Aktiviteitensektor*, November/215–219, 1986

Mas, M., und L. Migerode: Training in realiteitsoriëntering een benadering van de psycho-geriatrische patiënt. *Tijdschrift voor Psychiatrie* 23/11+12/689–699, 1981

Nouws, A., und T. Nouws: Geheugen-, denk- en oriëntatietraining bij ouderen in verzorgingshuizen. *TvV* 25/6/178–183, 1992

Scanland, S. G., und L. E. Emershaw: Effect van realiteitsoriëntatie en validation op de geestelijke toestand en ADL-verrichtingen. *Verpeegkundig Perspectief* 10/2/75, 1994

Verdult, R., und R. Visser: Ervaringen met Validation. *TvZ* 100/15/474–478, 1990

Verdult, R.: Vraagtekens bij validation blijven. *TvZ* 101/3/88–90, 1991

Verdult, R.: Validation theorie en praktijk. *TvZ* 101/11/360–361, 1991

Verpoort, C., und F. Meulmeester: Invoering van validation in de praktijk. *TvV* 25/8/264–268, 1992

15 Umgang mit Bewohnern, die an Aphasie, Apraxie und/oder Agnosie leiden

Verantwortung und Ziele

Wenn Sie mit aphasischen, apraktischen und agnostischen Bewohnern zu tun haben, sind Sie oft ratlos. Was können Sie tun, um diesen Menschen zu helfen? Das Dilemma ist um so schmerzlicher, weil die Zahl der Bewohner mit diesen Störungen in gerontopsychiatrischen Institutionen so groß ist.

Wenn Sie dieses Kapitel durchgearbeitet haben, können Sie

1. *angeben, auf welchen Gebieten aphasische, apraktische und/oder agnostische Bewohner die größten Schwierigkeiten haben;*
2. *einige Punkte nennen, auf die Sie beim Umgang mit aphasischen, apraktischen und/oder agnostischen Bewohnern achten müssen;*
3. *erläutern, wie Sie apraktischen Bewohnern bei alltäglichen Verrichtungen helfen können;*
4. *beschreiben, welche Kontaktmöglichkeiten die Aktivierung bietet.*

Es ist nicht immer klar, ob ein Bewohner aphasisch oder apraktisch ist. Zudem kommen Aphasie, Apraxie und Agnosie oft zusammen vor. Wir geben daher keine Empfehlungen für den Umgang mit den einzelnen Gruppen, sondern konzentrieren uns auf zwei Probleme, die bei diesen drei Störungen am häufigsten sind:

- *Kommunikationsstörungen (vor allem bei Aphasie und Agnosie)*
- *Schwierigkeiten bei den alltäglichen Verrichtungen (besonders bei Apraxie).*

15.1 Kommunikationsstörungen

15.1.1 Kommunikation

Kommunikation bedeutet die Übertragung von Informationen. Wir unterscheiden einen Sender, einen Empfänger und eine Botschaft (die Aktion und die Reaktion) sowie die Übertragungsmethode. Abbildung 15.1 zeigt diesen Zusammenhang schematisch.

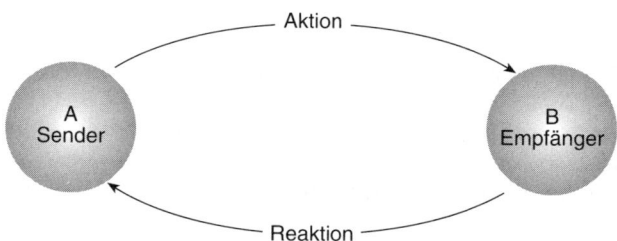

Abb. 15.1   Schematische Darstellung der Kommunikation

Die Aktion des A kann eine Begrüßung sein: „Hallo, B!" Die Reaktion des B könnte dann „'Tag, A!" lauten. Das ist einfach, und doch kann etwas dabei schiefgehen. Vielleicht gibt die Botschaft des Senders nicht das wieder, was er meint, oder der Sender ist unfähig, eine verständliche Botschaft zu formulieren, z. B. wegen starken Stotterns oder Aphasie. Es kann sein, daß der Empfänger die Botschaft nicht oder falsch versteht (Agnosie) oder daß er außerstande ist, angemessen zu reagieren.

Im allgemeinen sprechen wir von Kommunikationsstörungen, wenn Aktion und Reaktion nicht zueinander passen. Ein Beispiel:

A: „Schönes Wetter heute, was?"

B: „Der Gemüsehändler hat mir heute morgen zwei faule Tomaten verkauft. Er hat sie zwischen die anderen gesteckt."

In diesem Gespräch sendet A eine Botschaft, auf die er eine bestätigende Antwort erwartet, etwa: „Ja, es ist herrlich." B erfüllt diese Erwartung nicht. Was er sagt, können wir nicht als Antwort werten. Vielleicht versteht er, was A sagt, aber er will oder kann nicht reagieren, wie A es von ihm erwartet. Es kann auch sein, daß B die Botschaft nicht versteht und einfach „irgend etwas" sagt.

Eine Botschaft muß natürlich nicht gesprochen werden. Sie kann auch in einem Brief, einer Geste, einer Körperhaltung, einem Gesichtsausdruck oder im Ton der Stimme enthalten sein. Wenn Sie „Schönes Wetter, was?" in ironischem Ton sagen, bedeutet es das genaue Gegenteil, nämlich „Was für ein Sauwetter!"

Bei Kommunikationsstörungen müssen wir auf zwei Aspekte achten und eingehen:

- auf die direkte Kommunikation mit dem Bewohner, der in diesem Fall meist an Aphasie oder Agnosie leidet,
- und auf den emotionalen Aspekt.

15.1.2 Direkte Kommunikation

Die Vorschläge, die wir hier machen, sollen zum Verständnis einer gestörten Kommunikation beitragen. Sie sind teilweise den Empfehlungen der Niederländischen Aphasie-Stiftung entnommen und wurden, wenn nötig, an die Situation des Pflegeheims angepaßt. Einige Vorschläge gelten auch bei Agnosie.

- Sprechen Sie nicht mit anderen über einen Bewohner, wenn er anwesend ist. Selbst wenn er die Worte nicht versteht, kann er den Inhalt des Gesprächs aus dem Tonfall erschließen. Abgesehen davon ist es unangenehm, andere über sich sprechen zu hören und nicht mitreden zu können – der Bewohner fühlt sich dann ausgeschlossen.
- Sprechen Sie ruhig und deutlich, und schauen Sie den Bewohner dabei an. Versuchen Sie, dieselbe Augenhöhe einzuhalten; setzen Sie sich also, wenn der Bewohner sitzt, und stehen Sie, wenn er steht.
- Wenn der Bewohner Sie nicht versteht, schreiben Sie es auf. Weitere Möglichkeiten sind Gebärdensprache, Zeichnungen und das Deuten auf Gegenstände.
- Benutzen Sie kurze Sätze und Worte, damit der andere reagieren kann. Wiederholen Sie Sätze oder Worte, wenn nötig.
- Achten Sie auf die Körpersprache des Bewohners (Gebärden, Gesichtsausdruck und Haltung); sie liefert oft mehr Informationen als Worte.
- Sorgen Sie dafür, daß das Gespräch in einer ruhigen Umgebung stattfindet, wo Sie möglichst wenig abgelenkt werden.
- Seien sie nicht schulmeisterlich, und korrigieren Sie den Bewohner nicht, wenn sein Stil, sein Satzbau oder seine Wortwahl fehlerhaft sind. Ergänzen Sie seine Sätze nicht, wenn er langsam spricht oder lange nach Worten sucht.
- Stellen Sie klare Fragen, die der Bewohner mit „Ja" oder „Nein" beantworten kann. Fragen Sie nicht: „Möchten Sie Kaffee oder Tee?", sondern: „Möchten Sie Kaffee?", und warten Sie auf die Reaktion. Wenn nötig, fragen Sie weiter: „Möchten Sie Tee?", und warten wieder auf die Reaktion.

Ein gutes Hilfsmittel für die Kommunikation mit aphasischen Menschen ist *Het gespreksboek* (Das Gesprächsbuch) der Stichting Afasie Nederland (Niederländische Aphasie-Stiftung). Das Buch enthält Pläne, die Ihnen helfen, Gespräche systematisch zu führen, und Bilder, auf die ein aphasischer Bewohner statt einer verbalen Antwort zeigen kann. Das Buch ist erhältlich bei Afasie Vereniging Nederland, postbus 142, NL-1230 AC Loosdrecht, Telefon: 003135–21142 (9.00–13.00 Uhr).

15.1.3 Emotionale Aspekte

Es dürfte Ihnen nicht schwerfallen, sich vorzustellen, welche Emotionen es auslöst, wenn Sie nicht mehr deutlich machen können, was Sie wollen oder fühlen, oder wenn Sie andere nicht mehr verstehen. Das ist eine schreckliche Erfahrung, vor allem, wenn Sie wissen, was mit Ihnen geschieht. Manche Menschen reagieren mit Wut, andere mit Angst oder Aggression, und einige ziehen sich in sich selbst zurück. Darum müssen Betreuerinnen und Betreuer auch lernen, die emotionalen Reaktionen der an Kommunikationsstörungen leidenden Bewohner zu erkennen und zu verstehen.

Mitleid nützt dem aphasischen Bewohner nichts. *Mitgefühl* bedeutet hingegen Gleichwertigkeit, Wärme, Akzeptanz. Das ist nicht wenig, und jede Betreuerin bzw. jeder Betreuer wird bald merken, daß es sich hierbei um hochgesteckte Ziele handelt, die sich nicht immer verwirklichen lassen. Es ist jedoch nichts dagegen einzuwenden, wenn Sie sich gelegentlich anmerken lassen, daß auch Sie es nicht leicht haben, sofern Sie dabei nicht übertreiben. Mit den emotionalen Reaktionen der Angehörigen müssen Sie sich ebenfalls auseinandersetzen.

15.1.4 Logopädie

Logopäden bzw. Logopädinnen sind auf die Untersuchung, Diagnose und Behandlung von Sprechstörungen spezialisiert, also auch auf Aphasie. In vielen Pflegeheimen gehören sie zum multidisziplinären Team. Das Ergebnis einer logopädischen Behandlung kann allerdings nur bescheiden sein, denn wir haben es ja hier mit Krankheiten zu tun, die sich ständig verschlimmern.

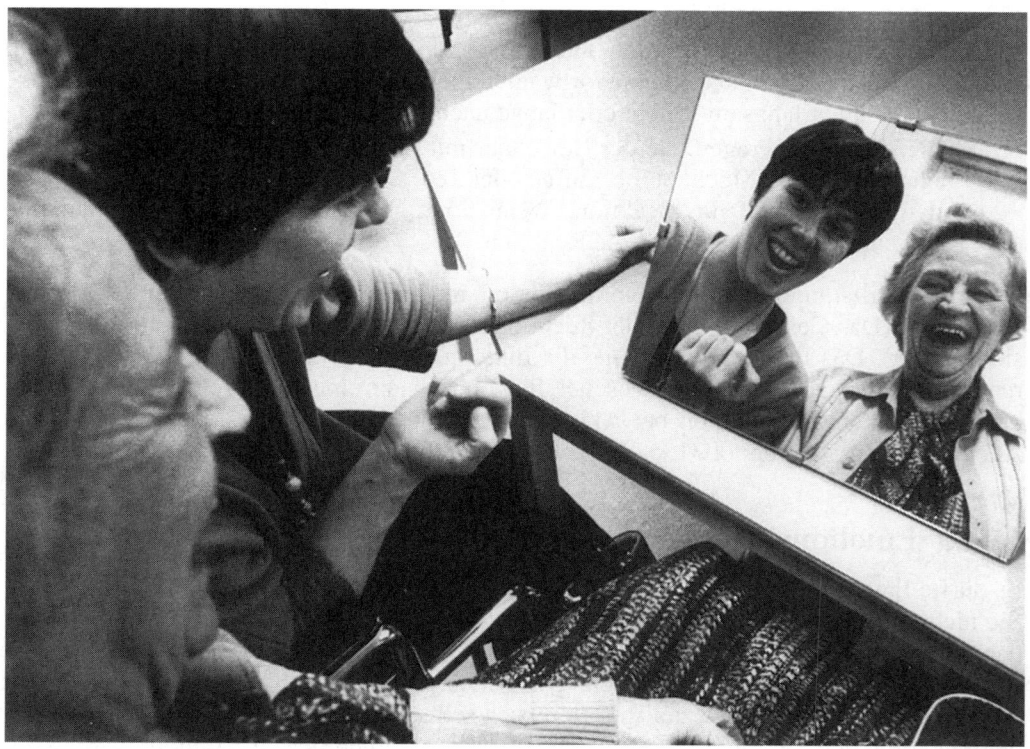

Abb. 15.2 Üben mit der Logopädin

15.2 Störungen bei Aktivitäten des täglichen Lebens (ADL)

Nicht alle Probleme bei den Aktivitäten des täglichen Lebens (ADL) haben mit Apraxie und/oder Agnosie zu tun. Sie können auch die Folge von Störungen des Bewegungsapparates sein. In vielen Pflegeheimen gibt es Ergotherapie oder ADL-Trainings . Manchmal stehen dafür ein besonderer Raum und ein speziell ausgebildetes Teammitglied – der Ergotherapeut – zur Verfügung. Einen großen Teil des Trainings der Selbstversorgungsfähigkeiten übernehmen jedoch die Betreuenden während der täglichen Arbeit[*].

15.2.1 Sinn und Unsinn des AV-Trainings

Was nützt das AV-Training den Bewohnern? Was dürfen wir davon erwarten, und nach welchem Ziel sollen wir streben? In der Gerontopsychiatrie werden wir es nur selten erleben, daß jemand entlassen wird und wieder ein selbständiges Leben führt. Und es ist fraglich, ob allen Bewohnern mit den Bemühungen um ihre Funktionen gedient ist. Im Kapitel 12 haben wir gesehen, daß wir von Bewohnern mit einer gewissen Krankheitseinsicht die stärkste Motivation erwarten dürfen. Mit anderen Bewohnern gibt es erheblich mehr Probleme.

Zudem darf das AV-Training kein Selbstzweck werden. Es ist ein Mittel, um manchen Bewohnern ein gewisses Maß an Selbständigkeit zu ermöglichen und bei den meisten anderen den weiteren Verlust der Selbständigkeit zu verzögern. Wenn wir dies aus den Augen verlieren, kann das AV-Training für den Bewohner zur Tortur werden, weil er immer wieder etwas tun muß, was ihm schwerfällt. Der Nachdruck muß auf den Fähigkeiten liegen, die dem Bewohner geblieben sind, und wir können nur hoffen, daß dies auf die übrigen Funktionen einen positiven Einfluß hat.

15.2.2 Strukturieren

Apraktischen Bewohnern fallen komplizierte Handlungen am schwersten. Waschen und Anziehen bestehen für sie aus vielen einzelnen Schritten, die sie nicht mehr in die richtige Reihenfolge bringen können und deren Zusammenhang sie nicht mehr verstehen.

Die Betreuerin bzw. der Betreuer kann ihnen helfen, indem sie bzw. er die Handlungen in übersichtliche Abschnitte zerlegt, das heißt *strukturiert*. Sagen Sie einem Bewohner beispielsweise beim Waschen, welche Reihenfolge er einhalten soll: erst den Kopf, dann die Arme usw. Legen Sie ihm alle Kleider in der richtigen Reihenfolge zurecht, ehe er mit dem Anziehen beginnt: zuerst die Unterhose, dann das Unterhemd, das Hemd, die Hose, die Socken, die Schuhe, die Krawatte und die Weste oder die Jacke.

---

[*] Der Begriff der ADLs unterscheidet sich von dem der ATL (Juchli 1994). ADLs (engl.: Activities of Daily Living) kennzeichnen Selbstversorgungsfähigkeiten wie das selbständige Ausführen der Körperpflege, selbständiges Essen, selbständiges Verrichten von Ausscheidungen und alle Bewegungen zum Zwecke der Selbstversorgung, wie Bett-Stuhl-Transfer, Aufstehen, Gehen, Treppensteigen. Im Pflegeversicherungsgesetz SGB XI § 14 wird das ADL-Konzept als „Alltägliche Verrichtungen" beschrieben (AV).

Name

AV-Betreuung

Datum

AV	trinken
ESSEN	Brot
	warm
	Fleisch schn.
WASCHEN ANZIEHEN	oben
	oben an
	oben aus
TOILETTE	hin
	zurück
	Papier
WASCHEN ANZIEHEN	unten
	unten an
	unten aus
PERSÖNL. HYGIENE	Gebiß
	Haare machen
	Haare lösen
	rasieren
	Makeup
BADEN	baden
BETT	sitzen
	rein
	raus
FORT-BEWEG.	geht hinein
	geht hinaus
	auf d. Rollst.
	aus d. Rollst.
KONTIN.	Tag
	Nacht
	Hilfsmittel

Klingel am Bett
Licht
Dekubitus
Kodierung: AV
Pflege/Beweglichkeit
Kontinenz
Dekubitus

Abb. 15.3 AV-Liste eines Bewohners

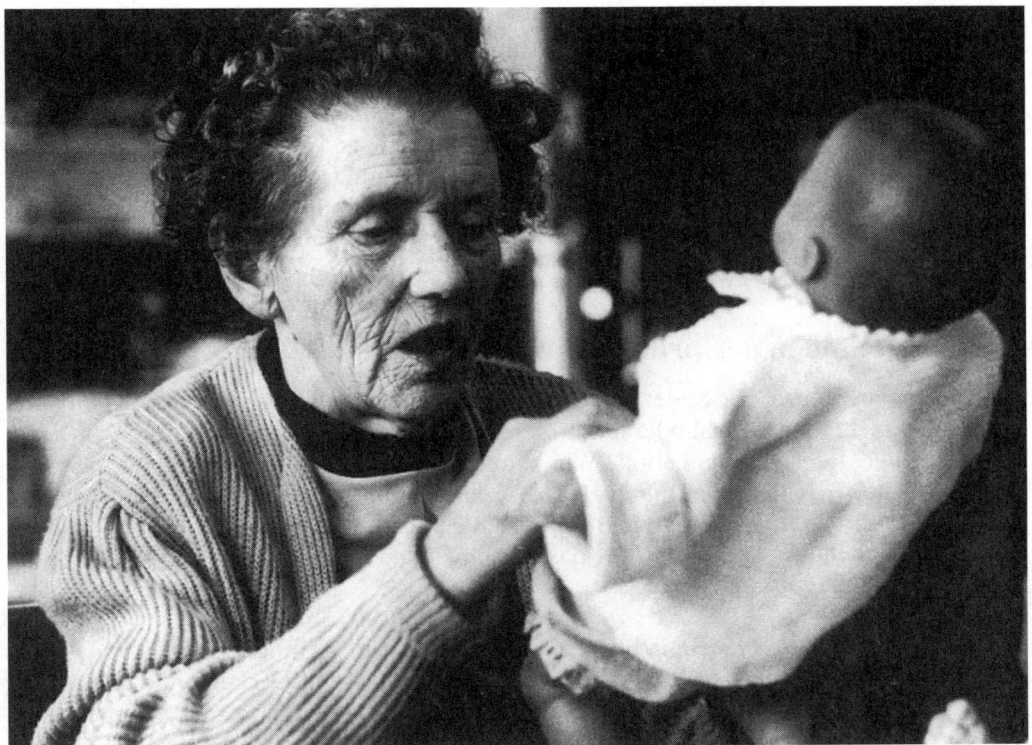

Abb. 15.4 Liebkosen und Pflegen einer Puppe

Die Handlungs- oder Auftragsabschnitte sollten so klein und kurz wie möglich sein. Bieten Sie den nächsten Abschnitt erst an, wenn der Bewohner mit dem vorangehenden fertig ist. Wenn Sie alle Abschnitte gleichzeitig oder rasch hintereinander anbieten, provozieren Sie Schwierigkeiten. Seien Sie geduldig und diszipliniert. Sie geraten leicht in Versuchung, dem Bewohner „Arbeit abzunehmen", weil das schneller geht, Sie helfen ihm jedoch am besten, wenn Sie ihm beibringen, sich selbst zu helfen.

Ein genauer Bericht ist notwendig, um eine gute Übersicht über die verbliebenen Möglichkeiten des Bewohners und alle Veränderungen zu behalten. Manche Pflegeheime verwenden dafür spezielle Formulare.

15.3 Aktivierung von schwer Behinderten

Eine neue Therapie, die sowohl in der Kommunikation als auch beim Aktivieren Möglichkeiten eröffnet, ist das *Snoezelen*. Es ist in der niederländischen Pflege geistig Schwerstbehinderter entstanden und wurde von Gert Bloemendal in den Pflegeheimen eingeführt.

Snoezelen ist *die primäre Aktivierung von Schwerbehinderten durch sinnliches Wahrnehmen und Erleben.* Letzteres bedeutet, daß man Gehör, Gesicht, Tastsinn, Geruchs- und Geschmackssinn nutzt. Schwer demente Bewohner sind mit den üblichen Therapien oft nicht mehr zu erreichen, weil diese das Gedächtnis und das Denken ansprechen. Daher muß der Beschäftigungstherapeut bei schwer Dementen einen Schritt zurückgehen und das Ziel etwas niedriger stecken. Darum sprechen wir von „primärer" Aktivierung. Es geht hier beispielsweise nicht um den Erhalt der Selbständigkeit, sondern darum, auf einer Ebene, welche die Krankheit des Bewohners noch zuläßt, Kontakt herzustellen.

15.3.1 Methoden der primären Aktivierung

Die elementare Form des Snoezelen ist der *körperliche Kontakt.* Bei Bewohnern, mit denen man nicht mehr verbal oder durch Gebärden reden kann, ist das Berühren eines der letzten Mittel der Kommunikation. Wir können einem Bewohner die Hand, den Arm oder die Schulter halten, ihm durchs Haar streichen, ihm die Wange streicheln oder ihn auf den Schoß nehmen. Wenn der Bewohner dies als angenehm empfindet, zeigt er es durch ein Lächeln, Entspannung oder das Verschwinden des leeren, starren Blicks seiner Augen. Lesen Sie dazu auch Kap. 2.

- Schwer demente Frauen liebkosen und „versorgen" sichtlich gerne *Puppen* und *Stofftiere.* Sie mögen auch Zubehör wie ein Puppenbett mit Decken und Laken.
- *Kleine Haustiere* wie Hamster, Kaninchen und Katzen eignen sich ebenfalls zum Liebkosen und Versorgen.
- Die Aktivitäten können in einem besonderen Raum mit buntem und gedämpftem Licht und verschiedenen Arten von Musik (abwechselnd hart und sanft) stattfinden. Außerdem kann man Dias verwenden.
- Vielen schwer Behinderten macht es großen Spaß, mit weichem Material wie Ton, Wasser und Sand, Teig und Pappmaché zu spielen.
- Sie können ihnen auch Stoffe geben, die sich unterschiedlich anfühlen, oder daraus Bälle in verschiedenen Farben und Größen machen.
- Fläschchen und Töpfchen mit stark riechendem Inhalt üben große Anziehungskraft aus: Weihrauch, Seife, Duftwasser, aber zum Beispiel auch Erdnußbutter und Essig.

15.3.2 Widerstände

„Was für ein kindisches Getue!" werden viele denken. Müssen wir die Bewohner nicht als vollwertige Menschen behandeln? Wir dürfen jedoch nicht vergessen, daß die Bewohner einer Abteilung für Pflegebedürftige ihre eigenen Möglichkeiten und Interessen haben. Wenn wir dies akzeptieren und ihnen etwas anbieten, was ihrem Niveau entspricht, behandeln wir sie gewiß nicht wie Kinder.

In unserer Gesellschaft ist das Körperliche mit manchen Tabus behaftet. Wir berühren einander nur selten, und wer es tut, wird schnell sexueller Hintergedanken verdächtigt. Auch eine Betreuerin bzw. ein Betreuer muß die eigenen Widerstände und Grenzen berücksichtigen, darum sollte die primäre Aktivierung jemand leiten, der damit wenig Schwierigkeiten hat. Es ist sinnlos, sich zu zwingen.

Sowohl die Angehörigen als auch das Personal empfinden bestimmte Aktivitäten als schockierend. Kann man es zulassen, daß eine Frau eine Puppe liebkost, die sie für ein Kind hält? Das ist eine schwierige Frage, aber diese Liebkosungen sind der Frau vielleicht ein tiefes Bedürfnis. Der Schock wird meist durch die Konfrontation mit den schlimmen Folgen der Krankheit ausgelöst: Ist es wirklich so weit gekommen mit meiner Mutter? Solche Gefühle dürfen wir nicht einfach mißachten. Aber wir können die Realität auch nicht dadurch verändern, daß wir den Kopf in den Sand stecken.

Snoezelen bedeutet für den dementen, isolierten Bewohner einen Höhepunkt. Wenn er zu häufig Gelegenheit zum Snoezelen hat, besteht die Gefahr, daß er sich daran gewöhnt und die Freude verflacht. Vorläufig erscheinen uns ein paar Stunden Snoezelen in der Woche als ausreichend, um so mehr, als es sich um ein arbeitsintensives Unterfangen handelt.

15.3.3 Keine primäre Aktivierung?

Nicht alle Pflegeheime in den Niederlanden wenden das Snoezelen so an, wie wir es beschrieben haben. Niemand hindert jedoch Betreuende in solchen Pflegeheimen daran, Teile der primären Aktivierung nach eigener Einsicht zu benutzen. Einerlei, ob man es Snoezelen nennt oder nicht – Berühren ist ein gutes Kommunikationsmittel im Umgang mit schwer dementen, pflegebedürftigen Senioren. Und gerade diese Menschen haben diesen Kontakt bitter nötig, weil unsere Phantasie bei ihnen meist nicht weiter reicht, als sie „trockenzulegen".

Weiterführende Literatur

Bücher

Blauw-van Mourik, M., und M. Koning-Haanstra: *Afasie; een multidisciplinaire benadering.* Stichting Afasie Nederland, Loosdrecht 1988
Bloemendal, G.: *Demente bejaarden.* Intro, Nijkerk 1983
Dharmaperwira-Prins, R. et al.: *Afasie, een wegwijzer.* Stichting Afasie Nederland, Loosdrecht 1990
Fast, J.: *De taal van het lichaam.* Wetenschappelijke Uitgeverij, Amsterdam 1980
Fauconnier, G.: *Algemene communicatietheorie.* Spectrum, Utrecht 1981
Holst, H. C. et al.: *Haldleiding voor reactivering.* Lemma, Utrecht 1989.
Horst, A. P. J. M. van den et al.: *Afasie van beinnenuit bekeken.* Boom, Meppel 1988
Keukens, R., und H. van Pernis: *Communicatie.* In: R. van der Peet: *Verpleegkunde I. De lichamelijkheid van de mens.* De Tijdstroom, Lochem 1990
Oomkes, F. R.: *Communicatieleer.* Boom, Meppel 1986
Roza, R.: *De afasiepatiënt. De mens achter onze zorgen.* Stafleu, Alphen a/d Rijn 1979
Watzlawick, P.: *De pragmatische aspecten van de menselijke communicatie.* Van Loghum Slaterus, Deventer 1974
Welman, A. J.: *Hoofdstukken uit de klinische neuropsychologie.* Bohn, Scheltema & Holkema, Utrecht 1979

Zeitschriften und Diverses

Abraham, I., D. E. Smullen und A. A. Thompson-Heisterman: Beordelen van functioneren van psychogeriatrische patiënten. *Verpleegkundig Perspectief* 9/6/52–68, 1993

Bloemendal, G.: Snoezelen met dieper gestoorde demente bejaarden. *Maandblad Aktiviteitensektor* I: 4/133–138; II: 4/150–152, 1983

Bloemendal, G.: Snoezelen met demente bejaarden. *BKZ* I: 20/98–103; II: 20/134–139, 1987

Ende-Coesel, A. van den et al.: Achtergronden en behandeling van afasie. *MGv* 39/383–397, 1984

Geelen, G.: Inkleden van aankleden. I: *TvV* 26/1/23–26, 1994; II: *TvV* 26/2/60–65, 1994

Informatiemap afasie. Wetenschapslijn, Utrecht 1991

Kooij, C. van der: Snoezelen als validerende vaardigheid. *TvV* 25/12/380–384, 1992

Mason, A., und J. Pratt: Aanraken, middel tot communicatie. *MGZ* 8/14–18, 1980

Osborn, C. L., und M. J. Marshall: Verrichtingen van verpleghuisbewoners bij zelfstandig eten. *Verpleegkundig Perspectief* 9/6/41–51, 1993

Plaut, K.: Dagbehandeling voor afasiepatiënten. *TvZ* 36/7/199–201, 1983

Tanis, E., und J. van Oorsouw: Ik wist niet dat ik het (nog) in me had. Cognitieve spelletjes voor dementerende ouderen. *TvV* 22/176–179, 1989

Verdult, R.: Empathische communicatie met dementerende ouderen *TvZ* 101/8/266–269, 1991

Vink, W.: ADL-training voor verpleegkundigen. *TvZ* 37/7/200–203, 1984

Vries, L. A. de: *Richtlijnen voor de communicatie met mensen met afasie.* Afasie Vereniging Nederland, Loosdrecht 1990

16 Umgang mit depressiven Bewohnern

Verantwortung und Ziele

Es ist schwer, sich von der Niedergeschlagenheit eines Bewohners nicht anstecken zu lassen. Andererseits ist es auch nicht leicht, als Bewohner eines gerontopsychiatrischen Pflegeheims bei guter Stimmung zu bleiben. Welche Rolle spielt die Umgebung des Pflegeheims beim Entstehen von Depressionen, und was können Sie als Betreuerin bzw. Betreuer noch tun, wenn ein Bewohner im Leben keinen Sinn mehr sieht? Auf diese Fragen geht dieses Kapitel ein.
Wenn Sie dieses Kapitel durchgearbeitet haben, können Sie

1. *die wichtigsten Symptome einer Depression nennen und erkennen;*
2. *erläutern, inwiefern das Alter sowie die Aufnahme und der Aufenthalt in einem Pflegeheim zu einer depressiven Stimmung des Bewohners beitragen;*
3. *die Therapie und die Richtlinien für den Umgang mit depressiven Bewohnern beschreiben.*

16.1 Depression

Es ist einer jener Tage, an denen Ihnen nichts glückt. Sie sehen die Zukunft düster. Sie glauben, nichts zu können und nichts zu sein. Sie haben an nichts Interesse. In dieser Situation fällt oft das Wort „depressiv". In Wahrheit ist der Begriff viel zu stark, weil diese Bedrücktheit und Mutlosigkeit bald vorübergeht und Teil der normalen Stimmungsschwankungen ist. Insofern ist „depressiv" eines der am häufigsten mißbrauchten Worte. Eine Depression ist nämlich etwas ganz anderes.

Unter einer Depression verstehen wir *einen Zustand langwieriger, sehr schwerer und krankhafter Gefühlsverflachung.* Einige Wochen sind in diesem Zusammenhang nicht

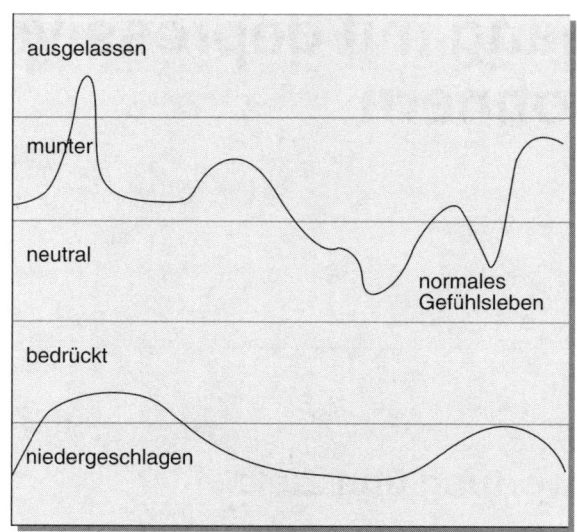

Abb. 16.1   Schematische Darstellung des normalen Gefühlslebens und der Depression

„langwierig". Es geht um Perioden, die Monate und Jahre dauern, und es kommt vor, daß ein Mensch nie von seiner Depression geheilt wird. Eine Depression beherrscht das ganze Leben des Kranken. Sowohl das Denken und Handeln als auch das Verhältnis zu Angehörigen, Freunden und Kolleginnen und Kollegen wird tiefgreifend beeinflußt. Für die Familie kann das Leben mit einem Depressiven zur Qual werden. Eine nicht behandelte Depression kann fatale Folgen haben, zu denen auch Selbstmord gehört.

Bei emotional gesunden Menschen folgen die Gefühle einem Rhythmus mit Höhen und Tiefen. Manchmal sind wir optimistisch, ein anderes Mal fühlen wir uns bedrückt. Sofern diese Stimmungsschwankungen nicht zu häufig und nicht zu stark sind, gelten sie als normal. Bei schnellen und starken Schwankungen sprechen wir von Affektlabilität (s. Kap. 10.4). Als Depression bezeichnen wir eine krankhafte *Verflachung* der Gefühle, weil in der Stimmung praktisch keine Schwankungen erkennbar sind. Wer depressiv ist, sitzt tief in der Tinte und bleibt darin sitzen. Wenn es gewisse Schwankungen gibt, dann betreffen sie allenfalls die Stärke der Bedrücktheit (Abb. 16.1).

16.1.1 Symptome

Im Gefühlsleben herrschen Niedergeschlagenheit, Mutlosigkeit, mangelnde Entschlußkraft und Schuldgefühle, manchmal auch Angst vor.

Das Denken und die Bewegungen sind gehemmt und verlangsamt. Bestimmte Gedanken lassen den Kranken nicht mehr los – sie „drehen sich im Kreis". Schwere Formen sind Wahnvorstellungen, bei denen es um Schuld, Sünde oder Armut geht. Auffallend sind Apathie und fehlende Initiative. Der Stoffwechsel verlangsamt sich ebenfalls, was zu Verstopfung führt. Mitunter ist ein Patient schweigsam und bewegt sich überhaupt nicht mehr. Unruhe kann jedoch ebenfalls vorhanden sein, besonders wenn Angst die zugrunde liegende Emotion ist.

Weitere körperliche Symptome sind:

- Schlafstörungen, z. B. frühes Aufwachen,
- Müdigkeit,
- Kopf- und Rückenschmerzen,
- Herzklopfen und
- schlechter Appetit.

Natürlich leidet nicht jeder Depressive an allen diesen Symptomen.

16.1.2 Depression im Alter

Depressionen älterer Menschen werden oft vernachlässigt. Leider glauben viele Betreuerinnen und Betreuer, daß gewisse depressive Symptome im Alter normal sind. Das verbreitete Bild vom alten, inaktiven Menschen mit zahlreichen körperlichen Beschwerden ist zum großen Teil irreführend. Dennoch teilen viele Ältere diese Meinung und gehen daher nicht zum Arzt. Wenn sie es schließlich doch tun, kann es durchaus sein, daß der Hausarzt die Situation falsch beurteilt.

Oft wird bei depressiven Älteren auch die falsche Diagnose „Demenz" gestellt. Depressive Zustände sind dem Demenzsyndrom manchmal sehr ähnlich. Die Folge ist, daß die Depression unbehandelt bleibt und sich verschlimmert. In Pflegeheimen sind wir immer wieder damit konfrontiert. Das unterstreicht, wie wichtig eine ausführliche Anamnese und Fremdanamnese sowie eingehendes Beobachten sind.

Übrigens gibt es zwischen einer Depression und einem Demenzsyndrom erhebliche Unterschiede. Ein Depressiver ist nicht desorientiert, und bei Dementen fehlen die Schuldgefühle, die so typisch für die Depression sind. Mit einem dementen Bewohner gehen wir als Betreuende anders um als mit einem depressiven. In der Praxis begegnen wir allerdings auch vielen Bewohnern, die an beiden Krankheiten leiden.

16.2 Ursachen der Depression

Im wesentlichen gibt es zwei Gruppen von Ursachen für die Depression, nämlich endogene und exogene Ursachen.

16.2.1 Endogene Ursachen

Von einer endogenen Depression sprechen wir, wenn die Ursachen im Körper zu finden sind. Dies ist beispielsweise bei erblicher Belastung der Fall. Wenn mehrere Mitglieder einer Familie an Depression leiden, sollten wir an Erbfaktoren denken, denn bei diesen Menschen ist die Gefahr, an Depression zu erkranken, aufgrund ihrer Persönlichkeitsstruktur erhöht. Man könnte auch sagen, daß sie nur sehr gering belastbar sind.

Im Pflegeheim begegnen wir nur selten Bewohnern mit einer endogenen Depression. Solche Menschen sind meist schon in jüngeren Jahren erkrankt und werden beispielsweise in einer psychiatrischen Institution gepflegt.

16.2.2 Exogene Ursachen

Zu dieser Gruppe von Depressiven gehören jene Menschen, die unter einer großen Last zusammengebrochen sind. Es geht um äußere Ursachen, etwa um Ereignisse, die das Leben verändern, schwere Schicksalsschläge und Enttäuschungen, den Verlust des Lebenspartners und sogar um Arzneimittelmißbrauch. Dies sind zahlreiche und sehr allgemeine Ursachen.

Vor allem im höheren Alter werden viele Menschen mit tiefgreifenden Veränderungen konfrontiert. Die Zahl der Depressiven und der Selbstmörder steigt mit zunehmendem Alter. Man schätzt, daß 5–10 % der Älteren depressiv sind. Die höchste Selbstmordrate finden wir bei den 60–70jährigen und noch älteren, wobei Männer stärker gefährdet sind. Zu den Ereignissen, die eine Depression auslösen können, gehören sicher auch die Aufnahme und der Aufenthalt in einem Pflegeheim.

16.2.3 Depression bei Aufnahme oder gleich danach

Die Aufnahme in ein Pflegeheim bringt enorme Umstellungen mit sich. Zu Hause hatte der Bewohner viel Privatsphäre, im Pflegeheim ist dafür wenig oder kein Raum. Zu Hause war er selbständig, nun muß er sich an Abhängigkeit in großem Umfang gewöhnen.

Eine Rolle spielt auch das Bild des Pflegeheims in der Öffentlichkeit. Das Heim gilt als „Endstation", und wer hineinkommt, braucht sich über die Zukunft keine Illusionen mehr zu machen. Richtig daran ist, daß die meisten Bewohner keine Aussicht haben, nach Hause entlassen zu werden. In den meisten Fällen bedeutet die Aufnahme daher den endgültigen Abschied von der vertrauten Umgebung. Der Lebenspartner bleibt zu Hause, und der Kontakt mit der Familie verändert sich grundlegend.

Natürlich reagiert in dieser Situation jeder Bewohner auf seine Weise. Der eine fügt sich leichter in sein Schicksal als der andere. Weitere wichtige Faktoren sind die Schwere der Störungen, die zur Aufnahme geführt haben, und die Einsicht in die Krankheit. Manche Bewohner reagieren auf derart einschneidende Veränderungen mit einer Depression.

16.2.4 Depression während des Aufenthaltes im Pflegeheim

Manche unangenehmen Veränderungen machen sich erst im Laufe der Zeit bemerkbar, z. B. der Mangel an Privatsphäre, die Abhängigkeit und die Trennung von der Familie. Anfangs glaubt der Bewohner noch, es werde schon irgendwie gehen, aber mit der Zeit leidet er unter den neuen Verhältnissen, und vielleicht empfindet er sein Leben im Pflegeheim als sinnlos und aussichtslos. Vor allem die große Abhängigkeit versetzt dem Selbstwertgefühl einen Stoß. Die Isoliertheit und die Eintönigkeit des Lebens im Heim können ebenfalls zur Entstehung einer Depression beitragen.

Ein weiterer sehr wichtiger Faktor ist der Gebrauch von Medikamenten. Viele Bewohner bekommen Arzneien, die als Nebenwirkung schwere Niedergeschlagenheit auslösen können. Das gilt besonders für jene Medikamente, die das Herz anregen und stärken, z. B. Digoxin, das in der Gerontopsychiatrie häufig verordnet wird. Andere Medikamente mit derartigen Nebenwirkungen sind bestimmte blutdrucksenkende Präparate sowie Beruhigungs-, Schlaf- und Schmerzmittel.

Wir lehnen Medikamente nicht ab. Aber ihre Vor- und Nachteile müssen jedesmal neu abgewogen werden. Außerdem müssen die Betreuenden sorgfältig beobachten, ob das Verhalten eines Bewohners sich nach der Einnahme solcher Medikamente verändert. Der Arzt ist hier von den Betreuenden abhängig, die den ganzen Tag mit den Bewohnern verbringen, während er sie nur kurze Zeit sieht.

Im Pflegeheim begegnen wir also vor allem Bewohnern mit exogener Depression. Die Ursachen hängen meist unmittelbar mit dem Alter, den Beschwerden, die zur Aufnahme geführt haben, und mit dem Aufenthalt im Pflegeheim zusammen.

16.3   Der Umgang mit den Bewohnern und die Behandlung

Für den Umgang mit depressiven Bewohnern gelten die gleichen Grundregeln wie bei anderen Bewohnern. Wichtig sind vor allem gutes Beobachten, Kenntnis der Vorgeschichte, gute Zusammenarbeit zwischen den Betreuenden und ein guter Kontakt zur Familie des Bewohners. Das ist jedoch nicht alles.

16.3.1 Haltung und Umgang

Der Umgang mit einem chronisch depressiven Bewohner kann für Betreuerinnen und Betreuer entmutigend sein. Wenn sein Zustand sich nicht bessert, ist viel Geduld notwendig, um weiter zu tun, was getan werden muß. Nehmen Sie die Probleme des Bewohners weiter erst. Wenn der Bewohner den Eindruck hat, daß der Betreuer alles „halb so schlimm" findet, ist das Vertrauensverhältnis gestört. Gehen Sie also weiter auf den Bewohner ein, auch wenn Sie immer wieder die gleichen Gespräche mit ihm führen müssen. Das ist wichtig, damit der Kontakt mit dem Bewohner erhalten bleibt. Wichtige Elemente sind auch sinnvolle Beschäftigungen, Gesellschaft, Entspannung und Zuwendung. Halten Sie sich an die nachfolgend beschriebenen Richtlinien.

- *Akzeptieren Sie den Bewohner* samt seiner depressiven Stimmung und (vielleicht) seiner negativen Einstellung. Depressive rufen bei anderen oft zwiespältige Gefühle hervor: einerseits Mitleid, andererseits Ablehnung und Zorn. Solche Reaktionen sind normal und daher kein Grund für Schuldgefühle. sie sollten jedoch nicht Ihr Verhalten beeinflussen.
- *Bremsen Sie Ihren Tatendrang.* Geben Sie dem Bewohner keine gutgemeinten Ratschläge, drängen Sie ihn nicht, seine Gefühle zu äußern, und versuchen Sie nicht, die Ursache seiner Niedergeschlagenheit aufzuspüren. Davon hat der Bewohner nichts. Wenn Sie etwas für ihn tun wollen, dann zeigen Sie Mitgefühl: „Sie fühlen sich nicht gut, stimmt's?"

• *Geben Sie dem Bewohner Zuwendung.* Sie brauchen nichts Besonderes zu tun, wenn Sie nur Zeit für ihn haben. Ihre Nähe genügt völlig. Eine Berührung oder schweigendes Beieinandersitzen können dem Depressiven Halt und Trost geben. Sagen Sie ihm, daß Sie ihn vermißt haben, wenn Sie nach Ihren freien Tagen wieder zum Dienst erscheinen. Oder machen Sie einer deprimierten Bewohnerin Komplimente, z. B. zu einer hübschen Frisur oder einem neuen Kleid.

• *Ermuntern Sie den Bewohner immer wieder, an Aktivitäten in der Gruppe teilzunehmen.* Wer depressiv ist, hat wenig Lust, etwas zu unternehmen. Selbst wenn Sie jeden Tag einen Korb bekommen, sollten Sie es freundlich und unaufdringlich weiter versuchen. Das ist ebenfalls eine Form der Zuwendung, und Sie verhindern dadurch, daß der Bewohner den Eindruck gewinnt, man habe ihn als hoffnungslosen Fall abgeschrieben. Wenn er doch einmal an einer Aktivität teilnimmt, hat das bestimmt einen guten Einfluß auf seine Stimmung.

• *Seien Sie vorsichtig mit Ablenkungsversuchen.* Den Bewohner abzulenken hat nur dann Sinn, wenn Sie genau wissen, daß er keine Einsicht in seine Krankheit mehr hat. Das gilt vor allem für Bewohner mit Alzheimer-Krankheit. Ein Bewohner mit Multiinfarktdemenz begreift dagegen viel länger, daß er krank ist. Wenn Sie ihn ablenken wollen, fühlt er sich im Stich gelassen – es sei denn, Sie haben ihm zuerst auf andere Weise Zuwendung gegeben.

16.3.2 Behandlung

Die Behandlung der Depression ruht auf zwei Pfeilern. Der eine ist die Verabreichung von Antidepressiva. Dies ist eine symptomatische Therapie, weil diese Medikamente nur Symptome lindern, nicht aber die Ursache beseitigen. Letzteres wäre auch äußerst schwierig, weil diese Ursachen bei gerontopsychiatrischen Bewohnern meist nicht mehr zu beseitigen sind, z. B. die Krankheit, die zur Aufnahme führte, die Aufnahme selbst und der Aufenthalt im Pflegeheim. Antidepressiva machen den Bewohner ansprechbarer. Tryptizol, Prozac und Pertofran sind Beispiele für geeignete und häufig verordnete Antidepressiva für ältere Depressive. Tryptizol bekommen vor allem Bewohner, die nicht nur depressiv, sondern auch unruhig sind.

Der zweite Pfeiler der Behandlung ist die individuelle, mitunter auch gruppenweise Gesprächstherapie. Auch ein Gespräch kann natürlich nicht die Ursachen einer Depression beseitigen, man kann damit jedoch die Einstellung eines Bewohners zu seiner Krankheit beeinflussen. Er kann beispielsweise akzeptieren lernen. Die Gesprächstherapie bei Bewohnern gerontopsychiatrischer Institutionen ist ein schwieriges Unterfangen. Wenn wir die Stimmung eines Depressiven günstig beeinflussen wollen, bietet das Pflegeheim als Ganzes mehr Möglichkeiten. Lesen Sie dazu auch das Kapitel 2 über die Betreuung und das Kapitel 6 über das soziotherapeutische Klima.

Erwarten Sie bei depressiven Bewohnern keine schnellen Ergebnisse. Andere Disziplinen, z. B. die Beschäftigungstherapie und die Physiotherapie, können zu einer Besserung des Zustandes beitragen. Es kommt jedoch auch vor, daß alle Bemühungen erfolglos bleiben. Dann wird die Arbeit der Betreuerin bzw. des Betreuers noch schwerer.

16.3.3 Selbstmord

Auf die reale Gefahr eines Selbstmordes haben wir bereits hingewiesen. Ein Bewohner kann so tief in seine Depression versunken sein, daß er keinen anderen Ausweg mehr sieht. Wenn er auf die eine oder andere Weise deutlich macht, daß er lieber tot wäre, müssen die Betreuenden besonders gut auf ihn achten und sich gegenseitig immer daran erinnern.

Die Gefahr eines Selbstmordes ist am größten, wenn das Antidepressivum zu wirken beginnt. Das hört sich paradox an, ist jedoch einfach zu erklären. Diese Medikamente lindern nämlich zuerst die Hemmung des Handelns – aber in diesem Augenblick ist die Stimmung noch schlecht. Mit anderen Worten: Der Bewohner fühlt sich noch sehr niedergeschlagen, ist jedoch schon etwas aktiver und schreitet daher eher zur Tat, z. B. zum Selbstmord.

Weiterführende Literatur

Bücher

Albersnagel, F. A. et al. (Hrsg.): *Depressie.* Bohn Stafleu Van Loghum, Houten 1989

Derksen, J.: *Over verlies en verlangen.* Bohn Stafleu Van Loghum, Houten 1990

Eisenbach, M.: *Psychologie in het werk met oudere mensen.* Bohn Stafleu Van Loghum, Houten 1981

Klip, E., und M. van Son: *Ik zie elk dood vogeltje.* Boom, Meppel 1987

Kuiper, P. C.: *Hoofdsom der psychiatrie.* Bijleveld, Utrecht 1987

Kuiper, P. C.: *Ver heen.* SDU Uitgeverij, Den Haag 1988

Lehr, U.: *Psychologie van de ouderdom.* Bohn Stafleu Van Loghum, Houten 1980

Leo, D., und R. F. W. Diekstra: *Depression and Suicide in Late Life.* Hogrefe & Huber, Toronto 1990

Munnichs, J., und G. Uildriks (Hrsg.): *Psychogerontologie.* Bohn Stafleu Van Loghum, Houten 1990

Nolen, W. A.: *Depressie en manie.* Lundbeck, Amsterdam 1993

Reedijk, J. S.: *Psychiatrie.* Lemma, Utrecht 1992

Reedijk, J. S.: *Psychogeriatrie.* Lemma, Utrecht 1991

Reedijk, J. S.: *Psychische Problemen. Wardoor ontstaan ze?* Lemma, Utrecht 1992

Schouten, J. (Hrsg.): *Gerontologische problemen.* Samson, Alphen aan den Rijn 1980

Schroots, J. J. F. et al. (Hrsg.): *Gezond zjn ist ouder worden.* Van Gorcum, Assen 1989

Townsend, M. C.: *Verpleegkundige diagnostiek in de psychiatrie.* Lemma, Utrecht 1990

Vandereycken, W., C. A. L. Hoogduin und P. M. Emmelkamp: *Handboek psychopathologie. Teil I.* Bohn Stafleu Van Loghum, Houten 1990

Whitehead, J. M.: *Psychiatrische aspecten van de ouderdom.* De Tijdstroom, Lochem 1978

Zeitschriften

Bowles, L.: Suïcide van ouderen: logisch? *Verpleegkundig Perspectief* 10/2/66–71, 1994Buijssen, H.: Depressiviteit bij dementie. *TvV* 26/12/379–381, 1993

Carboni, J. T.: Thuisloosheid onder oudere verpleeghuisbewoners. *Verpleegkundig Perspectief* 7/3/62–73, 1991

Cosyns, H.: Een standaardverpleegplan voor een cliënt met een depressie. *Psychiatrie en Verpleging* 61/20–29, 1985

Gill, K.: Omgaan met verdriet. *TvZ* 37/23/722–725, 1984

Godderis, J.: Depressie en de ouder wordende mens. *Tijdschrift voor Psychiatrie* 25/5/303–332, 1983

Helvoirt, J. van: De vitale depressie (klinischer Unterricht). *TvV* 21/320–324, 1988

Hoes, M. A. J. M.: Gemaskeerde depressie. *Recept* Nr. 8, 1983

Kerkhof, A., M. Oomes, und S. Ormskerk: Het zou beter zijn wanneer ik er niet meer was. Suïcides van ouderen. *TvV* 27/2/34–38, 1994

Loomans, J.: Verbeten tranen. Wat doen we ermee? Omgaan met depressieve bejaarden. *BKZ* 16/333–335, 1983

Manderino, M. A., und V. M. Bzdek: Het activeren van depressieve cliënten. *Verpleegkundig Perspectief* 3/217–224, 1987

Oei, T. I.: Enkele ontwikkelingen omtrent de depressie. *TvZ* 36/4/105–109, 1983

Oei, T. I.: Enige moderne biologisch-psychiatrische aspecten van depressies. *TvZ* I: 36/5/134–139; II: 36/6/175–179, 1983

Oei, T. I.: Depressie in sociaal-psychologisch perspectief. *TvZ* 36/7/207–213, 1983

Oei, T. I.: Psychotherapie en depressie. *TvZ* 36/23/724–727, 1983

17 Umgang mit aggressiven Bewohnern

Verantwortung und Ziele

Als Betreuerin oder Betreuer sind Sie täglich mit emotionalen Überreaktionen und anderen Äußerungen von Bewohnern konfrontiert, auch mit Aggression. Aggression kann für die Atmosphäre in der Abteilung schwere Folgen haben. Wenn sie in Gewalt ausartet, bedroht sie zudem die Sicherheit des Bewohners, seiner Mitbewohner und des Personals. Eine falsche Reaktion kann eine explosive Stimmung verschlechtern. Darum ist es wichtig, daß Sie auf Aggression vorbereitet sind und wissen, was Sie zu tun haben.
Wenn Sie dieses Kapitel durchgearbeitet haben, können Sie

1. *den Unterschied zwischen den beiden wichtigsten Auffassungen von Aggression erläutern;*
2. *verschiedene Formen und Äußerungen der Aggression benennen;*
3. *angeben, welche Anzeichen bei einem Bewohner auf zunehmende Angst und somit auf eine mögliche Aggression hindeuten;*
4. *angeben, welche Anzeichen auf einen drohenden Ausbruch von Aggression hindeuten;*
5. *einige Maßnahmen nennen, mit denen Sie einer Aggression vorbeugen oder sie begrenzen können.*

17.1 Auffassungen von Aggression

Es gibt sehr viele verschiedene Ansichten darüber, wo Aggression herkommt und was sie eigentlich ist. Wir wollen hier nur auf zwei dieser Auffassungen kurz eingehen. Für die Praxis ist es schließlich wichtiger zu wissen, wie sich die Aggression bei Bewohnern äußert und was man in einem solchen Fall tun kann. Über die Ursachen der Aggression besteht so wenig Einigkeit, daß es unmöglich ist, eine bestimmte Ansicht als die wahrscheinlichste, geschweige denn als die einzig richtige zu bezeichnen.

17.1.2 Aggression als angeborene Neigung

Manche Wissenschaftler meinen, Aggression sei eine *angeborene Neigung* des Menschen. Die bekannteste einschlägige Theorie stammt wohl von Sigmund Freud, der zwei angeborene Triebe des Menschen annahm: den Lebenstrieb und den Todestrieb. Letzterer ist der Drang zur Selbstvernichtung, und Aggression richtet sich somit hauptsächlich gegen den Einzelnen selbst. Um zu verhindern, daß die Menschen sich als Folge des stets vorhandenen Todestriebes selbst schaden, müssen sie ihre Aggression nach außen richten, auf andere Menschen oder auf Gegenstände. Nach Freuds Auffassung ist ein Mensch ohne Aggression nicht vollständig, denn sie ist ein menschliches Wesensmerkmal.

Konrad Lorenz, ein bekannter österreichischer Verhaltensforscher, kam aus einem ganz anderen Blickwinkel zu ähnlichen Ergebnissen. Er studierte das Verhalten von Tieren und zog daraus Schlüsse auf den Menschen. Er meint ebenfalls, Aggression sei angeboren und notwendig für den Fortbestand des Menschen und des Tieres – sowohl für Individuen als auch für die Art. Wir müssen die Aggression durch Erziehung und gesellschaftliche Regeln in gute, akzeptierte Bahnen lenken.

Heute halten die meisten Wissenschaftler die Ansichten Freuds und Lorenz' für überholt.

17.1.2 Aggression als erlerntes Verhalten

Andere Forscher betrachten Aggression als erlerntes Verhalten. Die bekannteste dieser Theorien ist die *Frustrations-Aggressions-Theorie*, die eine Gruppe amerikanischer Psychologen und Soziologen aufgestellt hat. Sie behauptet, Menschen würden aggressiv, wenn sie frustriert seien.
Frustration entsteht, wenn Menschen daran gehindert werden, ihre Bedürfnisse zu befriedigen oder ihre Ziele zu erreichen. Wenn jemand also nicht bekommt, was er will, fühlt er sich frustriert. Nach dieser Auffassung ist es theoretisch möglich, Kinder so zu erziehen, daß Sie zu Menschen ohne Aggression aufwachsen.

17.2 Äußerungen und Formen der Aggression

Das Wort „Aggression" hat einen unangenehmen Beigeschmack. Wir denken dabei an Fußballrowdys, die Züge verwüsten, oder an Wirtshausschlägereien. In der Abteilung wissen wir oft keinen Rat, wenn es um Aggression geht.

Einerlei, ob Aggression angeboren oder erlernt ist – sie ist auch eine Methode, sich in der Welt und im täglichen Leben zu behaupten. So gesehen ist Aggression an sich nicht immer falsch, ungesund oder unerwünscht. Allerdings kann die *Art und Weise*, wie jemand aggressiv ist, mehr oder weniger falsch, ungesund oder unerwünscht sein. Selbstverteidigung ist beispielsweise eine gesellschaftlich anerkannte Form der Aggression.

17.2.1 Äußerungen der Aggression

Im Kapitel 10.2.2 haben wir Frau Van den Berg kennengelernt. Sie fing an, eine andere Bewohnerin zu schelten, weil diese eine Zeitung an sich nahm, die Frau Van den Berg lesen wollte. Das nennen wir verbale Aggression. Aber im Pflegeheim bekommen wir es mitunter auch mit körperlicher Aggression zu tun. Wir können die Äußerungen der Aggression auch nach ihrer Richtung beschreiben: nach innen oder nach außen gerichtet.

Verbale Aggression

Verbale Aggression bedeutet Aggression mit Worten. Wer schimpft, flucht, schreit und tobt, ist verbal aggressiv. Auch den Gebrauch obszöner Worte oder das Androhen von Gewalt können wir dazurechnen, selbst wenn die Worte ruhig ausgesprochen werden. Ein verbal aggressiver Bewohner kann einen anderen Bewohner, aber auch eine Betreuerin oder einen Betreuer als Zielscheibe wählen. „Schelten tut nicht weh", behaupten manche, man kann jedoch immerhin gehörig erschrecken oder sich verletzt fühlen.

Körperliche Aggression

Körperliche Aggression äußert sich in Handlungen. Wer schlägt, tritt, kratzt, sticht oder zwickt, übt körperliche Aggression aus. Auch das Zerstören von Gegenständen und das Werfen mit ihnen ist körperliche Aggression.

Die Richtung der Aggression

Bisher haben wir nur Beispiele für aggressives Verhalten genannt, das sich gegen andere Menschen oder gegen Dinge richtet. Dies ist *nach außen gerichtete* Aggression.

Aber nicht jeder, der wütend ist, äußert sich in Wort oder Tat aggressiv. Manche Menschen fühlen sich schuldig, wenn sie sich aggressiv verhalten, und verzichten deshalb darauf. Andere sind zu ängstlich, um aggressiv zu sein, oder sie haben gelernt, daß Aggression böse ist.

Wenn diese Menschen ein anderes Ventil finden, z. B. im Sport oder im Beruf, ist wenig zu befürchten. Gelingt ihnen das jedoch nicht, richten sie ihre Aggression manchmal *nach innen* – auf sich selbst. Solche Menschen werden depressiv. Sehr depressive Menschen verletzen sich bisweilen selbst oder unternehmen einen Selbstmordversuch (s. Kap. 11).

Aggression kann schließlich *offen* oder *versteckt* sein. Die genannten Beispiele beschreiben offene körperliche oder verbale Aggression. Wer einen anderen andauernd piesackt, äußert seine Aggression auf eher versteckte Weise.

17.2.2 Formen der Aggression

Wir unterscheiden im wesentlichen drei Formen der Aggression:

- instrumentale,
- feindselige und
- defensive Aggression.

Instrumentale Aggression

Von instrumentaler Aggression sprechen wir, wenn Menschen aggressiv sind, um ein Ziel zu erreichen, z. B. Geld oder Nahrung. Diese Form der Aggression ist hauptsächlich erlernt. Wenn die Aggression einige Male „belohnt" worden ist – etwa mit höherem Ansehen – verhält der Mensch sich auch künftig aggressiv. Die Anführer von Jugendbanden kämpfen und randalieren, weil ihre Kumpane sie nur dann für voll nehmen. Das aggressive Verhalten ist hier also ein *Instrument*, das dazu dient, etwas zu erreichen.

Es gibt Bewohner, die sich jeden Tag wie ein Bullenbeißer oder wie ein Tyrann benehmen. Sie schimpfen und drohen oder verteilen sogar Fußtritte. Um festzustellen, ob es sich um instrumentale Aggression handelt, müssen wir die Lebensgeschichte und die Verhältnisse des Bewohners kennen. Nehmen wir an, der Betroffene ist ein Mann. Wenn sich nun herausstellt, daß er seine Frau und seine Kinder ebenso behandelte und daß er als Chefbuchhalter auch sein Personal schikanierte, können wir von einer instrumentalen Aggression ausgehen. War er hingegen sein Leben lang ein friedliebender Mensch, muß etwas anderes im Spiel sein. Seine Aggression ist dann vielleicht die Folge einer Krankheit, oder er ist zornig auf seine Familie, die ihn „in dieses Loch gesteckt" hat.

Feindselige Aggression

Die feindselige Aggression will in erster Linie anderen wehtun, sie verletzen oder sie auf andere Weise, z. B. durch Beleidigungen, angreifen. Diese Form der Aggression beruht auf Haß, Grausamkeit oder Boshaftigkeit. Auch Wut kann feindselige Aggression auslösen. Die meisten Menschen werden in einer unangenehmen Situation schneller aggressiv als in einer angenehmen.

Feindselige Aggression ist jedoch in gewissem Umfang erlernt. So seltsam es klingen mag – manche Menschen haben die Erfahrung gemacht, daß es „Spaß" macht, andere zu peinigen. Sie werden selbst dann verbal oder körperlich aggressiv, wenn sie nicht zornig sind, einfach weil sie „Lust" darauf haben. Doch für die meisten Menschen gilt, daß sie nur dann feindselig aggressiv werden, wenn sie empört, neidisch oder wütend sind. Allerdings kann mit der Zeit auch ein Lerneffekt eintreten. Wer einmal zugeschlagen und dabei Genugtuung empfunden hat, neigt beim nächsten Mal eher dazu, aggressiv zu werden.

Defensive Aggression

Defensive Aggression sieht nicht immer wie Aggression aus. Fliehen oder sich zurückziehen sind Beispiele für diese Art der Aggression. Ihr Ziel ist es, einer Gefahr oder einer unangenehmen Situation zu entkommen.

Selbstverteidigung gegen einen Angreifer ist leichter erkennbar als defensive Aggression. Aber diese Aggression kann Sie auch im übertragenen Sinne vor sich selbst schützen. Wenn Sie einen Zug verpassen, werfen Sie vielleicht wütend den Koffer zu Boden und schimpfen auf die Bahn. Sie weigern sich, der unangenehmen Wahrheit ins Gesicht zu sehen, daß Sie es einfach nicht schaffen, pünktlich zu sein. Sie schützen sich also vor dem Gefühl, dumm zu sein.

Auch im Pflegeheim reagieren Bewohner, die noch über Einsicht in ihre Krankheit verfügen, manchmal mit defensiver Aggression. Wenn ein Bewohner beispielsweise erkennt, daß sein Zustand sich ständig verschlechtert, weigert er sich wahrscheinlich, sein Schicksal zu akzeptieren – er wird zornig und reagiert sich an anderen ab. Den meisten von uns würde es ebenso ergehen.

17.3 Der Umgang mit den Bewohnern und die Behandlung

In der Fachliteratur finden wir nicht viel über Aggression in der Gerontopsychiatrie. Dies ist einer der Gründe dafür, daß wir in der Praxis mit aggressiven Bewohnern nicht umgehen können. Mitunter holt man den Rat eines psychiatrischen Zentrums ein, und manchmal wird der Bewohner dort gleich aufgenommen. Es kann auch sein, daß man dem Bewohner Verhaltenstherapie mit „Strafe" und „Belohnung" verordnet, damit er lernt, sich anders zu verhalten, oder daß man ihn den ganzen Tag über intensiv beschäftigt, z. B. mit Gartenarbeit, damit er sich „abreagiert". Leider werden gelegentlich auch Zwangsmittel wie Fixierung angewandt.

17.3.1 Maßnahmen und Anknüpfungspunkte im Umgang mit aggressiven Bewohnern

Nachfolgend finden Sie einige mögliche Maßnahmen und Anknüpfungspunkte für den Umgang mit aggressiven Bewohnern. Zur Klarstellung weisen wir nochmals darauf hin, daß wir unter Aggression auch bestimmte, durch Depression ausgelöste Handlungen wie Selbstmordversuche oder Selbstverwundung verstehen.

- Achten Sie bei Bewohnern, deren Neigung zur Aggression bekannt ist, auf Anzeichen, die auf *zunehmende Angst* hindeuten. Angst kann aggressiv machen. Wenn Sie als Betreuerin bzw. Betreuer merken, daß jemand ängstlich ist oder wird, können Sie rechtzeitig eingreifen, den Bewohner ruhigstellen und dadurch verhindern, daß es zu einem Ausbruch kommt. Achten Sie auf folgende Anzeichen:
  - Gesichtsausdruck (ängstlich, scheu),
  - Äußerungen wie „Ich fürchte, daß ich sterbe (stürze, krank werde usw.)" oder „Ich wollte, ich wäre tot",
  - Ruhelosigkeit und Besorgtheit,
  - Beklemmung,
  - Schweißausbrüche,
  - zitternde Hände,
  - Klagen über Herzklopfen, Schmerzen in der Brust, Schwindel, Übelkeit, Schlappheit.

Natürlich können die genannten Symptome auch andere Ursachen haben als zunehmende Angst. Manchen Bewohnern zittern beispielsweise die Hände immer. Gebrauchen Sie also Ihren gesunden Menschenverstand und Ihr Wissen über den Bewohner.

- Achten Sie bei Bewohnern, deren Neigung zur Aggression bekannt ist, auf Anzeichen, die auf einen *drohenden Ausbruch* der Aggression hindeuten. Auch hier gilt, daß Vorbeugen besser ist als Heilen. Achten Sie auf folgende Anzeichen:
  - Gesichtsausdruck (wütend, hitzig, gespannt),
  - Stimmung (erregt, gereizt, agitiert),
  - Äußerungen wie „Das wirst du mir büßen",
  - geballte Fäuste,
  - gespannte Haltung,
  - zusammengepreßte Kiefer,
  - rastloses Auf-und-ab-Gehen.
- Sorgen Sie für eine *reizarme Umgebung:* nicht zu helle Beleuchtung, wenige andere Menschen, einfache Einrichtung und keinen Lärm. Zu viele Reize in der Umgebung können bereits vorhandene Angst oder Gereiztheit verstärken.
- Entfernen Sie, wenn nötig, alle gefährlichen Gegenstände! Wer ängstlich, verwirrt oder gereizt ist, darf keine Möglichkeit bekommen, sich oder anderen etwas anzutun.
- Sorgen Sie bei drohender Aggression dafür, daß *geschultes Personal anwesend ist,* das den Bewohner von körperlicher Aggression abhalten kann. Manchmal wirkt schon die Anwesenheit mehrerer Betreuerinnen und Betreuer beruhigend auf einen ängstlichen Bewohner. Auch für eine Betreuerin oder einen Pfleger ist es beruhigend zu wissen, daß sie bzw. er nicht allein ist. Sollte es dennoch Probleme geben, dann ist es zu zweit oder zu dritt leichter, einen Bewohner festzuhalten und so zu verhindern, daß er sich selbst, andere Bewohner oder Betreuende gefährdet.
- Bleiben Sie unter allen Umständen ruhig. Es ist zwar kein Fehler, dem Bewohner Ihre Angst zu zeigen, wohl aber, in Panik zu geraten. Sagen Sie statt dessen in ruhigem Ton: „Herr Keukens, wenn Sie sich so aufführen, bekomme ich Angst vor Ihnen", und reden Sie dem Bewohner weiter beruhigend zu. Dadurch zeigen Sie ihm, daß Sie Ihre Angst und die Situation beherrschen, und oft beruhigt sich der Bewohner, vor allem wenn er aus Angst aggressiv ist.
- Durchbrechen Sie Halluzinationen und Wahnvorstellungen, und helfen Sie dem Bewohner, sich in der Realität zurechtzufinden. Halluzinationen und Wahnvorstellungen können Aggressionen auslösen. Auch ein verwirrter Bewohner neigt eher zu aggressivem Verhalten.
- Wenn ein Bewohner immer wieder zeitweilig zu Selbstmordversuchen oder zur Selbstverletzung neigt, ist eine *Hand-in-Hand-Betreuung* (Abb. 17.1) ratsam.
- Geben Sie einem ständig aggressiven Bewohner *die verordneten beruhigenden, angstdämpfenden Medikamente,* oder sorgen Sie dafür, daß er sie bekommt. Wirken Sie zusammen mit Ihren Kolleginnen und Kollegen darauf hin, daß der Bewohner beruhigende (oft benommen machende) Medikamente nur bekommt, wenn alle anderen Maßnahmen vergeblich waren.
- Für Betreuende und Pflegende mit Erfahrung und Selbstvertrauen: *Verhalten Sie sich anders als erwartet.* Wer droht oder aggressiv ist, erwartet, daß der andere sich vor ihm fürchtet, wegläuft, kämpft, verhandelt oder beschwichtigt. Wenn Sie das übliche Verhaltensmuster durchbrechen und etwas Ungewöhnliches tun, bringen Sie den Bewohner so aus der Fassung, daß er aus seiner Rolle als Aggressor fällt. Zur Erläuterung ein Beispiel aus *Omgaan met aggressie en acute geweldsituaties* (H. Horstink et al., 1987):

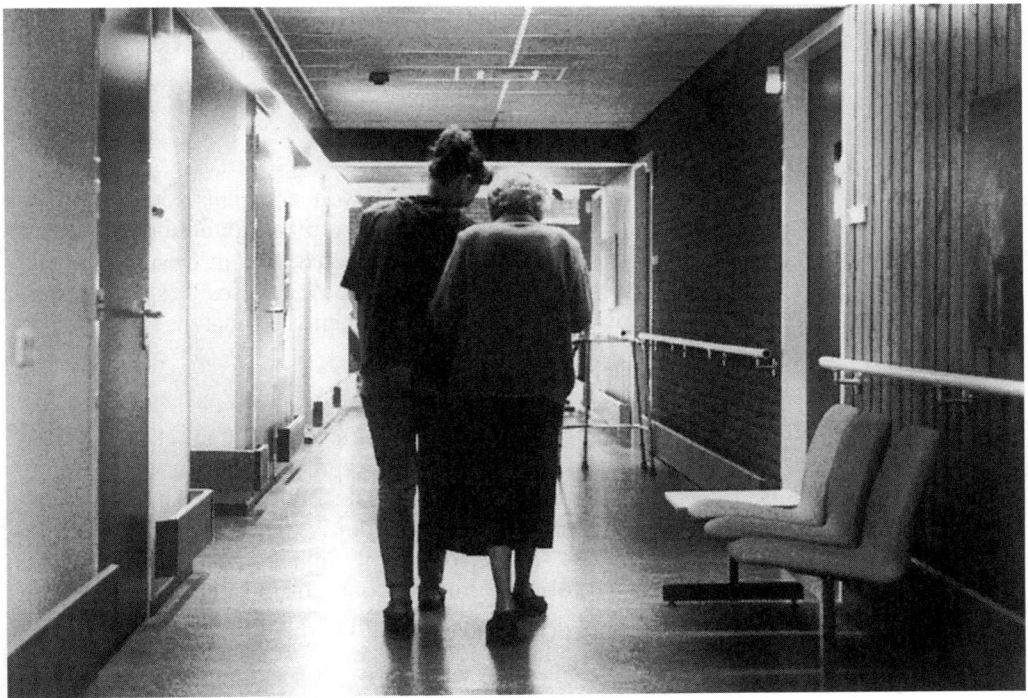

Abb. 17.1   Hand-in-Hand-Betreuung

„Ein Patient bedroht einige Mitpatienten und einen Pfleger mit einem Küchenmesser. Ein zweiter Pfleger kommt hinzu, geht zu dem Bewohner und sagt: ‚He, wie schön, daß Sie das Messer gefunden haben. Das suchen wir schon die ganze Zeit!‘ Verdutzt läßt der Patient sich das Messer aus der Hand nehmen.“

Die Taktik, unter allen Umständen ruhig zu bleiben, wirkt teilweise aus den gleichen Gründen. Da diese Methode einige Findigkeit und Geistesgegenwart erfordert, möchten wir sie Betreuenden vorbehalten, die im Umgang mit aggressiven Bewohnern erfahren sind.

17.3.2 Hilfe für das Personal

Bleiben Sie unter allen Umständen ruhig ... Leicht gesagt, werden Sie nun denken. Der Umgang mit aggressiven Bewohnern ist zum Teil deshalb so problematisch, weil sie bei Betreuenden und Pflegenden Angst, Panik oder Ärger auslösen. Sie geraten aus der Fassung, wissen nicht, was sie tun sollen, oder sie tun genau das Verkehrte. Oder sie bewältigen die Situation ruhig und beherrscht, liegen aber danach nächtelang wach.

Viele Betreuende und Pflegende, die mit aggressiven Bewohnern zu tun haben, brauchen ihrerseits Betreuung und Hilfe. Einige Möglichkeiten wollen wir uns kurz ansehen. Die erwähnten Methoden eignen sich übrigens nicht nur für Gespräche über aggressive

Bewohner, man kann mit ihnen auch anderen Schwierigkeiten bei der Arbeit zu Leibe rücken. Wir erwähnen sie hier, weil Betreuung und Hilfe nach einer Aggression sehr wichtig ist.

Individuelle Gespräche

Unmittelbar nach einem Vorfall mit einem aggressiven Bewohner können sich Emotionen stauen. Gehen Sie zu einer Kollegin oder einem Kollegen, zum/zur AbteilungskoordinatorIn oder -leiterIn, und fragen Sie, ob er bzw. sie Zeit für Sie hat. So ein Gespräch braucht nicht lange zu dauern, und Sie können Ihr Herz ausschütten. Ziel dieses Gesprächs ist nur die „erste Hilfe". Sie können jedoch sofort weitere Maßnahmen vereinbaren.

Kollegiale Hilfe

Unter kollegialer Hilfe verstehen wir gegenseitige, regelmäßige Unterstützung bei Arbeitsproblemen. Auch kollegiale Hilfe kann aus einem Gespräch bestehen, meist geht es jedoch um regelmäßige Besprechungen in der Gruppe. Die Betreuenden und/oder Pflegenden treffen sich und sprechen über ihre Probleme bei der Arbeit und mögliche Lösungen, und sie tauschen Erfahrungen aus. Arbeitsprobleme sind keine organisatorischen Probleme, sondern sich zuspitzende Probleme mit Bewohnern und der praktischen Arbeit: „Warum leert mir Frau Van Gaasteren einen Teller mit Essen über den Kopf, wenn ich ihr beim Essen helfe? Was mache ich falsch?"

Situationen üben

Das Anlegen eines Verbandes können Sie üben. Schwierige Situationen im Umgang mit Bewohnern können Sie außerhalb der Abteilung ebenfalls gemeinsam üben. In einem Rollenspiel kann einer der Teilnehmer den aggressiven Bewohner darstellen, und einige andere Betreuende führen vor, wie sie die Situation in der Praxis bewältigen würden. Anschließend können alle besprechen, welches Vorgehen das beste ist. Der Vorteil ist, daß man in einer gefahrlosen Situation aus seinen Fehlern lernen und sich auf eine echte Konfrontation vorbereiten kann.

Weiterführende Literatur

Bücher

Bie, D. de et al.: *Kollegiale konsultatie en intervisie. Het stellen van vragen als middel tot probleemverheldering.* (DOZ-Buch), VBBSPO, Utrecht 1986
Doornen, L. J. P. van, M. L. Heemstra und J. F. Orlebeke: *Compendium van de psychologie.* Coutinho, Muiderberg 1981
Legewie, H., und W. Ehlers: *Moderne psychologie.* Strengholt, Naarden 1980
Reedijk, J. S.: *Psychiatrie.* Lemma, Utrecht 1992
Reedijk, J. S.: *Psychische Problemen. Waardoor ontstaan ze?* Lemma, Utrecht 1992
Schuur, G.: *Omgaan met agressie. Geweldlossheid als antwoord op een psychiatrisch probleem.* Bohn Stafleu Van Loghum, Houten 1987
Siegers, F., und D. Haan: *Handboek supervisie.* Bohn Stafleu Van Loghum, Houten 1988

Townsend, M. C.: *Verpleegkundige diagnostiek in de psychiatrie.* Lemma, Utrecht 1990
Welten, J. B. V. et al.: *De psychogeriatrische patiënt.* Spruyt, Van Mantgem & De Does, Leiden 1986
Whitehead, J. M.: *Psychiatrische aspecten van de ouderdom.* De Tijdstroom, Lochem 1978

Zeitschriften

Buijssen, H.: Omgaan met agressieve demente mensen. *TvV* 26/9/278–281
Burrows, R.: Verpleegundigen en geweld. *Verpleegkundig Persepctief* 1/200–204, 1985
Casseem, M.: Geweld op de afdeling. *Verpleegkundig Perspectief* 1/90–93, 1985
English, J., und J. M. Morse: De „moeilijke" oudere patiënt: normale of slechte aanpassing? *Verpleegkundig Perspectief* 4/6/55–74, 1988
Heringa, S., und A. Fuldauer: Agressie bij gedragsgestoorde bejaarden. *MGv* 40/1155–1164, 1985
Horstink, H., H. Klinefelter und G. Schuur: Omgaan met agressie en acute geweldsituaties. *TvZ* 41/4/108–110, 1987
Informatiemap agressie. Wetenschapslijn, Utrecht 1991
Lek, B. van der et al.: *Agressie* (Heft Nr. 1, 6. Jahrg.). Stichting Bio-Wetenschappen en Maatschappij, Leiden 1980
Lowe, T.: Kennmerken van doeltreffende verpleegkundige interventies voor het hanteren van agressief gedrag. *Verpleegkundig Perspectief* 9/4/13–24, 1993
Schuur, G.: Agressie in de verzorging. *TvV* 21/69–72, 1988
Themennummer der TvZ über Aggression in der Gesundheitspflege. *TvZ* 39/Nr. 7/185–213, 1986

18 Umgang mit Bewohnern, die am Korsakow-Syndrom leiden

Verantwortung und Ziele

Man nimmt an, daß die Zahl der Patienten mit Korsakow-Syndrom vorläufig weiter ansteigt. Ein Teil von ihnen kommt ins Pflegeheim, vor allem jene, die sich nicht selbst versorgen können. Da demente Pflegeheimbewohner und Patienten mit Korsakow-Syndrom, oberflächlich betrachtet, ein ähnliches Verhalten aufweisen, könnte man auf die Idee kommen, beide gleich zu behandeln. Die Probleme eines Patienten mit Korsakow-Syndrom haben jedoch eine ganz andere Ursache, verlangen ein spezielles Vorgehen und stellen besondere Anforderungen an die Betreuenden. Wenn Sie dieses Kapitel durchgearbeitet haben, können Sie

1. *erläutern, warum die Zahl der Patienten mit Korsakow-Syndrom steigt;*
2. *die Ursachen und Symptome des Korsakow-Syndroms beschreiben:*
3. *einige Merkmale eines an Korsakow-Syndrom Erkrankten nennen;*
4. *anhand der „vier K" und des Sieben-Stufen-Trainings beschreiben, wovon wir bei der Betreuung von Patienten mit Korsakow-Syndrom ausgehen müssen;*
5. *erläutern, wie wir uns um die Familie eines Patienten mit Korsakow-Syndrom kümmern können.*

18.1 Alkohol und Korsakow-Syndrom

18.1.1 Flüssiges Feuer

„Denn Alkohol ist wie Feuer: Er macht glücklich und unglücklich. So wie wir schon früh lernen müssen, mit Feuer umzugehen, müssen wir auch früh lernen, mit dem Feuerwasser umzugehen, das Alkohol heißt." Das sagte der Psychiater Trimbos 1977 in einem

Vortrag beim Kongreß für öffentliche Gesundheitsfürsorge. Wirklich gelungen ist es uns nicht – die Niederländer trinken immer mehr Alkohol, vor allem die jungen. Nach dem *Schülerbericht 1992* haben die Schüler im Jahr 1992 fast doppel soviel Geld für Alkohol ausgegeben als 1990. Außerdem fangen Jugendliche immer früher mit dem Trinken an.

Diese Entwicklung hat natürlich vor längerer Zeit begonnen. Zwischen 1958 und 1968 – ein willkürlich ausgewählter Zeitraum – nahm der durchschnittliche Konsum starker Getränke um 50 % zu; der Bierkonsum verdoppelte sich, und der Weinkonsum verdreifachte sich. In den 80er Jahren ging der Alkoholkonsum etwas zurück, blieb aber zu hoch: 1988 trank jeder Einwohner ab 15 Jahren im Durchschnitt 9,84 Liter *reinen* Alkohol. Man schätzt, daß heute ungefähr 600 000 – 1 000 000 Niederländer Alkoholprobleme haben.

Alkoholmißbrauch kann viele schwere Krankheiten auslösen. Eine davon ist das Korsakow-Syndrom. Und mit dem Alkoholkonsum wächst auch die Zahl der Patienten mit Korsakow-Syndrom. Von 1980 bis 1990 stieg die Zahl der (wieder)aufgenommenen Patienten mit Korsakow-Syndrom in den allgemeinen Krankenhäusern um 9 %. In den psychiatrischen Krankenhäusern hat diese Zahl viel stärker zugenommen, nämlich zwischen 1979 und 1990 um das 18fache. Früher handelte es sich hauptsächlich um Menschen im mittleren oder höheren Alter; heute gibt es schon Patienten mit Korsakow-Syndrom, die weniger als 30 Jahre alt sind.

Seit den 80er Jahren wird ein Teil der Patienten mit Korsakow-Syndrom in somatischen und gerontopsychiatrischen Pflegeheimen untergebracht, und auch hier steigt die Zahl ständig, wie Sie aus Tabelle 18.1 ersehen.

18.1.2 Das Korsakow-Syndrom

Das Korsakow-Syndrom ist nach dem russischen Psychiater Sergej Sergejewitsch Korsakow benannt, der es als erster beschrieben hat, zunächst 1887 in Russisch, dann 1890 in Deutsch. Außer bei Alkoholikern kommt es gelegentlich auch bei Frauen mit Sepsis puerperalis („Blutvergiftung" durch Wochenbettfieber) und bei Darmverschluß, Magenkrebs und Unterernährung vor. In diesem Buch behandeln wir nur das Korsakow-Syndrom, das durch Alkoholmißbrauch entsteht. Die wichtigsten Symptome sind:

- Gedächtnisstörungen, Konfabulieren, zeitliche und örtliche Desorientiertheit,
- schlechte Krankheitseinsicht, Urteilsstörungen und Verlust der Initiative,
- neurologische und körperliche Störungen, z. B. Geh-, Gleichgewichts- und Koordinationsstörungen.

Die eigentliche Ursache des Syndroms ist ein Mangel am Vitamin B1, auch Thiamin genannt. Alkoholiker leiden an Vitaminmangel, weil sie sich falsch ernähren. Außerdem nimmt ihr Magen-Darm-Kanal zu wenig Vitamin B1 auf. Wenn das Gehirn ungenügend mit diesem Vitamin versorgt ist, werden Teile davon geschädigt, und die Folge ist das Korsakow-Syndrom. Geschädigte Hirnzellen lassen sich nicht heilen, und darum ist auch das Syndrom unheilbar. Immerhin bessert sich der Zustand mancher Patienten nach der Aufnahme dank einer Vitaminkur, guter Ernährung und des Alkoholentzuges.

Tab. 18.1 Zahl der Patienten mit Korsakow-Syndrom, die am 30. September in somatischen und gerontopsychiatrischen Pflegeheimen untergebracht waren. Quelle: SIG Pflegeheim-Informationssystem.

Jahr	somatisch	gerontopsychiatrisch
1988	17	58
1989	43	106
1990	54	168
1991	52	220
1992	67	259

Alkohol verursacht das Korsakow-Syndrom also auf einem Umweg. Manche Ärzte und Forscher glauben, daß Alkohol wegen seiner giftigen Wirkung auch unmittelbar zur Entstehung der Krankheit beiträgt, jedoch sind die Gelehrten sich darüber nicht einig. Allerdings treten bei langjährigem und übermäßigem Alkoholkonsum auch verschiedene Störungen des Herzens, der Leber, der Bauchspeicheldrüse und der Nerven auf, die zu körperlichen Behinderungen führen können, darum werden manche Patienten mit Korsakow-Syndrom zur Rehabilitation in ein somatisches Pflegeheim überwiesen.

Oft nennt man das Korsakow-Syndrom in einem Atemzug mit dem Wernicke-Syndrom. Früher glaubte man nämlich, es handle sich um zwei verschiedene Krankheiten, heute wissen wir jedoch, daß das Wernicke-Syndrom die akute und das Korsakow-Syndrom die chronische Phase derselben Krankheit darstellen.

18.2 Der Umgang mit den Bewohnern und die Behandlung

Patienten mit Korsakow-Syndrom unterscheiden sich von anderen Pflegeheimbewohnern und benötigen daher eine eigene Behandlung. Natürlich ist jeder Mensch anders, auch der Patient mit Korsakow-Syndrom. Denken Sie daran, wenn Sie die folgenden Beispiele über typische Fälle lesen.

18.2.1 Der typische Bewohner mit Korsakow-Syndrom

Schon bevor seine Krankheit ausbricht, lebt der Patient mit Korsakow-Syndrom einsam und abgesondert. Er kann nicht gut für sich selbst sorgen und muß sich von Angehörigen und Freunden helfen lassen. Diese haben jedoch bereits genug von ihm; sie weisen ihn ab und besuchen ihn nicht mehr, so daß er verschmutzt und abgemagert. Ob dies alles am Alkohol liegt, ist schwer zu sagen. Nicht alle Alkoholiker sorgen schlecht für sich selbst, wohl aber jene, die später am Korsakow-Syndrom erkranken. Daraus können wir schließen, daß die Persönlichkeit des Patienten mit Korsakow-Syndrom ebenfalls eine Rolle spielt.

Ein Patient mit Korsakow-Syndrom vergißt, was sich vor kurzem zugetragen hat, und darum fällt es ihm äußerst schwer, etwas Neues zu lernen. An Ereignisse vor Beginn seiner Krankheit kann er sich meist besser erinnern. Wenn man ihn fragt, versucht er zu verbergen, daß er die Antwort nicht kennt, oder er konfabuliert, um nicht in Verlegenheit zu geraten. Oft liegt es auf der Hand, daß seine Geschichten erfunden sind. Der Patient merkt das nicht – er lügt nicht, sondern will nur eine peinliche Situation vermeiden.

Der Patient mit Korsakow-Syndrom weiß nicht, wie spät es ist, und hält sich daher nicht an Verabredungen. Abgesehen von den vertrautesten Dingen ist die ganze Umgebung für ihn ein unbekanntes Gelände, und daher steht er jeden Tag erneut vor den gleichen Problemen: Ist das mein Zimmer? Wo ist die Toilette? Kenne ich diese Leute? Wohin führt dieser Gang? Es ist somit kein Wunder, daß er unsicher ist und immer fürchtet, Fehler zu machen (Versagensangst).

Vielleicht erklärt dies auch seine Passivität und mangelnde Initiative. Wenn er so wenig wie möglich tut, kann er nichts falsch machen. Außerdem kann er nicht vorausdenken oder Pläne schmieden. Am liebsten sitzt er in einem bequemen Sessel und bewegt sich nur, wenn er Kaffee oder eine Zigarette haben möchte. Manchmal fühlt ein Patient mit Korsakow-Syndrom sich wegen seiner Entfremdung so bedroht, daß er nicht apathisch, sondern aggressiv reagiert.

Auch Anstandsgefühl fehlt dem Patient mit Korsakow-Syndrom. Er hält weder Winde noch Rülpser zurück und hat keine Tischmanieren. Andere Leute ärgern sich natürlich darüber. Hinzu kommt, daß er dazu neigt, allerlei Dinge zu sammeln – auch aus anderen Zimmern, so daß man ihn des Diebstahls bezichtigt. Oder er kriecht ins Bett eines anderen, der davon nicht begeistert ist.

Dennoch ist der Patient mit Korsakow-Syndrom durchaus zugänglich, wenn man freundlich, aber bestimmt mit ihm umgeht. Im Grunde ist er ganz verträglich, hilfsbereit und lenksam, wenn auch abhängig wie ein Kind.

18.2.2 Warum ins gerontopsychiatrische Pflegeheim?

Gehören Patienten mit Korsakow-Syndrom wirklich ins gerontopsychiatrische Pflegeheim? Die meisten werden von allgemeinen psychiatrischen Kliniken aufgenommen. Ihre Krankheit ist die Folge von Alkoholmißbrauch, körperlichen Krankheiten oder Verlet-

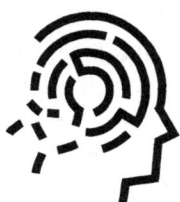

Abb. 18.1 Das Logo der Korsakow-Stiftung veranschaulicht, wie der Patient mit Korsakow-Syndrom sich fühlt. Sein Kopf dreht sich im Kreis, denn sein Gehirn ist wie ein verwüsteter Irrgarten.

zungen und hat daher nichts mit Alterserscheinungen zu tun. Was das Alter betrifft, so passen sie nicht zu den anderen gerontopsychiatrischen Bewohnern. Zudem mißfällt anderen Bewohnern das Benehmen der Patienten mit Korsakow-Syndrom.

Dennoch gibt es Gründe, die dafür sprechen, sie in gerontopsychiatrische Pflegeheime aufzunehmen, denn diese bieten genau das, was Patienten mit Korsakow-Syndrom brauchen: eine ständige, langfristige, systematische und multidisziplinäre Versorgung. Das Personal ist an Bewohner mit Gedächtnis- und Orientierungsstörungen gewöhnt, und das Klima im Pflegeheim ist tolerant, stabil, ruhig und auf Betreuung zugeschnitten. Das alles entspricht den Bedürfnissen des Patienten mit Korsakow-Syndrom.

18.2.3 Halt, Regelmäßigkeit und Struktur

Wenn Sie wissen, was ein Korsakow-Syndrom ist, fällt es Ihnen nicht schwer zu verstehen, daß der Kranke vor allem *Ruhe, Regelmäßigkeit und Struktur* braucht. Das Fernziel der Pflege und Betreuung besteht darin, dem Patienten Fertigkeiten beizubringen, die ihn so selbständig wie möglich machen. Manche müssen für immer in der sicheren Umwelt des Pflegeheims bleiben; für andere kommt nach einiger Zeit eine andere Form des betreuten Wohnens in Betracht.

Halt, Regelmäßigkeit und Struktur kann man dem Patienten mit Korsakow-Syndrom auf verschiedene Weise geben. Zunächst muß ihm die *materielle Umgebung* Halt und Orientierungspunkte bieten, z. B. Hinweisschilder und Uhren. Im Wohnzimmer gibt es feste Sitzgruppen, und jeder Bewohner hat einen eigenen Stuhl oder Sessel. Denn im Idealfall nimmt der Patient mit Korsakow-Syndrom seine eigenen Sachen von zu Hause mit: seinen Stuhl, sein Bett, Fotos von Bekannten, Musik, die ihm gefällt. An den Türen des Schlafzimmers, des Wohnzimmers, der Toilette und so weiter sind deutliche Hinweise angebracht.

Die *immaterielle Umgebung* ist ebenfalls wichtig. Die Abteilung hat ein festes Team, feste Regeln, feste Zeiten und Aktivitäten. Einfache Arbeiten gehören zum festen Tagesprogramm, und zur Arbeit gehört natürlich ein Lohn. Entspannende Aktivitäten werden ebenfalls angeboten und sorgfältig geplant. Diese Struktur soll Zweifel und Unsicherheit beseitigen. Vermeiden Sie daher direkte Fragen. Wenn Sie dem Patienten mit Korsakow-Syndrom die Wahl lassen, entscheidet er sich fürs Nichtstun. Selbst wenn er gerne Billard spielt, wird er auf die Frage „Gehen Sie mit Billard spielen?" mit „Nein" antworten. Auf die Mitteilung „Kommen Sie, wir spielen Billard" reagiert er dagegen begeistert.

Die Betreuenden brauchen viel Geduld. Sie bekommen immer wieder die gleichen Fragen zu hören und müssen ständig die gleichen Anweisungen geben. Aufträge müssen kurz und konkret sein und regelmäßig wiederholt werden (s. Tab. 18.2). Wenn der Bewohner etwas richtig macht, sollten Sie ihn ordentlich loben. Je mehr Sie ihm auf die Schulter klopfen, desto größer ist die Chance, daß er sein Selbstvertrauen zurückgewinnt. Verlangen Sie nicht zuviel, denn der Patient mit Korsakow-Syndrom lernt sehr langsam und kann nicht viel gleichzeitig tun (s. Tab. 18.3). Teilen Sie Fertigkeiten, die der Kranke lernen soll, in Schritte ein, und gehen Sie erst dann zum nächsten Schritt über, wenn der Bewohner den vorangehenden begriffen hat.

Tab. 18.2   Die *vier K* sind eine Eselsbrücke, die Ihnen hilft, vier Stichworte zu behalten, auf die es beim Umgang mit Bewohnern mit Korsakow-Syndrom ankommt: **k**urz, **k**onkret, **k**onsequent und **k**ontinuierlich. Üben Sie jedoch zuerst mit Kolleginnen und Kollegen. Die Autoren Barry Nugteren und Hans Lindenhoff haben ein Video gedreht, das die vier K demonstriert. Es ist erhältlich bei der Korsakov Stichting in Utrecht. Schauen Sie sich erst das Video an, und üben Sie danach.

Das K	Was ist zu tun?
Kurz	Der Patient mit Korsakow-Syndrom kann nur kleine Informationshäppchen behalten und dies nur für kurze Zeit. Formulieren Sie daher Aufträge kurz, sachlich und deutlich, etwa so: „Guten Morgen, Herr Keukens. Bitte aufstehen." Geben Sie nur einen Auftrag auf einmal. Erst wenn Herr Keukens neben dem Bett steht, sagen Sie also, daß er sich waschen soll.
	Stellen Sie nur geschlossene Fragen, damit der Patient die Wahl zwischen zwei Möglichkeiten hat. Also nicht: „Möchten Sie etwas trinken?", sondern: „Kaffee oder Tee, Herr Keukens?"
	Achten Sie auf Ihren Tonfall. Kurze Aufträge hören sich leicht wie Befehle an. Dem können Sie durch einen freundlichen Ton und ein freundliches Gesicht vorbeugen.
Konkret	Dem Patienten mit Korsakow-Syndrom fällt es schwer, sich etwas vorzustellen oder im voraus zu planen. Geben Sie ihm klare und einfache Anweisungen in der konkreten Situation, z. B. beim Tischdecken, Bettenmachen oder Abwaschen. In der konkreten Situation kann der Patient sehen, hören, fühlen und riechen, was er zu tun hat.
Konsequent	Geben Sie immer die gleiche Information auf die gleiche Weise und in der gleichen Situation. Der Patient mit Korsakow-Syndrom lernt sehr langsam und erst nach endlosen Wiederholungen. Übermitteln Sie daher Informationen immer auf die gleiche Weise: mündlich, durch eine Notiz, durch eine Geste. Wichtig ist auch, daß alle Mitglieder des Teams sich daran halten.
Kontinuierlich	Die Vergeßlichkeit verfolgt den Patienten mit Korsakow-Syndrom den ganzen Tag, und darum muß man ihn den ganzen Tag betreuen. Ein Beispiel: Mit einfachen Anweisungen auf einer Karte hat der Bewohner notwendige Anweisungen stets vor Augen. Regelmäßigkeit gehört ebenfalls zur Kontinuität. Stellen Sie den Patienten also jeden Tag unter die Dusche und nicht dreimal in der Woche.

18.2.4 Ist ein Bierchen erlaubt?

Der Drang zum Glas bleibt, und die Erfahrung lehrt, daß es sinnlos ist, Alkohol strikt zu verbieten – erst recht nicht, wenn der Bewohner sich eines Tages wieder allein auf die Straße wagen kann. Da er sich früher nicht beherrschen konnte, besteht kein Grund zur Annahme, daß er es jetzt kann.

Es ist realistischer, den Alkoholgenuß unter bestimmten Bedingungen zuzulassen und Regeln zu unterwerfen. Bewohnern, die darum bitten, kann man beispielsweise abends maximal zwei Gläser einschenken. Bei Festen sind Ausnahmen von Absprachen möglich.

Tab. 18.3 Das Sieben-Stufen-Training*. „Eile mit Weile" könnte das Motto für das Training des Korsakow-Patienten lauten. Im Pflegeheim Krönnenzommer in Hellendoorn unterscheidet man sieben Phasen des Trainings. Ein Bewohner beginnt erst dann mit dem nächsten Schritt, wenn er den vorangehenden erfolgreich abgeschlossen hat. Er folgt übrigens vom ersten Tag an der normalen Tageseinteilung, was Essen, Arbeiten, Freizeit und Schlaf betrifft.

Stufe	Was ist zu tun?
1	Geben Sie dem Bewohner Zeit, sich mit der neuen Umgebung vertraut zu machen und sich darin wie zu Hause zu fühlen. Begleiten Sie ihn nur an wichtige Orte wie Toilette, Schlafzimmer oder Aufenthaltsraum.
2	Helfen Sie ihm bei der Orientierung, z. B. indem Sie ihm Schilder erklären und ihn an neue Plätze führen.
3	Begleiten Sie ihn beim Tagesplan. Fangen Sie am Anfang an, und machen Sie nur einen Schritt auf einmal. Beispiel: um 8 Uhr aufstehen, danach Waschen.
4	Machen Sie ihn mit schriftlichen Gedächtnisstützen vertraut, z. B. Notizbuch oder Zettel.
5	Führen Sie ihn allmählich in die Regeln, Absprachen, Aufgaben und Verantwortlichkeiten in der Gruppe und für die Gruppe ein.
6	Trainieren Sie sein Gedächtnis spielerisch.
7	Testen Sie das Gelernte vorsichtig draußen beim Ausgehen, Einkaufen usw.

* Quelle: *Verpleegkundig model afdeling Dr. Vos* (interne Veröffentlichung des Pflegeheims Krönnenzommer in Hellendoorn) und A. D. Lamsma, Omgaan met Korsakow-Patienten. II: Trainingsmethode. *TvV* 21/8/217–221, 1988

18.3 Die Familie des Bewohners mit Korsakow-Syndrom

Vor der Aufnahme hat die Familie mit dem Kranken schon viel mitgemacht. Das Korsakow-Syndrom beginnt schleichend. Die ersten Probleme treten auf, wenn die Familie und der Patient noch nicht an eine Krankheit denken: Der Patient konfabuliert, und die Familie meint, er lüge; er vergißt Verabredungen, und die Angehörigen denken, er sei eben unzuverlässig; er pflegt sich nicht, und die Familie hält ihn für einen Schmutzfinken. Schließlich kehren sie ihm den Rücken zu, weil es unmöglich ist, ihn vom Trinken abzuhalten und mit ihm zusammen zu leben. Deswegen haben sie Schuldgefühle, was die Situation noch verschlimmert.

Wenn der Patient ins Pflegeheim kommt, ist sein Verhältnis zur Familie also gründlich verdorben. Ohnmacht, Unverständnis, Wut, Angst und Scham bestimmen den Ton. Das ist ein emotionales Minenfeld, und die Betreuerin bzw. der Betreuer bildet das Bindeglied zwischen Familie und Bewohner.

Die Angehörigen brauchen zunächst ein geneigtes Ohr und gute Informationen über das Korsakow-Syndrom. Am besten ist es, wenn eine bestimmte Betreuerin bzw. ein bestimmter Betreuer sich um den Kontakt mit der Familie kümmert. Geeignet ist dafür der Erstverantwortliche, sofern im Pflegeheim nach einem System der Patientenzuweisung gearbeitet wird (Mentorsystem, Primary-nursing, System der Erstverantwortlichkeit). Als

Kontaktperson müssen Sie immer mit einer gereizten Stimmung zwischen Familie und Bewohner rechnen. Falls das Verhältnis sich später bessert, können Sie die Angehörigen, wenn diese es wollen, auf die übliche Weise an verschiedenen Aktivitäten und an der Betreuung beteiligen.

Aufklärung ist eine der Möglichkeiten, die Familie zu informieren, Verständnis für das frühere und das heutige Verhalten des Bewohners zu wecken und vielleicht das zwischenmenschliche Klima zu verbessern. Studien zum Informationsbedürfnis der Familie haben gezeigt, daß folgende Punkte wichtig sind:

- Besprechungen in Kleingruppen sind beliebter.
- Bevorzugt werden kurze Vorträge mit Videos oder Dias und anschließender Diskussion.
- Neben allgemeinen Informationen muß es auch Informationen über einzelne Bewohner geben.
- Es muß die Möglichkeit geben, mit Angehörigen anderer Bewohner zu sprechen und Erfahrungen auszutauschen.

Weiterführende Literatur

Bücher

American Psychiatric Association: *Beknopte handleiding bij de diagnostische criteria van de DSM-III-R.* Swets & Zeitlinger, Amsterdam 1988

Colle, G.: Organische psychiatrie. Acco, Leuven 1991

Duijnhouwer, E.: *De verpleegkundige zorg voor de Korsakov-patiënt.* De Tijdstroom, Lochem 1988

Epen, J. H. van: *Compendium drugverslaving en alcoholisme.* Agon Elsevier, Amsterdam 1974Epen, J. H. van: *De drugs van der wereld, de wereld van de drugs.* Bohn Stafleu Van Loghum, Houten 1988

Jansen op de Haar, M., und E. van Woerkom: *Realtiteitsoriëntatietraining. Een heroriëntatie op desoriëntatie.* De Tijdstroom, Lochem 1985

Kuilman, M.: *Organische psychiatrie.* Bunge, Utrecht 1989

Kuiper, P. C.: *Hoofdsom der psychiatrie.* Bijleveld, Utrecht 1987

McKim, W. A.: *Drugs and Behavior. An Introduction to Behavioral Pharmacology.* Prentice-Hall, Englewood Cliffs 1986

McVan, B.: *Praktische patiëntenvoorlichting. Een leidraad voor verpleegkundigen.* De Tijdstroom, Lochem 1991

Wilken, J. P.: *Behandeling van Korsakov-patiënten. De ontwikkeling van een referentiemodel.* Nationaal Ziekeninstituut, Utrecht 1991

Zeitschriften und Diverses

Blansjaar, B. A.: Het syndroom van Korsakov. *Nederlands Tijdschrift voor Geneeskunde* 137/21/ 1043–1048, 1993

Geneeskundige Inspectie voor de Geestelijke Volksgezondheid, Huijsman, A. M. et al.: *Neuropsychologisch onderzoek bij patiënten met een alcoholisch Korsakov syndroom.* Korsakov Stichting, Utrecht 1992

Hulpverlening aan Korsakovpatiënten. Ministerie van WVC, Leidschendam 1986

Korsakovpatiënten in verpleeghuizen. Vortrag auf einem Symposium am 12. Oktober 1984 im Pflegeheim Krönnenzommer in Hellendoorn

Kok. A. F. W.: Ontwikkelingen in de hulpverlening aan Korsakov-patiënten. *Tijdschrift voor Alcohol, Drugs en andere Psychotrope Stoffen* 17/1/3–9, 1991

Lamsma, A. D.: Omgaan met Korsakov-patiënten. Teil I: Specifieke zorgbehoefte. *TvV* 21/7/182–185, 1988

Lamsma, A. D.: Omgaan met Korsakov-patiënten. Teil II: Trainingsmethode. *TvV* 21/8/217–221, 1988

Nugteren, B. C. M.: *Begeleiding van Korsakovpatiënten. Een ergotherapeutisch concept.* Interne Veröffentlichung des Psychomedizinischen Zentrums Vijverdal, Maastricht 1989

Verpleegkundig model afdeling Dr. Vos. Interne Veröffentlichung des Pflegeheims Krönnenzommer, Hellendoorn 1993

Vraag en aanbod in de hulpverlening aan Korsakov-patiënten. Vortrag auf einem Symposium am 12. Juni 1992 im Pflegeheim De Lozerhof, Den Haag. Korsakov Stichting, Utrecht 1993

Selbsthilfegruppen

Bundesverband der Angehörigen psychisch Kranker e. V.
Thomas-Mann-Straße 49a
53111 Bonn

Deutsche Gesellschaft Zwangserkrankungen e. V.
Postfach 15 45
49005 Osnabrück

Deutsche Gesellschaft für Soziale Psychiatrie (DGSP)
Stuppstraße 14
50823 Köln

Deutsche Alzheimer Gesellschaft e. V.
Büchsenstraße 3436
70174 Stuttgart

Bundesverband für die Rehabilitation der Aphasiker e. V.
Oberthürstraße 11a
97070 Würzburg

Deutsche Behindertenhilfe Aktion Sorgenkind e. V.
Franz-Lohe-Staße 17
53129 Bonn

Deutscher Gehörlosen-Bund e. V.
Paradeplatz 3
24768 Rendsburg

Stiftung Deutsche Schlaganfall-Hilfe
Carl-Bertelsmann-Straße 256
33311 Güterloh

Sachwortverzeichnis